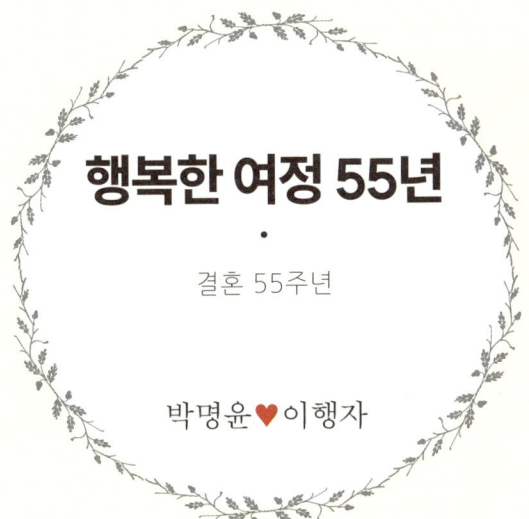

행복한 여정 55년

결혼 55주년

박명윤 ♥ 이행자

결혼 55주년을 맞이하며

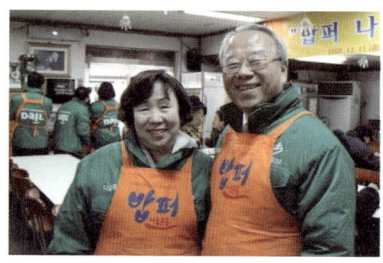
朴明潤·李幸子 부부. '밥퍼' 봉사.

필자는 55년 전 1970년 가을(10월 28일)에 혼인예식을 올렸다. 올해 결혼 55주년을 기념하여 〈행복한 여정 55년〉을 발간한다. 책자 내용은 필자의 〈청송건강칼럼〉과 〈박명윤칼럼〉에서 일부를 발췌하여 꾸몄다. 5년 전 결혼 50주년 금혼식(金婚式) 때는 〈행복한 여정 50년〉을 출판했으며, 오는 2030년 결혼 60주년 회혼식(回婚式) 때에는 〈행복한 여정 60년〉을 발간할 예정이다.

1970년 결혼 당시 필자는 국제연합아동기금(UNICEF) 행정관으로 근무했으며, 아내(이행자)는 우석의대(현 고려대 의대) 생화학교실 조교로 근무하면서 서울대학교 보건대학원에서 석사학위(MPH) 과정을 이수하고 있었다. 아내는 결혼 다음해 1971년 2월에 석사학위를 취득하고 대학에서 식품영양학 강의를 시작했다. 한편 필자도 UNICEF에 근무하면서 서울대 보건대학원에서 석사과정과 박사과정을 이수하고 1983년 2월에 보건학박사(Dr.PH) 학위를 취득한 후 보건영양학(Public Health Nutrition)을 여러 대학에서 강의를 했다.

우리 부부는 근검절약하는 생활을 하면서 매달 100만원씩 저축하여 회갑(1999년 12월)을 기념하여 1억원을 장학기금, 복지기금 등에 기부했다. 기부한 돈이 유용하게 사용되는 것을 인지하고 칠순과 팔순 때도 각각 1억원씩 사회환원했다. 오는 2029년 구순(九旬)에도 1억원을 목표로 매년 1천만원씩 기부하고 있다. 회갑때부터 다일공동체에 1일급식비 300만원을 기탁하고 가족들과 함께 '밥퍼'봉사를 했으며, 오는 구순때도 봉사를 할 계획이다.

'재산기부'와 더불어 '재능기부'도 실천하고 있다. 보건학박사 학위를 취득한 후 건강서적을 10여권 발간했으나, 독자가 책을 구입한 사람들에 한정되었다. 이에 '재능기부'의 일환으로 누구나 필자의 건강칼럼을 접할 수 있도록 Facebook에 〈靑松 건강칼럼〉을 2010년 8월 27일부터 매주 게재하기 시작하여 2025년 5월 15일에 1000회를 돌파했다. 그리고 필자 주변 이야기를 담은 〈박명윤 칼럼〉도 수시로 게재하였다. 이 두 칼럼을 합쳐 〈청송 박명윤 칼럼〉으로 Facebook에 게재를 계속하고 있다.

우리 부부는 사후(死後) 시신(屍身)을 의학교육용으로 기증하기로 했다. 지난 1999년 1월 28일 연세대학교 의과대학 해부학교실을 방문하여 시신 기증 서약서를 제출하고 의과대학장이 발급한 시신기증 등록증(등록번호 99-33, 99-34)를 받았다.

공수래공수거(空手來空手去), 빈손으로 이 세상에 왔다가 빈손으로 저 세상으로 저 세상으로 가는 것이 인생이다. 이에 이 세상에서 얻은 재물(財物)과 재능(才能)은 기부하고, 사후에 시신(屍身)도 의학 연구 및 교육을 위해 기증하는 것이 바람직하다. "받는 기쁨보다 주는 기쁨이 더 큽니다"(You are no happier to receive it than I am to give it.) 연세대학교 세브란스병원(Severance Hospital) 설립자인 미국의 기업인 루이스 헨리 세브란스(Louis Henry Severance, 1838-1913)의 말이다.

본 책자 표지 그림은 우리집 셋째딸 박소현(朴素賢) 서양화가(꽃그림화가)의 작품으로 꽃과 천상의 새를 그린 것으로 제목은 〈비상(飛翔)〉이다.

끝으로 지난 55년 동안 저희 부부에게 물심양면으로 많은 도움을 주신 분들께 깊이 감사를 드린다. 아울러 지난 금혼식을 기념하여 〈행복한 여정 50년〉 발간에 인연을 맺은 파랑새미디어 박찬우 사장께서 이번 책자 발간에도 수고해주신데 대하여 감사드린다.

2025년 가을
青松 朴明潤

목차

서문_ 결혼 55주년을 맞이하며 ………………………………… 2

1부 행복한 가정

● 가족모임
01. 결혼50주년축하 ……………………………………… 8
02. 결혼 54주년 축하 가족모임 ………………………… 11
03. 팔순, 인생은 80부터 ………………………………… 13
04. 85회 생일을 맞아 …………………………………… 15
05. 부부합산나이 165세 ………………………………… 15
06. 설날 가족 만찬 ……………………………………… 15
07. 너른마당 ……………………………………………… 15
08. 주일예배 ……………………………………………… 15
09. 딸네집 한달살기 ……………………………………… 27
10. 25년 근속상 ………………………………………… 29

● 가족여행
01. 일본여행 1_여기는 훗카이도 ……………………… 32
02. 일본여행 2_훗카이도의 여름 ……………………… 37
03. 1박2일 가족여행_통도사 …………………………… 44
04. 1박2일 가족여행_범어사 …………………………… 46

2부 운동합시다

01. 운동합시다 …………………………………………… 50
02. Come September …………………………………… 56
03. 운동과 수명 …………………………………………… 60
04. 운동 효율 ……………………………………………… 66
05. 근육감소증 …………………………………………… 71

06. 조깅과 슬로조깅 ·· 77
07. 미라톤·마라토너 ·· 83
08. 보디빌더과 피트니스 ···································· 88

3부 암과 치매

● 암
01. 세계 암의 날 ·· 94
02. 암환자 200만 시대 ····································· 99
03. 암 예방의 날 ·· 105
04. 암 진단과 수술 적기는 ······························· 111
05. 위암과 대장암 ·· 116
06. 폐암 ·· 121
07. 췌장암 4기 투병기 ···································· 128

● 치매
01. 치매 ·· 134
02. 경도인지장애 ·· 139
03. 치매 인구 100만 시대 ······························· 143
04. 치매, 예방할 수 있다 ································ 149
05. '황금의 약' 치매 치료제 ···························· 153
06. 치매 머니 154조 ······································ 157

4부 만성질환과 건강관리

01. 고혈압 ·· 162
02. 당뇨병 ·· 166
03. 고지혈증 ·· 171
04. 뇌졸중 ·· 175
05. 심장질환 ·· 180
06. 만성 콩팥병 ··· 187

07. 기대수명과 건강수명 …………………………………………… 193
08. 건강장수의 갈림길 …………………………………………… 199
09. 웰에이징 ……………………………………………………… 205

5부. 모임과 기부

● 추모
01. 한태동 교수 …………………………………………………… 212
02. 곽상수 교수 …………………………………………………… 215

● 즐거운 모임
01. 60년 이어온 PTC 우정 ……………………………………… 218
02. 중경회 모임 …………………………………………………… 220
03. 67년 우정의 오찬 …………………………………………… 223
04. 대구 PTCian 만찬 모임 ……………………………………… 226
05. PTCian's Zoom Meeting …………………………………… 229
06. 광주PTC 이사장 이·취임식 ………………………………… 232
07. PTC 70주년 …………………………………………………… 234

● 아름다운 기부
01. 건강칼럼 1000회 …………………………………………… 237
02. 당신도 1억원을 기부할 수 있다 …………………………… 243
03. 1억원 특지장학회 보람 ……………………………………… 248
04. 의료선교기금 1억원 ………………………………………… 205
05. 특지장학금 수여 ……………………………………………… 253
06. 청소년지도장학금 수여 ……………………………………… 256
07. 106주년 세이브더칠드런 …………………………………… 259
08. 연세대학교 기부금 …………………………………………… 262

1부 🌹 행복한 가정

가족모임

결혼50주년축하

결혼 54주년

아내의 팔순

85회 생일

부부합산나이 165세

설날 가족 만찬

너른마당

주일예배

딸네집 한달살기

25년 근속상

가족여행

일본여행_여기는 홋카이도

일본여행_홋카이도의 여름

부산여행_범어사

부산여행_통도사

결혼 50주년 축하, 장미꽃 50송이

　결혼 50주년(10월 28일) 금혼식(金婚式)을 앞두고 오늘(10월 25일 일요일) 저녁에 가족들과 함께 조촐한 축하모임을 가졌다. 당초 계획은 금혼식 기념으로 올 봄에 미국 동부와 캐나다로 가족여행을 계획하였으나 코로나19 사태로 취소하였다.
　이에 여행경비로 모아둔 1천만원으로 연세대학교회(Yonsei University Church)에서 온라인 예배에 필요한 장비를 학교에서 빌려서 사용하고 있다는 소식을 접하고 카메라 2대와 컴퓨터 1대 등 방송에 필요한 장비를 구입하여 교회에 기증했다.
　최근 필자가 금혼식(Golden Wedding) 기념으로 출판한 〈행복한 여정 50년〉을 친필 서명과 "금혼식을 기념하여 사랑하는 아내에게 헌정합니다"라는 글귀를 써서 아내에게 헌정(獻呈)했다. 그리고 붉은 장미 50송이를 전했다.
　필자는 지난 2013년 11일 2일 파인트리클럽(Pine Tree Club) 창립55주년 기념식에서 '명예총재'로 추대되면서 많은 회원들로부터 축하선물을 받았다. 유재수(서울PTC)·이현숙(부산PTC) 부부가 우리 부부에게 선물한 한복을 장롱에서 꺼내서 입고 사진을 찍었다.

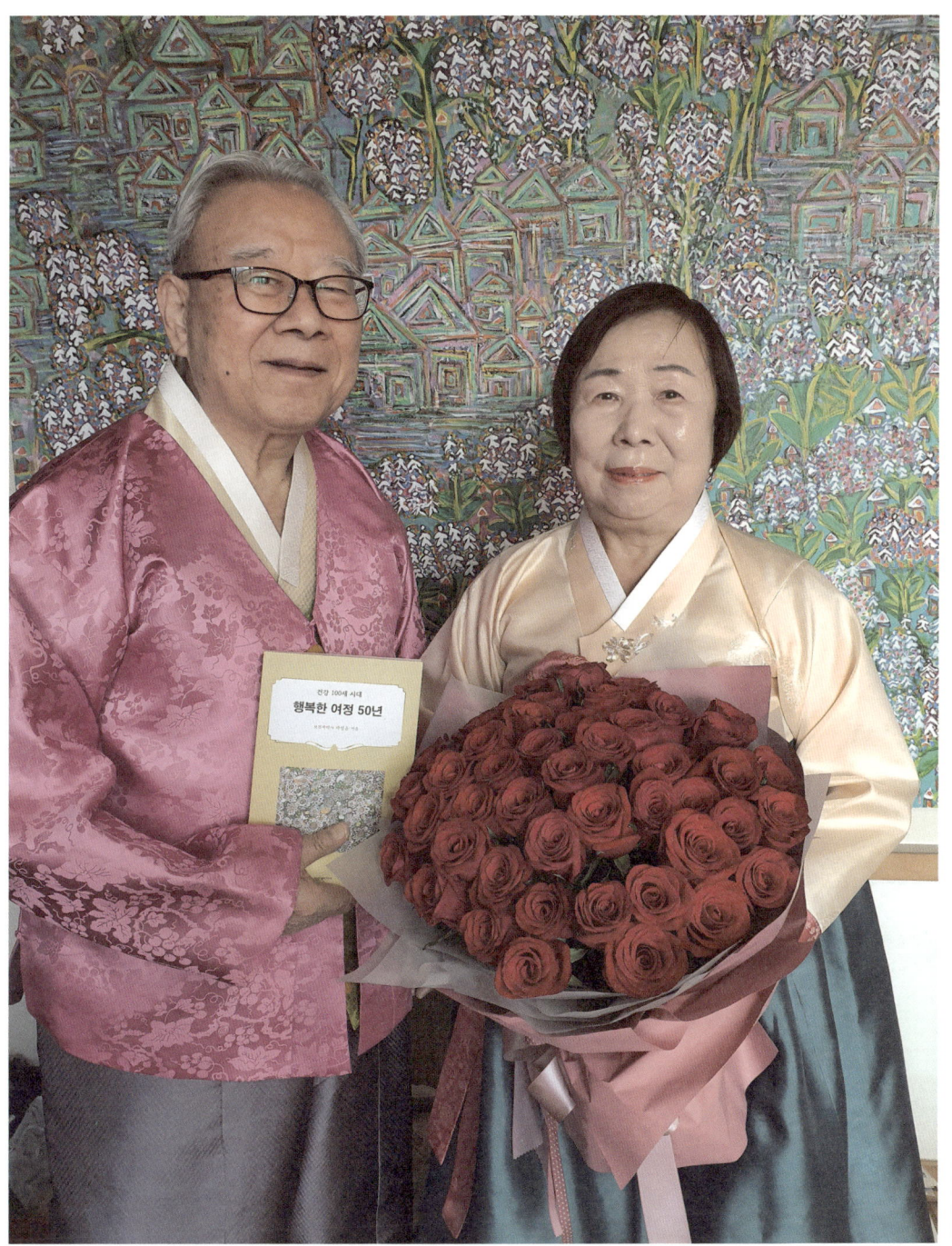

〈명예총재 추대패〉 한국파인트리클럽 총재 보건학박사 박명윤

박명윤 총재님께서 파인트리클럽(Pine Tree Club)을 창립하신 지 반세기가 지났습니다. 총재님께서는 지난 55년 동안 파인트리클럽을 대학생들의 인재양성·사회봉사·국제친선 단체로 자리매김할 수 있도록 튼실한 반석위에 올려놓은 것은 미래에 대한 확실한 비전과 희망, 인간 존중이 넘치는 사랑과 봉사, 쉼 없는 열정이 있었기에 가능했습니다. 이러한 총재님의 숭고한 가치와 정신, 지속적인 실천력이 후배들에게 국가발전과 사회봉사 실천에 자양분이 되고 있습니다.

한국파인트리클럽 회원 일동은 창립 55주년을 맞이해서 그 동안의 노고에 감사를 드리고 총재님을 '명예총재'로 추대하고자 합니다. 앞으로도 클럽에 대한 변함없는 관심과 사랑, 미래세대의 행복과 국민건강 증진을 위해 계속 큰 역할을 해 주실 것을 기원합니다.

2013년 11월 2일

서울파인트리클럽 이사장 문동후 부산파인트리클럽 이사장 한태병
대구파인트리클럽 이사장 박정한 광주파인트리클럽 이사장 이흥수

***

오늘 저녁 식사는 연희동 한정식 전문식당인 '수빈'에서 가족과 함께 맛있게 먹었다. 식후에 우리 집으로 이동하여 블루베리 케이크와 과일을 먹으면서 정다운 환담을 나누었다. 오늘 즐겁고 뜻있는 하루를 가족과 함께 보냈다.

<박명윤 칼럼 2020. 10. 25.>

결혼 54주년 축하 가족모임

1970년 가을 10월 28일에 결혼하여 올해 54주년을 맞았다. 6년 후 2030년에는 결혼 60주년 회혼식(回婚式)을 맞게 된다. 1970년 봄에 당시 안암동에 거주하던 우리집 둘째누님과 이웃에 살던 아내의 외숙모님 사이에 혼담(婚談)이 오가면서 중매결혼(仲媒結婚)을 했다.

결혼 당시 필자는 국제연합아동기금(UNICEF) 행정관으로 근무하였으며, 아내는 우석의대(현 고려대 의대) 생화학교실 조교로 근무하면서 서울대학교 보건대학원에서 석사학위논문을 제출한 상태였으며, 이듬해 1971년 2월에 보건학석사(MPH)학위를 취득했다. 우리 부부는 보건대학원 동창이다.

필자의 선친은 공무원으로 재무부 산하 대구·부산전매서장을 역임했으며, 아내는 교육자 가정에서 태어났으며 장인이 국민대학교 총장을 역임했다. 필자는 3男3女 중 네 번째 둘째 아들로, 아내는 3男2女 중 첫번째 장녀로 태어났다. 필자의 누님 두분과 형님이 별세하시어 현재 여동생과 남

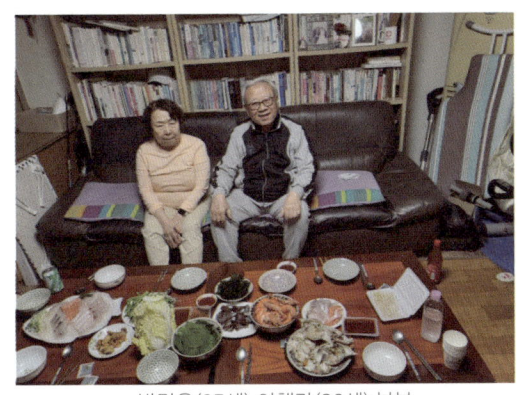
박명윤(85세)·이행자(80세) 부부.

동생이 생존하고 있다.

 결혼 54주년을 맞아 10월 27일(일요일)에 일산 소재 맛집 '너른마당'에서 만찬을 예정했으나, 외손자가 고3 수험생으로 수능고사를 앞두고 있어 둘째 딸(대학교수)네 집에서 11월 3일(일요일)에 가족이 모여 저녁식사를 했다. 마포농수산물시장에서 생선회, 꽃게, 큰새우(大蝦), 과메기(貫目) 등을 구입하여 푸짐하게 먹었다. 그리고 게껍질과 함께 끓인 라면 맛이 일품이었다.

<박명윤 칼럼 2024. 11. 5.>

팔순, 인생은 80부터

　사랑하는 아내가 올해 팔순(八旬, 만79세, 1944년생)을 맞았다. 팔순 축하 가족모임을 신라호텔 파크뷰, 조선호텔 아리아와 함께 서울 3대 호텔 뷔페로 알려진 소공동 롯데호텔 라세느(La Seine)로 정했다. 그러나 아내가 식사 비용을 절약하여 불우이웃을 돕자고 제안을 했다. 이에 장소를 우리 아파트 인근에 위치한 상암동 스텐포드 호텔(Stanford Hotel)로 변경하였다.

　7월 15일 토요일 저녁에 가족들이 스텐포드 호텔에 모여 즐겁게 식사를 하였다. 식사 후에 우리집에서 생일축하 케이크를 자르고 축하 노래를 불렀다. 케이크 중앙에 둘째 딸(박선주 가천대 교수)이 준비한 축하 메시지가 담긴 팻말을 꼽았다.

　"축 팔순/ 인생은 80부터/ 세젤예 우리엄마/ 꽃청춘을 응원합니다/ 사랑합니다"

　(세젤예: 세상에서 제일 예쁘다)

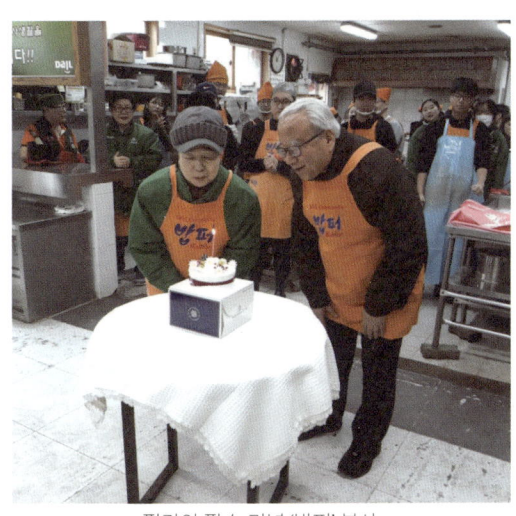
필자의 팔순 기념 '밥퍼' 봉사.

절약한 팔순잔치 비용에서 100만원은 최근 집중호우, 홍수, 산사태 등으로 피해를 당한 수재민(水災民)을 돕기 위한 성금으로 대한적십자사에 기탁한다. 아내는 지난달에는 러시아 침공으로 고통을 받고 있는 우크라이나(Ukraine) 어린이 돕기 성금을 주한우크라이나대사관에 기탁한 바 있다.

필자는 회갑, 고희, 그리고 팔순을 다일공동체(최일도 목사)에 급식비를 지원하고 봉사활동을 했다. 지난 팔순(2018년 12월)때는 하루 급식비 300만원(600명 식사비용)을 지원하고 필자 가족과 함께 '밥퍼' 봉사활동을 했다. 구순(九旬)에도 무료급식비를 지원하고 '밥퍼' 봉사를 하겠다고 최일도 목사와 약속을 했다. 지난해에는 다일공동체에 1004만원을 기부하고 '천사회원'이 되었다.

박명윤 칼럼 2023. 7. 16.>

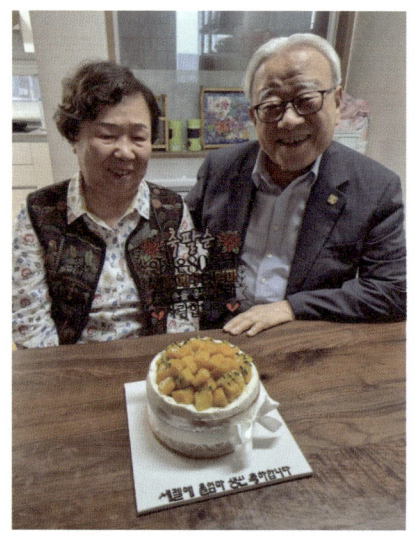

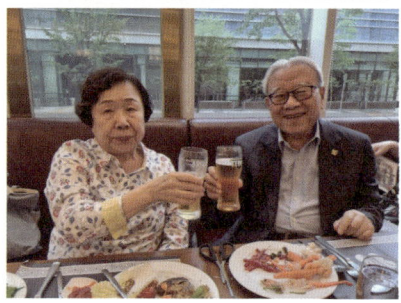

아내(이행자 전 고려대 교수)의 팔순 축하,

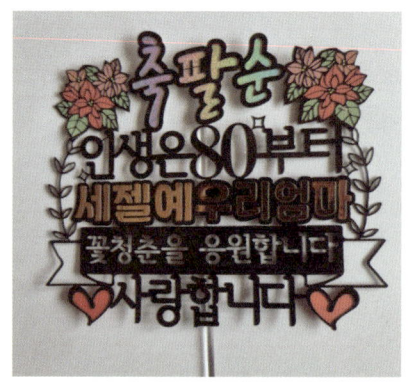

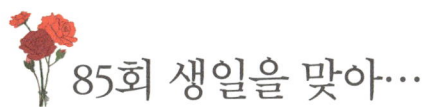# 85회 생일을 맞아…

이 세상에 태어나서 85년을 살았다. 12월 11일 생일날, 유홍림 서울대학교 총장을 위시하여 많은 분들이 축하를 해 주신데 대하여 깊이 감사를 드립니다. 5년 후 2029년 행복한 구순(九旬)을 맞기 위하여 재산기부와 재능기부를 계속하고자 한다. 그리고 건강한 몸으로 2030년 결혼60주년 회혼(回婚)을 맞기를 희망한다.

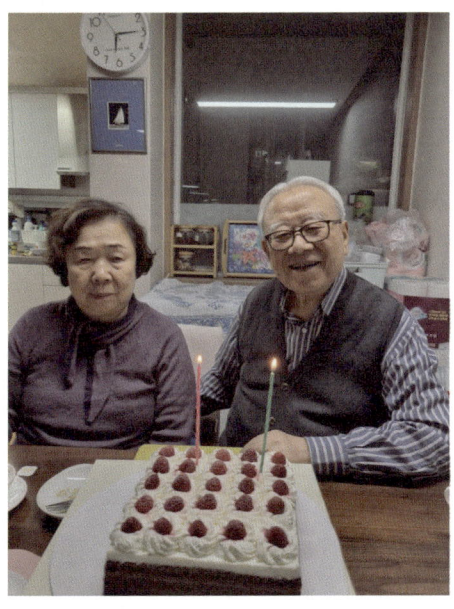

우선 건강관리를 위해 1주일에 3일(월·수·금) 오후에 헬스장에서 1시간 정도 근력 운동을 위주로 하고, 헬스장에 가지 않는 날에는 집에서 유산소운동으로 실내자전거를 1시간 정도 탄다. 세계보건기구(WHO)는 건강을 위하여 1주일에 150분 정도의 운동을 권장하고 있다. 나이가 들수록 근육이 약해지고 근력이 떨어지므로 근력운동이 필요하다. 주 3회 1시간씩 근력운동을 하면 평균적으로 5년 더 젊은 몸을 가질 수 있다는 연구결과도 있다.

이 세상에 태어난 사람은 언젠가는 저 세상으로 떠나가야 하므로 '죽음 준비'를 해야 한다. 품위 있고 존엄하게 생을 마감하는 웰다잉(Well Dying)을 위하여 우리 부부는 자신의 연명의료중단 결정 및 호스피스(hospice)에 관한 의사를 직접 문서로 작성하는 '사전연명의료의향서'를 등록하였다. 또한 사후에 시신을 의학교육용으로 연세대학교 의과대학 해부학교실에 기증하기로 1999년 12월에 서약했다. 죽음이 삶의 일부라는 인식을 가져야 한다.

〈재산기부〉는 지난 1999년 회갑 그리고 고희(2009년)와 팔순(2019년) 때 각각 1억원씩 장학기금, 복지기금 등으로 사회에 환원한 것과 같이 2029년까지 1억원(매년 1천만원씩)을 기부할 계획이다. 그리고 구순잔치도 회갑, 고희, 팔순때와 같이 다일공동체(최일도 목사)에 300만원을 기탁하여 노숙자 등 불우이웃 600명에게 무료급식을 한다. 필자와 가족은 '밥퍼' 봉사를 한다.

〈재능기부〉는 필자가 전공한 보건영양학(Public Health Nutrition) 분야에 관한 칼럼을 집필하여 Facebook에 게재하면 누구나 읽고 건강관리에 도움을 줄 수 있도록 한다. 과거에 건강에 관한 책을 1977년부터 10여권 출판했으나 책을 구입한 사람들만 관련 지식을 습득할 수 있다는 제한점이 있었다.

이에 지난 2010년 8월부터 매주 보건·의료 및 식품·영양에 관한 다양한 주제로 집필한 '청송 건강칼럼'(A4 4-5매 분량)을 페이스북에 올리고 있으며, 내년 봄에 1,000회를 달성한다. 청송(靑松)은 필자의 아호(雅號)이다. 또한 A4 1-2매 분량의 일상생활에서 일어나는 이야기를 중심으로 '박명윤 칼럼'을 집필하고 있다.

필자는 1965년 1월 국제연합 공무원(official of the United Nations)으로 임용되어 국제연합아동기금(UNICEF)에서 25년간 근무한 후 한국청소년연구원에서 10년 근무하고 퇴임했다. 퇴임 후 대통령 임명으로 국가청소년보호위원회 위원장으로 2년, 그리고 민주평화통일자문회의(의장 대통령) 교육위원회 위원장으로 2년 동안 활동했다.

UNICEF에 근무하면서 서울대학교 보건대학원에서 보건영양학을 전공하여 보건학석사(MPH, 1976년) 그리고 보건학박사(Dr.PH)학위를 1982년 2월에 취득했다. 학위 취득 후 서울대, 고려대, 이화여대 등에서 '보건영양학'을 강의했다. UNICEF에서는 대한민국 정부에 지원하는 보건사업과 영양사업(Applied Nutirition Project)을 담당하여 사업을 집행했다.

매월 100만원씩 10년동안 저축하면 1억원이 된다. 필자는 이런 방식으로 저축하여 회갑·고희·팔순에 각각 1억원씩 사회에 환원했으며 구순(2029년 12월)에도 1억원을 장학기금, 복지기금 등에 기부한다. 공수래 공수거(空手來空手去) 우리는 빈손으로 이 세상에 태어났다가, 빈손으로 저 세상으로 떠나가므로 죽을 때 가져가지도 못하는 돈에 너무 집착해서는 안된다.

우리나라에서 매년 회갑 또는 고희를 맞이하는 인구가 50만명이 넘으며, 이들 중 사회지도층 1천명이 1억원씩 기부하면 매년 1,000억원을 어려운 이웃을 도울 수 있다. 이에 모은 재산의 일부를 기부하는 '기부문화(寄附文化)'를 사회지도층이 솔선수범(率先垂範)하여 확산하여야 한다.

필자는 12월 11일 생일날에는 아내가 정성껏 차려준 '생일상(生日床)' 음식을 맛있게 먹었다. 그리고 가족 중 직장인과 학생들이 쉬는 일요일(12월 15일) 저녁에 연희동 소재 한정식 맛집인 '수빈'에서 생신(生辰)축하만찬을 가졌다.

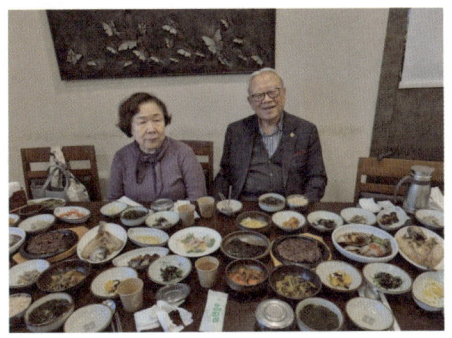

Happy Birthday! 85회생일 축하만찬.

<박명윤 칼럼 2024. 12. 15>

부부 합산 나이 165세

1944년 7월생인 아내(전 고려대 교수)가 올해 80세가 되어 우리 부부 나이를 합산하니 165세가 된다. 우리 가족이 모두 모일 수 있는 날이 일요일이어서 오늘(7월 14일) 저녁에 아내의 80세 생일축하모임을 경기도 고양군 소재 한우 전문식당인 '임가네 한우마을'에서 가졌다. 고3 외손자의 과외수업이 끝나는 4시경에 출발했다. 저녁 6시경에 식사를 마치고 나오니 번호표를 받고 대기하는 손님들이 수십명이 있었다.

식사 후 우리집에서 생일축하 케이크에 촛불을 밝히고 생일축하노래를 불렀다. 그리고 온 가족이 케이크를 과일과 함께 맛있게 먹었다. 필자는 아내 생일 선물로 금일봉을 전했다.

아내의 팔순(八旬) 기념으로 온 가족 7명이 지난해 7월 26-29일 일본 홋카이도(北海道, Hok-

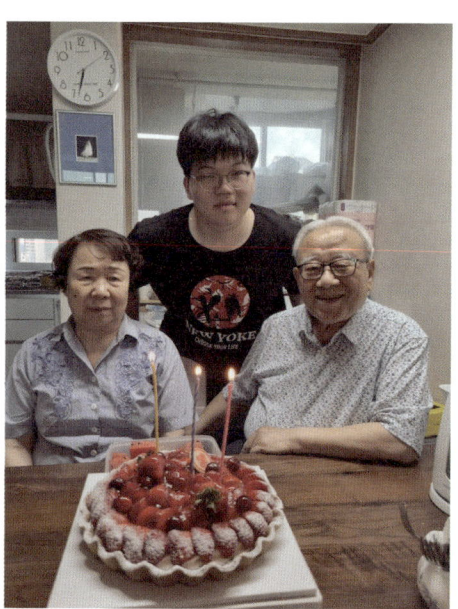
외손자와 함께

kaido) 여행을 다녀왔다. 여행경비는 필자가 전액 부담했다. 둘째 딸(대학교수)이 여행기간 중에 찍은 사진들을 편집하여 예쁜 사진첩을 만들었다.

우리 부부의 희망은 2030년 10월 결혼 60주년 회혼식(回婚式)을 건강하게 맞이하는 것이다. 그리고 필자는 지난 1999년 회갑(回甲), 2009년 고희(古稀), 그리고 2019년 팔순(八旬)을 기념하여 각각 1억원씩 사회환원을 하고, 최일도 목사가 운영하는 다일공동체에서 무료급식비(300만원)을 지급하고 600명에게 가족과 함께 무료급식 봉사를 한 것과 같이 2029년 12월 구순(九旬)에도 1억원을 장학기금, 복지기금 등에 기부하고, '밥퍼' 무료급식을 지원할 예정이다.

<박명윤 칼럼 2024. 7. 14.>

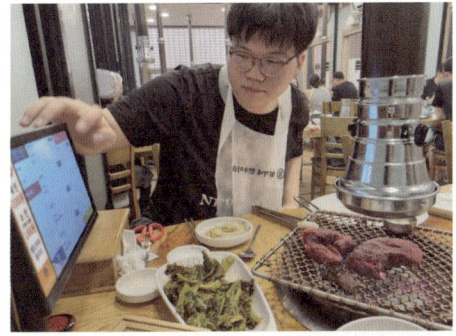

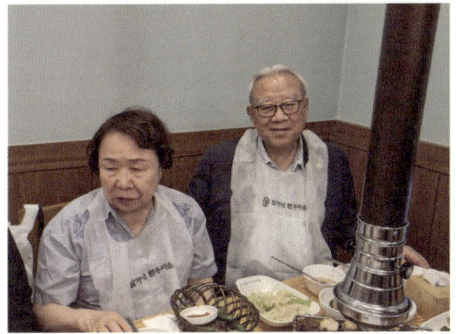

임가네 한우마을에서,

설날 가족 만찬

갑진년(甲辰年) 설 명절(2월 10일, 토요일)을 맞아 동생 가족과 사위 가족이 우리 집에 모여 맛있는 음식을 나누면서 즐거운 시간을 가졌다. 필자는 6남매(3男 3女) 중 네 번째이다. 두 누님과 형님이 별세하여 필자가 제일 위가 되었고 밑으로 여동생과 남동생이 있다. 선친은 재무부 산하 전매청 공무원으로 대구전매서장과 부산전매서장을 역임했으며 1967년에 별세했다.

여동생은 약학대학을 졸업한 약사(藥師)이며 대구에 거주하고 있다. 막내인 남동생은 대구 경북고등학교 44회 졸업생이므로 필자(39회)의 5년 후배이다. 동생은 직물을 수출하는 회사를 경영했다. 현재는 딸이 이태리 밀라노(Milano)에서 운영하는 수출입 개발사업을 하는 회사(Kappa-wa)를 지원하고 있다. 최근에도

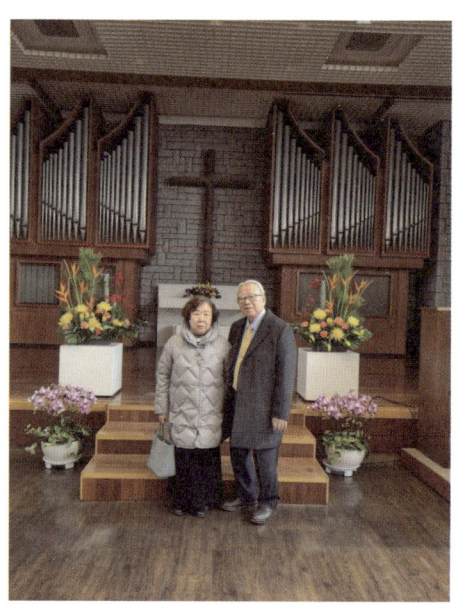

추모 헌화,

3개월 동안 이태리를 다녀왔다.

오늘(2월 11일)은 주님의 산상 변모 주일(Transfiguration of the Lord)이다. 가족과 함께 연세대학교회 11시 주일예배에 참석했다. 장모님의 기일(忌日)을 맞아 헌화(獻花)를 했다. 설 연휴(2월 9-12일)를 맞아 교향을 찾은 교인들이 많았다. 곽호철 담임목사(연세대 교목/교수)가 예배를 인도했으며, 박철진 목사(G&M글로벌문화재단)가 '하나님의 형상(Image of God)'을 주제로 설교를 했다.

예배에 참석한 교인들은 다같이 헌신의 기도(Dedicatory Prayer)를 드렸다. "하나님 아버지, 당신의 형상으로 우리를 지으셨습니다. 다른 어떤 당신의 형상을 만들지도 경배하지도 않겠습니다. 하나님의 형상으로 오신 예수 그리스도를 통해 날마다 당신의 형상을 세상에 나타내며 살아가기를 소망합니다. 예수님의 이름으로 기도합니다. 아멘."

<박명윤 칼럼2024.2.11.>

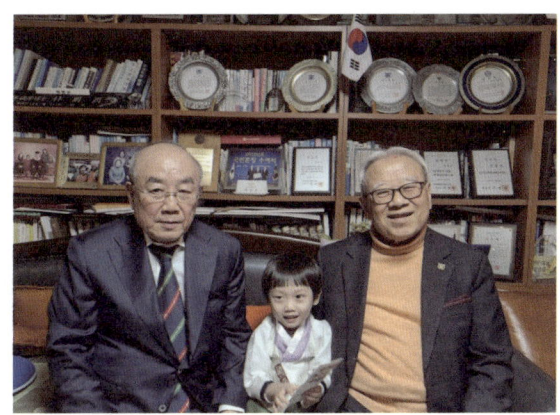

동생(왼쪽) 손자(4세)와 함께.

Roast Duck House - 너른 마당

필자는 매주 주말 가족모임 만찬을 주선하고 있다. 고3 외손자 수능시험 (11월 14일)까지는 우리 아파트 인근 식당을 이용했으나, 수능이 끝나고 지난 일요일(11월 17일) 저녁에는 승용차편으로 약 40분 거리에 위치한 경기도 고양시 덕양구 서삼릉 인근에 위치한 고양시 관광맛집인 '너른 마당'에서 식사를 했다.

'너른 마당'은 오리요리 맛집으로 널리 알려진 식당이며, 내자가 특히 오리고기를 좋아한다. 대표 메뉴는 통오리밀쌈(1마리 68,000원)과 우리밀칼국수(13,000원)이다. 우리 식구 7명은 통오리 2마리, 녹두지짐(18,000원), 접시만두(20,000원) 그리고 칼국수를 맛있게 먹고 219,000원을 지불했다.

외손자는 우리집안에서 처음으로 공과대학을 지망했다. 필자가 우리집안에서 처음으로 박사학위

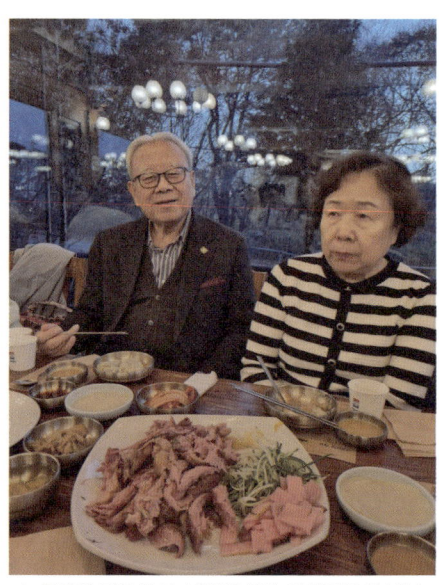
느른마당 가족만찬, 박명윤(85) 이행자(80) 부부

(보건학)를 1983년 2월에 서울대학교에서 취득한 후 조카(형님댁 아들)는 미국에서 경영학박사학위를, 질녀(큰딸)와 우리 집 둘째딸은 서울대학에서 도시환경학과 식품영양학을 각각 전공하여 박사학위를 받았다.

고양 서삼릉(西三陵)길 입구에 있는 '너른 마당'은 이름만큼 넉넉한 곳으로 잘 가꾼 수목(樹木)과 잔디, 잘 지은 한옥, 경주 안압지를 재현한 연못이 5000여 평에 자리를 잡고 있다. 하루 나들이 장소로도 손색이 없으며, 특히 연꽃(蓮, lotus)이 피는 계절에 가면 연못에 다양한 색깔의 연꽃을 감상할 수 있다.

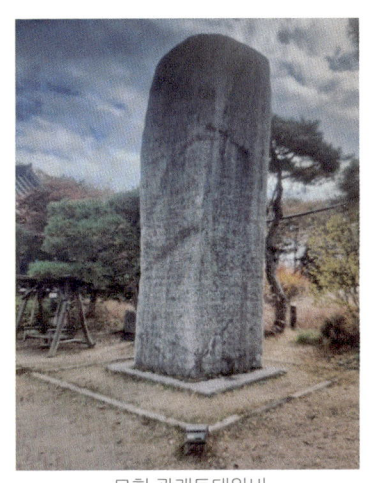
모형 광개토대왕비

'너른 마당' 음식점 마당에 들어서면 오른쪽에 6m 높이의 '광개토대왕비(廣開土大王碑)가 우뚝 서 있다. 임순형 너른마당 사장은 1999년 고구려 유적 탐방차 중국 지린성 일대를 여행하다 광개토대왕비를 보고 우리 민족에 대한 벅찬 자긍심을 느꼈다고 한다. 임 사장은 우여곡절을 겪으면서 2004년에 거대한 비석을 제작했다.

임순형 사장이 중국을 4차례 오가면서 광개토대왕비 탁본(拓本) 사본을 건네주고 사소한 부분까지 일일이 지적해가면 4년을 걸려 제작했다. 높이 6.3m, 둘레 6.6m, 무게 47t으로 실물 크기와 비슷하고 한자도 원형과 같은 1,775자가 새겨진 비석이 탄생한 것이다.

이런 과정을 거쳐 2005년 가을에 첫 추모제가 열렸고 시간이 갈수록 각계 저명인사들의 격려와

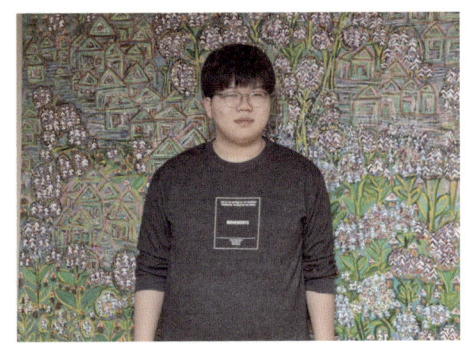
공대를 지원한 고3 외손자,

응원이 이어졌다. 이한동 이수성 한명숙 전 국무총리가 추모제에 참석한 바 있다. 필자도 지난 10월 31일 오후 2시 느른 마당에서 광개토 호태왕 존숭회(회장 임순형)가 주최한 제20회 〈광개토 호태왕 추모제〉에 내빈으로 초대를 받았다.

임순형 회장은 평소에도 현장 학습차 방문하는 학생들을 상대로 광개토대왕비의 의미를 설명하면서 우리는 위대한 역사를 지닌 자랑스러운 민족이라고 가르치는 등 대왕 선양사업을 하고 있다. 임 회장은 동북아시아를 호령했던 대왕의 위업을 널리 알리기 위해 추모제(追慕祭)를 자손 대대로 이어나갈 계획이라고 말했다.

<박명윤 칼럼 2024. 11. 19.>

주일예배와 추석 가정예배

오늘(9월 15일) 성령강림 후 열일곱 번째 주일(Seventeenth Sunday after Pentecost)을 맞아 연세대학교회(Yonsei University Church) 11시 주일예배를 김동환 담임목사(연세대 교목/교수)가 인도했다. 추석 명절(9월 17일)을 앞두고 고향으로 내려간 교인들도 있었다.

양인철 동역목사(연세대 교목/교수)가 '주는 그리스도이십니다(You are the Christ)'를 주제로 말씀증언(sermon)을 하였다. 성악가 장정권 교우가 헌금송(offertory music)으로 '아름다운 주의 장막(How Lovely are Thy Dwelling)'를 불렀다.

카운터테너(countertenor) 장정권 교우는 연세대학교 음대 졸업 후 독일 함부르크음악대학 성악과 최고연주자과정을 이수하고 독일과 영국을 중심으로 유럽 무대에서 활동했다. 귀국 후 국립오페라 공연에 참가하는 등 다양한 음악활동을 하고 있다. 카운터테너란 남성이지만 여성처럼

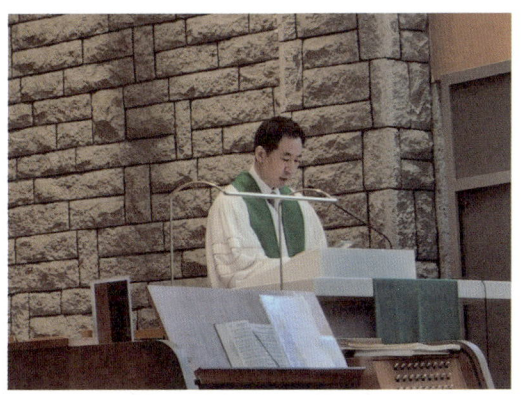

김동환 담임목사 주일예배 인도.

높은 음역을 내는 성악가를 말한다.

다같이 헌신의 기도(dedicatory prayer)를 드렸다. "존귀하신 주님, 우리가 주님을 그리스도요 살아계신 하나님의 아들임을 입술로 고백하는 자가 되게 하옵소서. 우리가 단순히 고백하는 것에 머물지 않고, 우리 모두 주님께서 보여주신 헌신을 몸소 실천하는 자가 되게 하옵소서. 우리의 삶 속에서 주님께서 살아계심을 증거하는 자가 되게 하옵소서. 예수 그리스도의 이름으로 기도합니다. 아멘."

연세대학교회는 교인들이 추석(秋夕) 명절에 각 가정에서 예배를 드릴 수 있도록 〈추석 가정예배문〉을 배부했다. 가정예배 순서는 조용한 기도, 찬송(589장 넓은 들에 익은 곡식), 기도(가족 대표), 성경봉독(시편 128:1-4), 말씀나눔(하나님께서 주신 복에 관하여), 찬송(559장 사철에 봄바람 불어 잇고), 주기도문 순으로 진행한다.

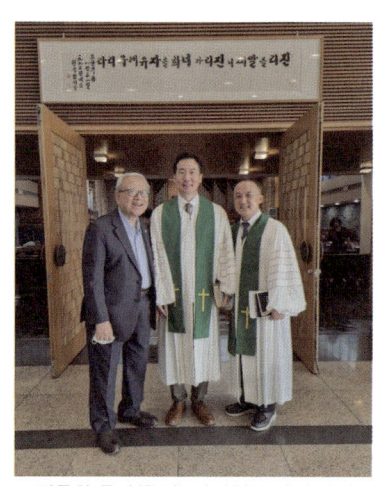

김동환 목사(중앙)·양인철 목사와 함께.

〈기도문〉 사랑이 풍성하신 하나님, 올 한 해에도 우리를 은혜 가운데 인도하여 주심에 감사드립니다. 특별히 추석을 맞아하여 온 가족이 함께 예배 드리게 하여 주심에 감사드립니다. 하나님, 받은 은혜를 감사히 여길 줄 아는 마음을 우리 모두에게 허락하시고, 받은 것을 기꺼이 나눌 줄 아는 우리가 되게 하옵소서. 그리하여 삶의 터전에서 주님의 복이 흘러넘치며 화목하고 형통한 가정이 되게 하옵소서. 우리 주 예수 그리스도의 이름으로 기도드립니다. 아멘.

<박명윤 칼럼 2024. 9. 15.>

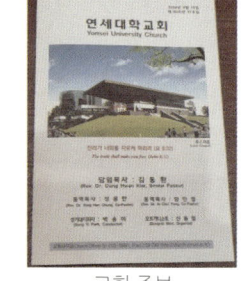

교회 주보.

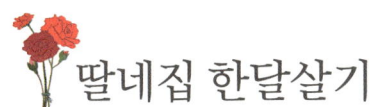

딸네집 한달살기

요즘 '제주도 한달살기'가 유행이지만, 우리 부부는 '딸네집 한달살기'로 결정했다. 오늘(5월 2일)부터 6월 3일까지 약 한달 동안 우리 아파트 승강기 교체 공사가 있다. 필자 가족은 마포구에 위치한 현대아파트 21층에 거주하고 있으며, 둘째딸 가족이 같은 아파트 5층에 살고 있다. 이에 80대 노부부(필자 85세, 내자 80세)가 21층에서 계단을 이용하여 외출하기가 어렵기에 5층으로 내려와 딸네집에서 한 달 동안 살기로 했다.

필자의 아파트는 방이 4개가 있으나, 딸네 아파트는 방이 3개이다. 사위와 딸이 의논하여 안방을 우리 부부가 사용하도록 배려하고, 딸 부부는 건너방을 사용하고 있다. 그동안 매주 1-2회 외식을 할 때 온 가족이 모였으며, 오늘부터는 매일 딸과 사위 그리고 외손자(고교 3년생)를 볼 수 있어 좋다. 딸이 대학교수로 근무하며 연구과제 수행으로 저녁 늦게 퇴근하므로 외할머니가 외손자의 저녁식사를 준비하고 있다.

필자는 1970년 가을에 결혼하여 약 6개월 동안 큰형님댁에서 어머님과 함께 생활

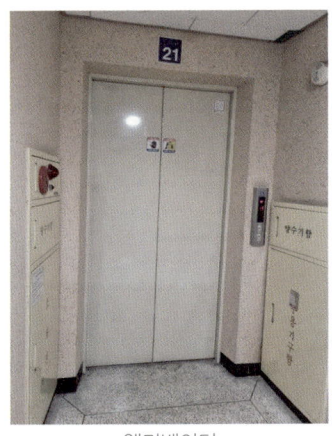

엘리베이터.

했다. 선친은 재무부 산하 전매청 공무원(대구·부산전매서장 역임)였으며, 1967년에 별세했다. 결혼 당시 필자는 국제연합아동기금(UNICEF) 행정관으로 근무했으며, 아내는 우석대학 의대(현 고려대 의대) 생화학교실에서 조교로 근무했다.

결혼 다음해에 성북구 정릉 인근에 위치한 주공아파트(2층)를 구입하여 이사를 했다. 당시 주공아파트는 3층 건물로, 연탄 보일러를 사용했다. 그 후 서대문구 소재 단독 주택에서 2002년까지 살면서 3번 이사했다. 그리고 2002년 여름 월드컵축구경기가 열렸을 때 현재 거주하고 있는 현대아파트로 이사했다. 아파트 21층 거실 창문을 통해 월드컵경기장 전광판을 볼 수 있다.

엘리베이터(elevator)는 건물에서 사람, 물건 등을 수직으로 이동시키는 장치로서 현대 사회에서는 아주 중요한 교통, 운송 수단 중 하나이다. 현대적인 엘리베이터 개념은 19세기에 들어 형성되었다. 19세기 초반 고층건물이 생겨나면서 엘리베이터는 더욱 발전하게 된다. 영국의 엔지니어 윌리엄 할삼(William Halsam)은 1823년 석탄을 운반하기 위해서 승강기를 발명하였으며, 이 승강기가 엘리베이터의 원조로 여겨지고 있다.

동력을 이용하여 사람이나 화물을 아래위로 나르는 장치인 엘리베이터는 대개 20년이 지나면 교체해야 한다. 우리 아파트 승강기(현대엘리베이터)는 24년이 되어 올해 교체하기로 했다. 현대엘리베이터는 국내 엘리베이터 시장의 1위 기업이며, 파인트리클럽(PTC) 회원인 송진철(대구PTC 19대회장) 씨가 1984년 설립된 현대엘리베이터주식회사 대표이사를 5년(2007-2011년) 역임했다.

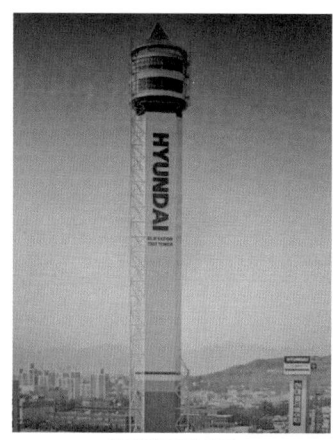

현대엘리베이터.

<박명윤 칼럼 2024. 5. 2.>

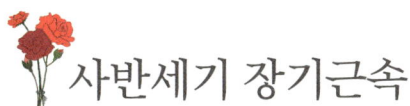 사반세기 장기근속

요즘 한 직장에서 사반세기(四半世紀) 25년간 장기근속(長期勤續)하는 사람들은 많지 않고, 자주 직장을 옮기는 경우가 많다. 필자는 국제연합아동기금(UNICEF)에서 25년을 근속하여 공로패를 받았으며, 최근 우리집 사위는 서울우유협동조합에서 25년 근속하여 표창패와 부상으로 골드바(순금 5돈)를 받았다. 표창패 내용은 다음과 같다.

In grateful recognition of
dedicated service of
MR. MICHAEL MYUNGYUN PARK
to the world's children through
the
United Nations Children's Fund
1 January 1965 TO 31 December 1989
James P. Grant
Executive Director

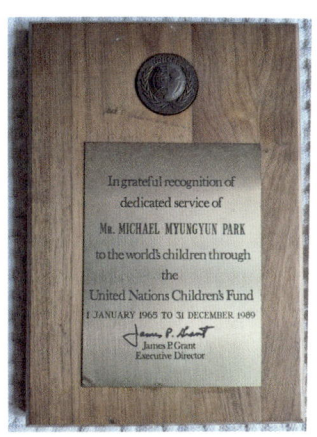

UNICEF 공로패.

표창패
근속상 양주공장생산기술1팀 박윤제
귀하는 조합에서 25년간 근무하면서
맡은 바 직무를 성실히 수행하였고
생산성 향상에 솔선하여 조합 발전에
크게 기여하였기에 창립 88주년을
맞이하여 이 패를 드립니다.

2025년 7월 11일
서울우유협동조합
조합장 문진섭

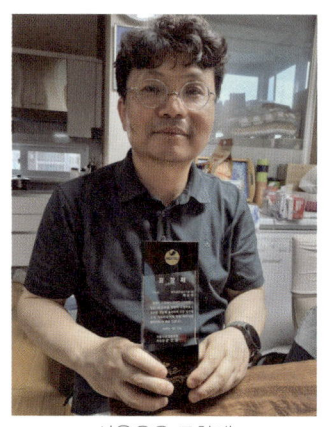

서울우유 표창패.

    필자는 1965년 1월 25세때 국제연합 공무원(official of the United Nations) 으로 임용되어 UNICEF(국제연합아동기금)에서 1989년 12월까지 25년을 행정관, 계획관, 기획관리관으로 근무했다. 그리고 1989년 12월부터 1990년 2월까지 3개월 특별유급휴가를 받았다.

    1989년 7월 우리나라에서 최초로 국가청소년정책 연구기관으로 설립된 한국청소년연구원 제1연구실장으로 1989년 12월 1일에 자리를 옮겼다. 이에 3개월간 두 기관으로부터 봉급을 받았다. 연구원에서 청소년육성10개년계획 수립 등에 기여한 공적으로 국민훈장 석류장을 수훈했다. 한편 UNICEF 근무시 공적으로 대통령표창과 국민포장을 받았다.

    필자는 UNICEF 본부 총재(Executive Director)로부터 25년 근속 공로패를 받았다. 또한 UNICEF 25년 근무를 바탕으로 UN본부 연금국(Pension Fund)에서 매월 연금을 미화(USD)로 받고 있으며, 매 1-2년마다 약 200달러씩 연금이 인상되고 있다. 필자가 UNICEF에서 근무를 시작한 해인 1965년에 UNICEF는 노벨 평화상(Nobel Peace Prize)을 수상했다.

    필자의 사위는 2000년 대학 졸업 후 첫 직장으로 서울우유협동조합에 공채로 입사했다. 지난해 양주공장 생산기술1팀 팀장으로 승진했으며, 다음 승진 목표는 공장장이다. 서울우유협동조합(Seoul Dairy Cooperative)은 1937년에 설립되어 올해 창립88주년을 맞았으며, 매출액은 2조1,117억원(2023년 기준)이다. 국내에선 판매량이나 유통 규모로 보면 어느 업체도 따라올 수 없는 절대적 1인자이다.

<박명윤 칼럼 2025. 7. 13.>

北海道 가족여행 1_여기는 홋카이도

필자는 공무출장, 국제회의 참석, 세미나 발표 등으로 일본을 여러 차례 방문을 했으나, 북해도(北海道, 홋카이도)는 이번에 처음 방문했다. 아내의 팔순(八旬)을 기념하여 우리 가족 3대(7명)이 지난 7월 26일(수)부터 29일(토)까지 3박4일 일정으로 홋카이도에서 즐거운 시간을 보냈다. 가족여행 비용 1400만원(1인당 200만원)은 필자가 부담했으며, 내자는 여행 출발 전에 폭우와 홍수로 피해를 본 수재민(水災民) 의연금 100만원을 대한적십자사에 기탁했다.

하나투어 패키지 여행상품에 32명이 참여했으며, 대부분 가족단위, 친척, 친구 등 7개팀으로 구성되었다. 우리가족이 7명(우리 내외, 딸 3명, 둘째사위, 외손자)으로 가장 많았다. 미국 병원(Kaiser Permanente

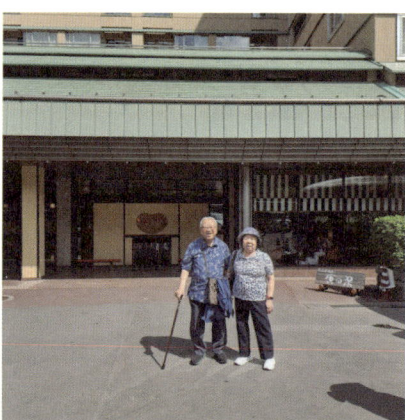

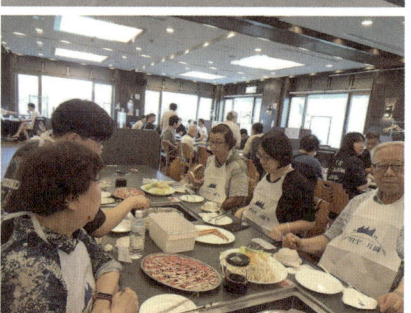

우리부부와 가족.

Medical Group) 응급센터에서 근무하는 미국인 의사(Dr. G. Hayward) 내외(부인은 한국인)가 2주간 휴가를 내어 자녀 남매 그리고 서울에 거주하는 장인·장모와 함께 여행팀에 합류했다. 대학생 새내기 쌍둥이(허원석·원준)와 동생이 엄마와 함께, 그리고 60-70대 자매팀, 여고친구 2명 등과 함께 즐거운 여행을 했다.

코로나19(COVID-19) 팬데믹 이전에 우리가족의 여행계획은 미국 동부와 캐나다 그리고 하와이를 거쳐 귀국할 예정이었다. 그러나 코로나 팬데믹 그리고 손자가 올해 고등학교 2학년으로 서울대를 목표로 학원 등에서 과외를 하고 있어 여행일정을 가까운 일본으로 3박4일로 변경했다. 미국 여행은 외손자가 대학에 입학한 후 실행할 예정이다.

여행 출발일 7월 26일(수요일) 서울 날씨는 흐리고 비가 약간 뿌렸다. 아침 8시 둘째딸(대학교수)이 주선한 15인승 밴을 타고 인천공항으로 향했다. 필자는 공항철도편으로 인천공항을 가자고 했으나, 딸들이 80이 넘은 부모님을 편안히 모셔야 한다며 17만원을 지불하고 밴을 불렀다. 또한 여행 중 보행에 도움이 되게 독일제 지팡이(light metal walking stick)도 준비해 주었다. 약 50분만에 공항에 도착하여 하나투어 가이드를 만나 출국수속을 했다. 가이드가 3박4일 전 일정을 우리와 함께 했다.

필자는 처음으로 지팡이를 짚고 보행을 했다. 비행기 탑승 시 지팡이를 짚은 필자에게 우선탑승(priority boarding) 편의를 봐주었다. 제주항공(7C1902)은 인천공항을 12시 20분에 출발하여 오후 3시에 북해도 삿포로공항에 도착할 예정이었으나, 출발이 공항 활주로 사정으로 약 1시간 비행기 이륙이 늦어졌다. 오후 4시경에 삿포로 공항에 도착하였다. 코로나19 팬데믹 때는 입국시 코로나 관련 서류를 제출해야 했으나 지난 4월 28일부터 필요가 없어졌다.

관광버스(45인승, Yuai Kanko)편으로 하나투어 단독 호텔인 '이비스 스타일즈 삿포로'에 도착하여 짐을 풀었다. 이비스 스타일 삿포로(ibis Styles

Sapporo) 호텔은 삿포로 시내 최대 번화가 스스키노 거리와 나카지마 공원 사이에 위치해 쇼핑과 자유시간을 보내기 편리했다. 객실은 30m2 규모의 크기로 〈땅, 눈, 아틀리에(atelier), 라벤더(lavender)〉 4가지 컨셉(concept)으로 꾸며져 있었다.

저녁 식사는 홋카이도의 명물 '게' 요리와 고기 샤브샤브를 무제한으로 즐겼다. 홋카이도를 대표하는 특산품 중에 대게요리를 빼놓을 수 없다. 식사 후에 삿포로시 최대의 번화가인 스스키노 거리에서 자유 쇼핑 시간을 가졌다. 이 거리에는 큰 빌딩 안에 5000여 개의 다양한 상점들이 밀집되어 있었다. 또한 먹거리와 유흥가도 모여 있어 일본인들뿐 아니라 관광객들도 많이 찾고 있다.

오오도리 공원에서는 '삿포로 맥주 축제'가 열리고 있었다. 매년 7월중 순-8월중순 약 한 달 동안(올해는 7월 21일부터 8월 16일까지) 운영되는 일본 최대 규모의 비어가든(The Sapporo Beer Garden)은 삿포로 맥주를 중심으로 펼쳐지는 홋카이도 여름축제이다. 약 13,000석의 테이블이 준비되어 있고 자유롭게 맥주를 구매하여 마실 수 있다. 영업시간은 12시부터 오후 9시까지이다.

삿포로역(驛)에서 오오도리 공원으로 향하다 보면 왼쪽에 눈에 뜨이는 건물이 보인다. 구 삿포로농학교(農學校)(현 홋카이도대학교) 연무장으로 '삿포로 시계탑'이 있다. 삿포로농학교(농업학교)는 메이지시대(明治時代, 1868-1912) 초기 1876년에 홋카이도(道) 삿포로시(市)에 위치한 교육기관으로, 일본 최초의 학사학위를 받을 수 있는 교육기관이었다.

삿포로농학교는 홋카이도 개척의 역사와 밀접하게 연결되어 있다. 삿포로의 발전에 따라 규모도 확대되어, 도호쿠제국대학농과대학, 홋타이도제국대학, 홋카이도대학(Hokkaido University)으로 순차적으로 개칭되었다. 홋카이도대학은 2010년 노벨 화학상을 수상한 스즈키 아키라 등의 3명의 노벨상 수상자를 배출했다.

"Boys, be ambitious! 소년이여, 야망을 가져라!" 삿포로농학교 초대 교두(教頭) 클라크(Wiliam Smith Clark, 1826-1886) 박사의 명언이다. 클라크 박사는 미국 매사추세츠 농업대학(현 매사추세츠대학교)의 학장을 지내고, 홋카이도 개척을 위해 삿포로농학교에 초빙돼 초대 교두로서 농학, 식품학, 자연과학을 영어로 가르쳤으며, 선진 기법의 낙농업(酪農業)을 홋카이도에 정착시켰다.

클라크 박사의 동상이 홋카이도대학에 세워져 있으며, 대학에서 발행하는 신용카드에도 클라크 동상이 그려져 있다. 홋카이도대학 인정으로 '삿포로농학교' 상표로 다양한 쿠키(special milk cookies) 등이 판매되고 있어 필자도 구입했다. 홋카이도는 유제품이 발달했으며, 필자는 여행 중에 아이스크림을 즐겨 먹었다.

클라크 박사의 명언 중 가장 많은 사람들에게 알려져 있는 것은 "Boys, be ambitious"이다. 전체 문장은 "Boys, be ambitious!(소년이여, 야망을 가져라) Be ambitious not for money or for selfish achievement(돈을 위해서도 말고, 이기적인 성취를 위해서도 말고) not for that evanescent thing which men call fame(사람들이 명성이라 부르는 덧없는 것을 위해서도 말고) Be ambitious for the attainment of all that a man ought to be."(단지 인간이 갖추어야 할 모든 것을 얻기 위해서 야망을 가져라).

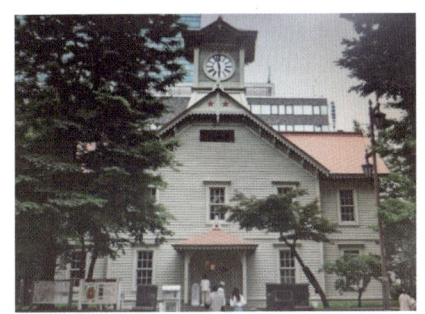

삿포로농학교 시계탑.

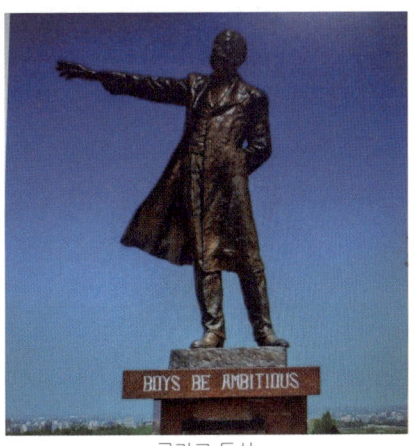

클라크 동상.

'삿포로'라는 지명은 아이누어(Aynu語)의 "삿 포로(Sat poro), 건조하고 넓은 땅"에서 유래했다. 아이누어는 사할린주, 캄차카 지방, 홋카이도의 선주민 아니누 민족의 언어이며, 일본 국회 내에서 공용어로 지정되어 있다. 홋카이도(北海道)에는 아이누어에서 유래한 지명이 많으며, 혼슈(Honshu, 本州) 북부에도 아이누어 유래 지명이 몇 개 남아 있다.

삿포로시는 홋카이도의 정치, 경제의 중심도시이다. 인구(196만명)는 일본에서 다섯 번째로 많고, 면적도 전국의 시 가운데 여덟 번째로 커지만 산림이 많아서 인구 밀도는 정령지정도시(政令指定都市) 중에서 네 번째로 낮다. 도쿄, 오사카, 나고야, 후쿠오카 등 일본의 대도시는 해안을 끼고 발달하는 것이 일반적이지만 삿포로는 내륙도시이다. 홋카이도의 울창한 삼림(森林)은 부러웠다.

삿포로는 1972년 동계 올림픽(Winter Olympic Games) 개최를 계기로 세계적인 관광 도시로 성장하였다. 매년 2월에 오도리 공원과 스스키노를 비롯한 시내 전역에서 열리는 '삿포로 눈축제'는 눈(雪)을 사용해서 세계의 유명한 건물이나 인물 상(像)을 만들어 전시하는 축제로 세계적으로 널리 알려져 있다. 삿포로 기후는 냉대습윤 기후에 속하며, 여름과 겨울의 기온차가 크고, 밤낮의 일교차가 심하다. 겨울에는 적설량이 많으며, 오후 4시에 해가 저문다. (계속)

<青松 건강칼럼 2023. 8. 3.>

北海道 가족여행 2 _ 홋카이도의 여름

홋카이도(北海道)는 일본 열도(列島)를 이루는 4개 주요 섬〈혼슈(本州), 홋카이도(北海道), 시코쿠(四國), 규슈(九州)〉가운데 하나로서 일본 북단에 있는 큰 섬이다. 북해도는 지방에 있는 도(道)이며, 도청 소재지는 삿포로시(市)이다. 북위(北緯) 41도-45도 사이에 위치한 홋카이도 면적은 우리나라 면적(100,410km2)의 약 80%에 달한다. 한편 인구는 일본 전체 인구의 4% 정도인 약 520만명에 불과해, 인구밀도(61.3명/km^2)가 낮다.

지역의 기후를 결정하는 중요한 요소인 위도(緯度)는 서울은 북위 37도이며, 삿포로는 북위 43도이므로 위도가 6도가 차이가 난다. 대략 30도에서 60도 사이를 '중위도'라고 하며 저위도와 고위도의 중간이다. 중위도에서는 사계절의 변화가 나타난다. 홋카이도의 여름은 강렬하지만, 대개 6월부터 8월까지를 여행하기 좋은 시즌으로 본다. 필자가 홋카이도를 찾은 4일(7월26-29일)동안 낮 최고기온이 30도를 넘는 무더위가 계속되었다.

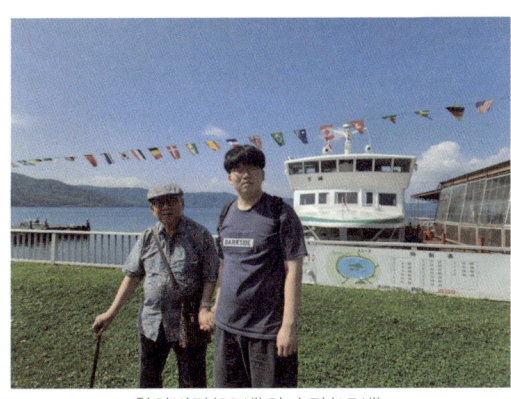
할아버지(83세)와 손자(17세).

홋카이도 지형은 대규모의 산지, 화산, 평야가 펼쳐져 있다. 낙농업(酪農業)이 발달했고, 기계농업이 대부분이다. 일본 해구(海溝, trench)를 마주보는 동부를 제외한 홋카이도 대부분은 일본 내에선 그나마 지진(地震, earthquake)의 영향을 덜 받는다. 겨울이 되면 오호츠크해(Sea of Okhotsk)의 습기를 머금은 해풍이 부는 까닭에 눈이 많이 내리며, 세계에서 눈이 가장 많이 내리는 다설지(多雪地) 중 하나로 꼽힌다.

일본에서 홋카이도는 이미지가 압도적으로 좋은 지역으로 13년 연속 가장 매력적인 지역 1위로 선정되었다. 또한 음식이 맛있는 지역 1위, 관광 가고 싶은 지역 1위, 주민 성격이 좋아 보이는 지역 1위 등 거의 모든 선호도 랭킹에서 일본 최고를 자랑하고 있다. 북해도는 우리나라에서도 이미지가 좋으며, 이국적이고 낭만적인 일본 여행지로 많이 꼽히는 인기 해외여행지 중 하나다.

일본 홋카이도(北海道)에 7월 26일(수) 오후에 도착하여, 첫날밤은 삿포로 시내 호텔(Ibis Styles Sapporo Hotel)에서 보냈다. 7월 27-28일 이틀은 온천(溫泉)이 있는 시골로 가서 온천욕을 즐겼다. 27일(목요일) 호텔에서 아침에 뷔페를 먹은 후 버스를 타고 오타루(Otaru)로 향했다. 약 30분 후에 '감성천국' 오타루에 도착하여 1899년에 창업한 '다나카 주조공장'을 방문했다. 홋카이도의 쌀과 덴구산의 눈이 녹아내린 물을 이용해 술을 제조하고 있다.

오타루 관광의 하이라이트는 '오타루 운하(Otaru Canal)'이다. 1923년에 완성된 오타루 운하(運河)는 화물을 수송하는 역할을 했다. 과거에 홋카이도 경제의 중심으로서 발전한 항구도시 오타루는 바다에서 배를 이용하여 화물을 싣고 내렸기에 작업 효율성을 높이기 위해 오타루 운하를 조성하였다. 현재는 운하를 따라 카페, 레스토랑, 상점, 박물관 등이 있어 산책과 함께 기념품을 구입할 수 있다.

'오타루 오르골당(Otaru Orgel)'은 아름다운 음악소리가 가득 차 있는 일본 최대 규모의 오르골(Orgel=Music box) 전시장이다. 3만여 점이나 되는 세계 각국의 다양한 오르골을 한자리에 모아 놓고 판매를 한다. 1912년부터 지금까지 그 역사를 이어온 오르골당의 내부는 문을 열고 들어가는 순간 예쁜 오르골 소리가 사방에서 들려온다. 아기자기한 오르골 디자인과 소리도 예쁘지만, 벽돌과 나무로 지어진 내무 인테리어도 고풍스럽다. 필자는 오르골(시계) 한 개를 5천엔에 구입했다.

오타루의 특산품 중에는 유리제품이 있다. 유리공예를 대표하는 기타이치가라스 공방을 시작으로 유리공방들이 늘어선 기타이치 가라스 공방거리(Kitaichi glass workshop road)가 있다. 유리공방 거리는 유명 영화에도 등장했다. 공방에서 유리와 크리스털(crystal)로 만들어지는 보석처럼 아름다운 유리 제품이 다양하다. 작은 조각부터 유리잔, 접시 등 일본 특유의 아기자기한 공예품을 구입할 수 있다.

27일은 일본 전국에서 손꼽히는 온천마을이자 홋카이도 3대 온천 중 하나로 유명한 노보리베츠 온천 휴양지에 위치한 석수정 온천호텔(Noboribetsu Sekisuite)에서 숙박했으며 료칸 스타일 호텔이다. 대자연의 파노라마를 여유롭게 만끽할 수 있는 온천욕 체험과 맛깔스럽고 세련된 호텔 뷔페식을 제공했다.

노보리베츠 지옥계곡(jigokudani)은 연기가 끊임없이 뿜어져 나오는 계곡으로 지옥(地獄)이 있다면 마치 이곳과 비슷할 것이라고 해서 지어진 이름이다. 아직도 활발하게 움직이는 활화산(活火山) '카사야마산'의 분화구로, 넓은 화산지대에서 쉼 없이 뿜어져 나오는 하얀 연기는 신비로운 분위기를 연출한다. 적갈색과 황토색으로 뒤덮인 계곡을 구경하다 보면 독특한

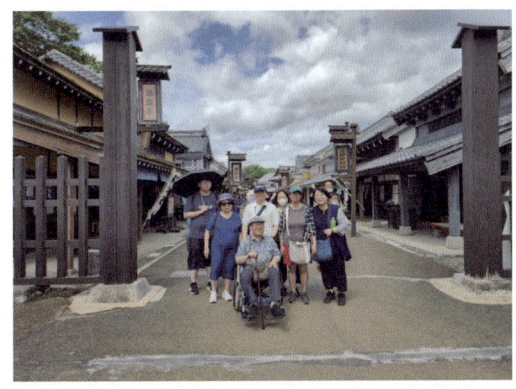

가족사진(오오도리 공원)

유황(硫黃) 냄새도 맡을 수 있다. 이 계곡은 유명한 온천 마을 '노보리베츠'의 상징과도 같으며, 계곡 주변으로 15분 정도 소요되는 산책코스도 있다.

일본은 화산국(火山國)이기 때문에 홋카이도에서 오키나와(Okinawa)까지 전국에 걸쳐 3100개소가 넘는 온천이 분포되어 있다. 온천은 질병을 치유하는 데 효능이 있는 것으로 알려져, 일본은 에도시대(江戶時代, 1603-1867)부터 온천은 농한기의 농민들이 농작업에 의한 부상이나 피로를 치유하는 데 이용되었고, 그들이 장기적으로 체재하는 시설이 온천지역으로 정비되었다. 온천욕은 아침식사 전에 그리고 저녁식사 후에 하루에 2번하는 것이 좋다.

온천욕(溫泉浴)할 때 지켜야 할 규칙은 ▲몸을 깨끗하게 씻고 들어가며, 때를 밀면 안 된다, ▲수건 등을 탕 안에 넣으면 안 된다, ▲천천히 몸을 담그고, 15분 정도 몸을 담근 후 탕에서 나온다. 온천은 부상 치유 효과가 뛰어나 원숭이, 사슴, 학 같은 동물들이 다쳤을 때 온천욕을 했다고 전해진다. 지고쿠다니 야생 원숭이공원에서는 지금도 원숭이가 온천욕을 하는 모습을 볼 수 있다.

하루 1만톤의 온천 용출량을 자랑하는 노보리베츠(Noboribetsu) 온천에는 무려 아홉 가지의 온천 성분이 있다. 즉 유황천, 명반천, 식염천, 철천, 산성철천, 망초천, 녹반천, 중조천, 라듐천 등이다. 하나의 온천지에서 이렇게 다양한 온천을 경험할 수 있는 건 세계적으로도 드문 일이다. 노보리베츠 온천에서 가장 일반적인 온천 성분인 유황천(硫黃泉)은 노폐물을 배출하는 디톡스(detox) 효과, 기미 등의 원인이 되는 멜라닌(melanin) 배출 효과가 있다.

7월 28일(금) 오전에는 일본의 전국시대 말기에서 에도시대 초기에 걸친 문화와 역사 등을 체험할 수 있는 테마파크인 〈노보리베츠 디테 지다이무라〉를 방문했다. 이곳에서 쇼 관람, 쇼핑, 그리고 닌자 표창 던지기 등 다양한 놀이를 즐길 수 있다. 또한 레스토랑에서 다양한 일본 음식을 맛 볼 수 있다.

테마파크 거리를 걷다 보면 마치 에도시대에 있는 듯한 착각이 든다. 필자는 옛 일본의 분위기를 느낄 수 있는 거리를 배경으로 인증샷(認證shot)을 찍었다.

이곳 닌자 가스미 저택(Kasumi Ninja House)에서 '닌자 쇼'를 그리고 일본 전통문화극장에서 '오이란 쇼'를 관람했다. '닌자 쇼'는 계략으로 가득한 닌자 저택에서 서로 다른 닌자들 간에 벌어지는 투쟁을 그렸다. 닌자(忍者)란 가마쿠라시대부터 에도시대까지 존재하여 활동하였던 일본의 특수 전투 집단을 말한다. 이들의 임무는 첩보, 파괴, 침투, 음모, 암살 등이다. 이들이 사용하는 전술은 일본뿐만 아니라 세계적으로도 잘 알려져 있다.

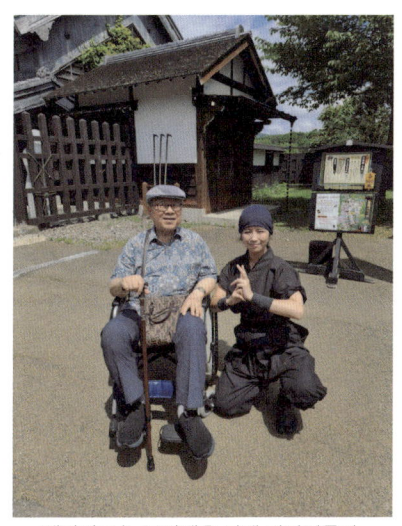
테마파크(노보리베츠 디테 지다이무라

'오이란 쇼'는 호화찬란한 에도시대의 오다이진 놀이를 관객 참여형 공연으로 선보였다. 오이란(花魁)은 일본 에도시대의 유녀(遊女)중에서 높은 지위에 있는 자를 부르는 호칭이다. '오다이진 놀이'에 한국인 남성 관광객이 즉흥적으로 '쇼군(통치자)'로 출연하여 일본 여배우들과 호흡을 맞추어 큰 박수를 받았다. 쇼가 끝나면 관객들은 입장할 때 받은 종이에 돈(주로 동전 10엔 이상)을 싸서 무대 위로 던진다.

점심은 노보리베츠 다테 지다이무리에 왔다면 꼭 맛봐야 할 음식인 '도리무시 우동(닭찜 우동)'을 먹었다. 이 현지식은 우리가 일반적으로 아는 육수에 담아서 먹는 면이 아닌 '찐 우동'이다. 나무로 만든 직사각형의 찜통에 닭고기, 채소, 우동면을 넣고 쪄낸다. 뚜껑을 열면 연기가 폴폴 풍기며 먹음직스럽게 익은 음식이 나타난다. 고기나 채소, 면을 집은 다음 특제 소스에 찍어 먹으면 담백한 맛이 일품이다.

식사 후 버스로 약 1시간 걸려 도야(Toya)에 도착하여 푸르게 일렁이는 도야호수에서 유람선을 약 50분간 탔다. 도야호수는 일본에서 아홉 번째로 큰 호수로 둘레가 약 43km로 굉장히 넓

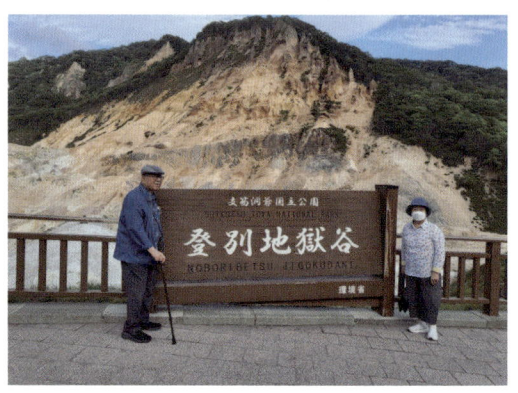

노보리베츠 지옥계곡.

은 편이다. 화산 폭발로 만들어진 평평한 지형에 물이 고여서 만들어진 칼데라(큰 솥) 호수(caldera lake)이다. 도야호수의 풍경은 홋카이도 3대 경관 중 하나로 손꼽힐 정도로 아름답다.

아직도 살아 숨 쉬고 있는 활화산 쇼와신잔(昭和新山)은 1943년 12월, 우수산의 화산 활동으로 인해 생긴 화산이다. 근처에 가면 뿌연 분연과 매캐한 유황 냄새가 난다. 사이로 전망대(Sairo Views)에서 도야호수의 광활한 풍경을 한눈에 담을 수 있다. 푸른 호수 너머로 보이는 우스산과 쇼와신잔의 능선과 탁 트인 시야는 가슴속까지 시원해진다. '나카야마 고개'에서 홋카이도의 작은 후지산이라는 별명을 가진 요체이산을 볼 수 있다. 이곳의 인기 간식은 야게이모(튀긴감자)이다.

홋카이도 여정의 마지막 밤은 유서 깊은 죠잔케이 온천마을에 위치한 료칸풍 온천호텔에서 보냈다. 여유로운 공간의 온천 대욕장에서 그리고 일본식 정원 분위기의 노천탕에서 여행의 피로를 풀었다. 이 호텔의 특징은 세면대, 화장실, 욕실이 분리되어 3인이 동시에 사용할 수 있다. 필자가 지난 1992년 여름 캐나다 청소년정책연구를 위한 1주일 공무출장 후 일본청소년연구소를 2일간 방문했다. 당시 UNICEF 동료(일본인)가 자신의 아파트를 빌려주었다. 이 아파트의 화장실 구조가 3인이 동시에 사용할 수 있는 구조

였다.

　7월 29일(토) 아침 식사 후 죠진케이에서 삿포로로 이동했다. 공항으로 가기 전에 약 1시간 동안 자유시간이 있어 필자는 아내와 함께 삿포로 시내 백화점에 들러 쇼핑을 했다. 홋카이도 여행에서 가장 인상에 남은 조형물은 1876년 개교한 삿포로농학교(Sapporo Agricultural College, 현 북해도대학) 초대 교두(敎頭) 클라크(Wiliam Smith Clark, 1826-1886) 박사의 업적을 기리기 위해 세운 동상과 흉상이다.

　클라크 박사는 미국 매사추세츠 농업대학(현 매사추세츠대학교)의 학장을 지내고, 홋카이도 개척을 위해 삿포로농학교에 초빙돼 초대 교두로서 농학, 식품학, 자연과학을 영어로 가르쳤으며, 선진 기법의 낙농업(酪農業)을 홋카이도에 정착시켰다. "Boys, be ambitious! 젊은이여, 야망을 가져라!" 삿포로농학교(農學校) 클라크 박사의 명언(名言)이다.

　클라크 박사 흉상(胸像)은 1926년 북해도대학 개교 50주년을 기념해 세워진 이후 일본 전역에서 몰려온 인파로 대학교 강의에 지장이 생긴 적도 있었다고 한다. 한편 클라크 박사 동상(銅像)은 1976년 클라크 박사 방문 100주년, 미국 건국 200주년을 기념해 삿포로 히츠지가오카 전망대가 있는 목초지에 세웠다. 클라크 박사는 홋카이도는 물론 일본 전체가 존경하는 인물이다.

　점심(현지식, 돼지고기 덮밥) 식사 후 삿포로에서 버스로 약 1시간 후에 신치토세 국제공항에 도착했다. 오후 4시 제주항공(7C1901)편으로 출발하여 저녁 7시 10분경에 인천공항에 도착했다. 공항철도편으로 우리집 인근 DMC역까지 약 50분이 걸렸다. 가족 모두 건강한 몸으로 3박4일 동안 즐겁고 유익한 홋카이도 여행을 마쳤다.

<박명윤 칼럼 2023. 8. 7.>

1박2일 가족여행 1 _ 통도사

2월22일(토요일) 오전 7시50분 KTX편으로 서울역을 출발하여, 23일(일요일) 오후 7시14분 서울역에 도착한 1박2일 가족여행을 다녀왔다. 울산 통도사역에 도착하여 9인승 렌트카를 이용하여 여러 관광지를 다녔으며, 숙소는 회원권을 이용하여 부산 해운대 해변에 위치한 32층 한화리조트(Hanwha Resorts)에서 콘도(condominium) 2개를 사용하고 36만원을 지불했다. 주말에 숙박객들이 많았다.

오전 10시5분경에 울산역에 도착하여 먼저 영축총림 통도사(通度寺)를 찾았다. 통도사(Tongdosa Temple)은 해발 1,081m의 영축산(靈鷲山) 남쪽 기슭에 자리 잡고 있는 신라 선덕여왕 15년(464년)에 창건된 천년고찰(千年古刹)이다. 우리나라 천년고찰로 경남 양산 통도사, 경북 영주 부석사, 충북 보은 법주사, 전남 해남 대흥사, 경북 안동 봉정사, 충남 공주 마곡사, 전남 순천 선암사 등을 꼽는다.

통도사는 삼보사찰 중 불

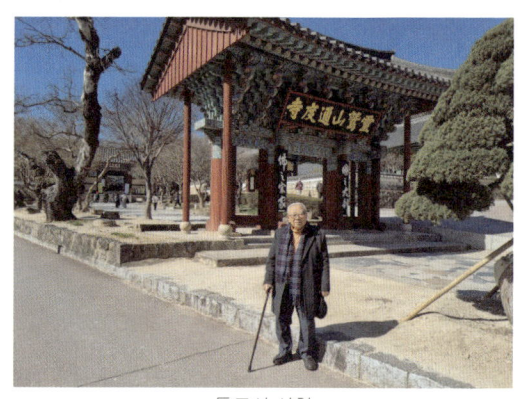

통도사 사찰

보사찰이다. 석가모니 부처님의 진신사리와 가사를 금강계단에 봉안하고 있기 때문에 대웅전(大雄殿)에 따로 불상을 모시고 있지 않다. 통도사의 상징인 금강계단은 일주문, 천왕문, 불이문의 세 문을 통과하면 만나게 된다. 목조건물인 대웅전은 임진왜란 때 불탄 것을 1645년에 중건하여 오늘에 이르고 있다. 대웅전 바로 뒤쪽에 통도사의 중심이 되는 금강계단 불사리탑(佛舍利塔, 부처님 정골사리 봉안)이 있다.

통도사는 한국의 산지승원(山地僧院)이라는 이름으로 2018년 6월 30일 유네스코 세계문화유산에 등재되었다. 또한 유명한 '통도사 홍매화(紅梅花)'는 대개 2월 중순경에 개화하는데 날씨에 따라 변한다. 올해는 입춘 후에도 추운 날씨가 계속되어 우리 가족이 통도사에 갔을 때는 매화 꽃봉우리만 있고 꽃은 피지 않아 아쉬웠다.

통도사를 두루 둘러보고 점심은 '언양 불고기'를 먹었다. 언양읍(彦陽邑)은 울산광역시 울주군에 속해있다. 언양 불고기는 국물이 없는 구운 불고기 형태이다. 경부고속도로 건설 당시 언양 근방에 파견되었던 건설노동자들이 맛보고는 전국적으로 유명해졌다. 기존의 불고기처럼 양념에 장시간 재워서 먹지 않고, 양면석쇠 사이에 다지듯이 칼집을 내어 양념한 고기를 넣고 숯불에다 뒤집어가며 바짝 구워내며, 조리가 끝난 상태로 식탁에 올라와 그냥 집거나 떠먹는다. 한우 언양불고기 1인분(180g) 24,000원이다.

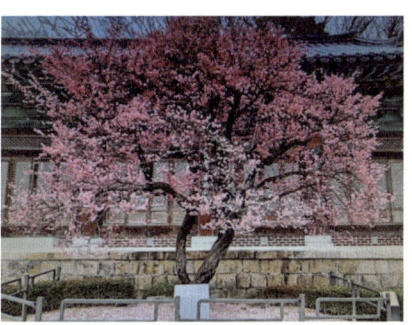

통도사 홍매화

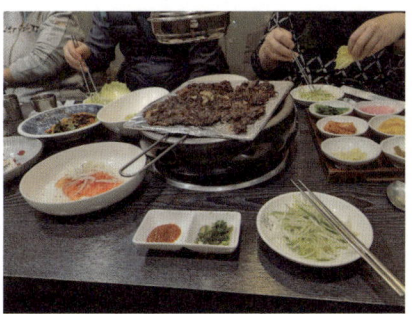

언양 불고기.

<박명윤 칼럼 2025. 2. 24.>

1박2일 가족여행 2 _ 범어사

토요일 오후 늦게 해운대 블루라인(Haeundae Blueline)이 운영하는 스카이캡슐에 탑승하여 해운대 바다와 아름다운 일몰(日沒, sunset)을 감상했다. 1935년에 개통한 동해남부선 옛철길 부지에 조성되어 있는 관

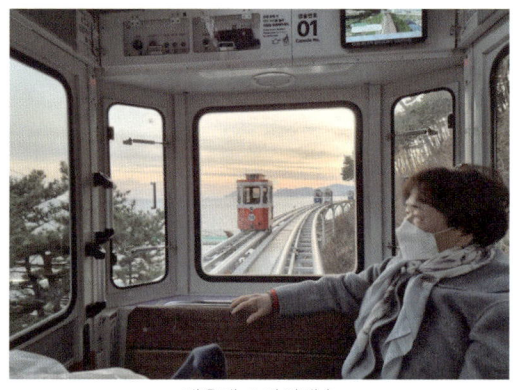

해운대 스카이캡슐.

광용 궤도에 '해변열차'는 2020년 10월에 '스카이캡슐'은 2021년 2월에 각각 개통되어 운영 중이다. 한 달에 약 20만명 이상 이용하는 부산의 대표적 관광지이다.

옛 미포철길에 1층 레일은 트램(tram, 路面電車)인 '해운대 해변열자'가 그리고 2층 레일은 소형 모노레일(monorail, 單軌道) 탑승물인 '스카이캡슐'이 운행중이다. 소요시간(편도)은 약 30분 정도이며 요금은 해변열차(1인) 8,000원이며, 스카이캡슐 편도(2인) 탑승권은 40,000원이다. 스카이캡슐은 4인승이지만 대부분 연인(戀人) 2인이 탑승하며, 우리가족은 2대에 나누어 탑승했다.

토요일 저녁식사는 50년 전통의 '금수복집'에서 밀복 세트(밀복국, 밀복튀김, 복회무침)와 미쉐린 세트(까치복국, 삼색복육회) 그리고 복까스와 돈복군만두를 맛있게 먹고 222,000원을 지불했다. 복국을 맛있게 먹는 방법은 1)복국 양념장(다데기)을 검지 한마디만큼 넣는다, 2)복국에 식초 1스푼, 3)초고추장에 복어살과 콩나물, 미나리를 함께 와사비 간장에 찍어 먹는다, 4)복국에 초고추장을 조금 넣고 밥을 말아서 먹는다.

　콘도 창문을 통하여 아름다운 해운대 야경을 감상하면서 아내와 함께 맥주를 한 잔 마셨다. 매주 토요일 11시에 방송하는 '동치미'를 시청하고 취침했다. 일요일 아침은 배달음식으로 전복죽을 먹었다. 주일예배는 우리 부부가 출석하는 연세대학교회는 11시에 하고, 사위 가족이 출석하는 내수동교회는 오전 9시에 주일예배(1부)하므로 9시에 함께 주일예배를 온라인(online church)으로 드렸다. 박지웅 내수동교회 담임목사의 설교를 경청했다.

　오전 11시 한화리조트에서 나와 부산광역시 금정구 소재 범어사로 향했다. 범어사(梵魚寺)는 합천 해인사(海印寺), 양산 통도사(通度寺)와 더불어 영남의 3대 사찰로 불린다. 금정산 동쪽 기슭에 위치한 사찰로 대한불교조계종 제14교구 본사이다. 신라 문무왕 18년(678년)에 의상대사가 해동의 화엄십찰(華嚴十刹) 중 하나로 창건하였다. 많은 고승(高僧)을 배출한 사찰로 꼽힌다.

　전국 사찰 중에서 유일하게 국보 삼국유사(三國遺事)를 소장하고 있으며, 가장 오래된 판본 중 하나로 권4의 5편에 들어 있는 의상전교(義湘傳敎)에는 의상대사가 열 곳의 절에 교를 전하게 해 화엄십찰을 창건하는 내용이 나오고, 이 가운데 금정지범어(金井之梵魚) 즉 금정산 범어사가 들어있음이 언급되어 있다. 또한 신증동국여승람에는 금빛 나는 물고기가 하늘에서 내려와 우물에서 놀았다고 해서 산 이름이 금정산이고, 그곳에 사찰을 지어 범어사를 건립했다고 기록하고 있다.

　범어사는 화엄경(華嚴經)의 이상향인 맑고 청정하여 서로 돕고 이해하고 행복이 충만한 아름다운 삶을 지상에 실현하고자 설립된 사찰로 역사적으로 많은 고승대덕을 길러내고 선승을 배출한 수행사찰로 오랜 전통과 많은 문화재가 있는 곳이다. 1950년대 동산스님이 불교정화운동을 주도하였고, 이후 한국근대불교를

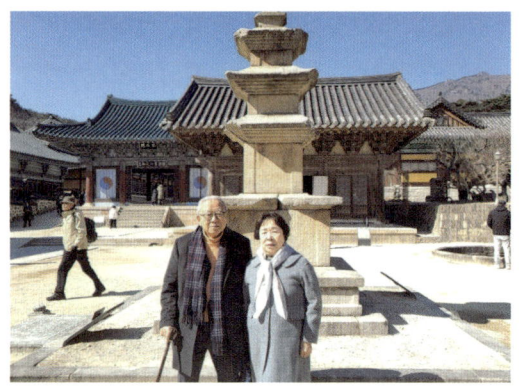

범어사 방문.

이끌었다. 2019년 선문화교육관과 전국사찰 최대 규모의 범어사 성보박물관의 대작불사를 2021년에 완료하였다.

사찰의 불이문(不二門)은 산문(山門)과 일주문(一柱門), 천왕문(天王門)을 거쳐 대웅전으로 들어가는 마지막 문이다. 불이(不二)란 모든 것이 평등하고 차별이 없음을 말한다. 불이문은 이러한 불이법문(不二法門)을 상징하는 것이다. 세속의 모든 번뇌를 벗어난다는 뜻에서 해탈문(解脫門)이라고도 한다.

범어사 방문을 마치고 토요일 저녁에 먹지 못한 생선회를 일요일 점심에 먹었다. 금정구 두실로에 위치한 '수평선 자연산 횟집'에서 활어회를 푸짐하게 먹었다. 식사 후 인근 카페에서 달콤한 아이스크림과 케익을 먹고 울산통도사역으로 갔다. 이틀 동안 사용한 렌트카를 반환하고 오후 4시52분 KTX에 탑승하여 저녁 7시14분 서울역에 도착하여 귀가했다.

우리가족은 그동안 여러 차례 국내외여행을 했지만, 이번 주말여행은 1박2일 짧은 기간이지만 가족이 함께 즐거운 시간을 가졌다. 여행일정과 예약을 담당한 둘째 딸과 이틀간 복잡한 부산도심과 고속도로를 운전한 사위가 많은 수고를 했다. 우리부부는 여행경비 200만원을 지원했다.

<박명윤 칼럼 2025. 2. 25.>

2부 운동합시다

운동합시다

유산소운동과 무산소운동

Come September

운동과 수명

운동 효율

근육감소증

슬로조깅

80세 마라토너

75세 보디빌더

운동합시다

스포츠기본법(법률 제18380호, 2021.8.10. 제정)에 따라 매년 4월 마지막 주가 '스포츠주간'이다. 스포츠기본법의 목적은 스포츠에 관한 국민의 권리와 국가 및 지방자치단체의 책임을 정하고 스포츠 정책의 방향과 그 추진에 필요한 기본적인 사항을 규정함으로써 스포츠의 가치와 위상을 높여 모든 국민이 건강하고 행복한 삶을 영위하고 나아가 국가사회의 발전과 사회통합을 도모하는 것이다. 여러분은 올해 스포츠주간에 어떤 스포츠 활동을 할 예정이신가요?

우리 몸이 '제발 운동하라'고 보내는 신호가 있다. 즉, ▲조금만 움직여도 숨이 차다, ▲자도 자도 피곤하다, ▲기분이 늘 우울하다, ▲아무리 피곤해도 잠이 안 온다, ▲기억력이 떨어진다 등 다섯 가지 중에서 3개 이상이면 당장 운동을 시작해야 할 때다.

계단을 조금 올랐을 뿐인데 '헉헉'대며 숨이 찬다면 체력이 급격히 떨어지고 있다는 증거다. 30세 이후로는 매년 근육량이 줄어들기 때문에 평소 근력 운동을 해야 한다. 자도 자도 피곤하면 몸 안의 신진대사가 느려지고 있다는 신호이므로 최대한 움직이려고 노력해야 한다.

현대인들이 우울한 이유 중 하나는 운동 부족이다. 규칙적인 운동을 하면 뇌에서 도파민(dopamine), 엔도르핀(endorphin)이 분비되어 의욕적인 마음과 행복감을 생성한다. 운동을 안 하면 불면증(不眠症)이 찾아올 수 있으므로 규칙적인 운동을 해야 한다. 꾸준히 운동을 하면 뇌 자극이 원활히 이루어져 기억력을 담당하는 해마(hippocampus) 부위가 확장된다.

봄(春)은 실외에서 운동하기 좋은 계절이다. 기상학(氣象學)에서는 기온 변화에 따라 계절을 구분한다. 우리나라 기상청(氣象廳)은 9일 동안 일 평균 기온이 섭씨 5도이상 올라간 후, 다시 떨어지지 않을 때, 그 첫 번째 날을 봄의 시작일로 정의한다. 천문학(天文學)에서는 춘분점(또는 春分, 3월 20일 경)에서 하지점(또는 夏至, 6월 21일 경)까지를 말한다. 봄을 세분화하여 초봄, 봄, 늦봄으로 나누기도 한다.

윤동주(尹東柱, 1917-1945)가 일본 릿쿄대학(立敎大學) 유학 시절인 1942년에 서울에 있는 연희전문학교(延禧專門學校) 동창 강처중에게 편지와 함께 다섯 편의 시를 적어 보냈다. 그중 한 편이 시 '봄'이다. "봄이 혈관 속에 시내처럼 흘러 돌, 돌, 시내 가차운 언덕에 개나리, 진달래, 노오란 배추꽃,/ 삼동을 참아온 나는 풀포기처럼 피어난다./ 즐거운 종달새야 어느 이랑에서나 즐거웁게 솟쳐라./ 푸르른 하늘은 아른, 아른, 높기도 한데……" 요즘 봄이 점점 짧아지고 있다. 짧아질수록 귀한 봄의 감각을 온몸으로 끌어안고 활동해야 한다.

4월은 러닝(running, 달리기)하기 최고의 계절이다. 4월이 되면 따뜻한 봄바람이 불고 집밖 세상 풍경이 다양한 색을 입어가는 계절이다. 달리기는 특별한 운동 기구가 없어도 누구나 시작할 수 있는 운동이다. 밖으로 나가 달리면 공기부터 상쾌하다. 러너(runner, 달리는 사람)들에게 가을(秋)은 뜨거운 여름을 견뎌낸 뒤 몸 컨디션이 달라지는 시기로 봄과는 또 다른 의미가 있다.

인간을 비롯한 많은 동물이 이동 속도를 올리기 위해 체득한 기술이 '달리기'다. 인간은 직립보행(直立步行)을 하기에 달릴 때 바람의 저항을 많이 받는다. 그러나 다른 동물보다 더 오래 달릴 수 있다. 이유는 인간이 전신에서 흘리는 땀은 인체가 과열되는 것을 매우 효과적으로 방지하므로 체온상승 문제를 효율적으로 해결한다. 또한 사람의 머리가 오래 달리기 위해 커졌다는 이론도 있다.

달리기를 꾸준히 하면 심장을 튼튼하게 하고, 면역력을 높이며, 근력도 키울 수 있다. 달리기를 시작하기로 했다면 '천천히 오래 달릴 것인가, 빠르게 짧은 거리를 달릴 것인가'를 결정해야 한다. 두 가지 모두 달린다는 점은 같지만, 운동 목표에 따라 어느 쪽이 적합한지 따져봐야 한다. 빨리 달리기와 오래 달리기가 가진 각각의 장단점을 이해하고 결정해야 한다. 그리고 자신의 기본 체력 수준이나 건강 상태에 따라 어떻게 달릴 것인지 선택해야 한다.

천천히 오래 달리기의 장점은 지구력 향상, 짧은 회복 시간 그리고 초보자에게 적합하다. 지구력(持久力)이란 우리 몸이 일정 시간 동안 신체활동을 유지할 수 있는 능력을 말하며, 지구력에는 두 가지가 있다. 하나는 심혈관 또는 유산소 지구력으로 심장과 폐가 몸에 산소를 얼마나 잘 공급하는지를 말하며, 다른 하나인 근지구력은 근육이 저항에 맞서 얼마나 오랫동안 반복적으로 수축할 수 있는지를 뜻한다.

미국 펜실베이니아대(University of Pennsylvania) 의과대학 존 바수데반 교수(재활의학)는 "지구력을 키우는 가장 좋은 방법은 긴 시간 동안 장거리를 달리는 것"이라며 "천천히 오래 달리면 심장이 튼튼해지고 폐의 용량이 증가한다"고 설명했다. 스포츠의학 전문가인 토드 맥그래스 박사도 "느린 속도로 오래 달리면 근지구력도 더 발달한다"고 말했다. 오래 달리되 너무 힘들지 않게 달리며 점차 거리를 늘려가는 것이 중요하다.

우리 몸은 휴식을 취해야 근육이 회복하고 성장할 수 있기 때문에 운동 중간에 휴식을 취해야 한다. 천천히 오래 달리기는 몸에 부담이 덜 가고 전반적으로 가해지는 충격이 적기 때문에 회복에 필요한 시간이 짧아 꾸준히 운동을 이어갈 수 있다. 달리기를 처음 시작하는 초보자에게 천천히 오래 달리는 방법이 좋은 이유는 안전한 편이고 통증이나 부상을 입을 가능성도 적기 때문이다.

천천히 오래 달리기의 단점은 시간이 많이 걸리고, 인내심과 의지가 필요하다. 또한 달리기에 들이는 시간이 길수록 근육, 인대, 힘줄, 관절에 반복적인 힘이 가해지는 시간도 길어진다. 이에 염좌(捻挫), 무릎 손상, 족저근막염(plantar fasciitis), 피로골절, 정강이뼈 통증 등 부상을 입기 쉽다. 오래 달리기는 빠른 속도로 달리는 것보다 근육을 키우는 효과는 적다.

한편 짧은 시간에 빠르게 달리기의 장점은 시간과 효율성 측면에서 좋은 운동 방법이다. 빨리 달리기는 심혈관 건강을 증진하고 근력을 향상시킨다. 빨리 달리기는 무산소 운동이므로 산소를 사용하지 않고 체내 포도당을 사용한다. 느린 속도로 오랜 시간 달릴 때에 비해 전반적으로 훨씬 더 많은 근육을 사용한다.

빨리 달릴 때는 빠른 움직임을 돕는 속근섬유(fast-twitch muscle fiber)를 사용한다. 빨리 달리기는 힘과 근력을 키우며, 달리기 효율을 높인다. 근력이 좋아지면 근육량도 늘 수 있다. 빠르게 달리며 근육에 스트레스를 주면 전체적으로 근력을 키울 수 있고 근육도 커지는 경우가 많다. 빨리 달리기는 칼로리 소모에도 더 큰 효과가 있다. 근육은 시간당 더 많은 칼로리를 소모한다.

빨리 달리기의 단점은 회복에 더 오랜 시간이 걸린다. 강도 높은 운동을 하면, 통증이 생기거나 다음날 같은 운동을 반복하는 데 더 어려움을 겪을 가능성이 높다. 회복 시간이 길어지면 운동을 꾸준히 유지하기가 더 어려워진다. 초보자인 경우 곧바로 빨리 달리면 근육에 무리를 주고 햄스트링(hamstring, 허벅지뒤근육) 손상, 발목 삠, 건염(腱炎)과 같은 부상을 입을 수 있다.

최근 외신에 따르면, 60대 후반의 나이에도 탄탄한 근육질 몸매를 자랑하는 미국 여성 사연이 화제가 되고 있다. 마알린 플라워스(68)는 10년 전부터 체력이 떨어지기 시작했다. 플라워스는 "농장에 살며 말을 키우느라 여러 언덕이 있는 땅을 관리해야 했다"며 "어느 순간부터 언덕을 오르고 내리는 게 힘들어졌다"고 말했다. 당시 나이는 58세였다.

플라워스는 아들의 추천으로 에어로빅을 배웠다. 그는 "에어로빅을 배우다 보니까 다른 어려운 운동도 해보고 싶었고 근력 운동에 빠지게 됐다"고 말했다. 운동을 시작한 지 10년 된 플라워스는 여러 보디빌딩 대회에 출전해 우승했다. 그는 "병원에서는 내가 10년 전에 운동을 시작하지 않았으면 진작 몸 어딘가가 고장 났을 거라고 한다"고 말했다. 플라워스는 "사람들은 내 나이를 알게 되면 보디빌딩으 하기엔 나이가 너무 많지 않냐고 하는데 이 세상에 '시작하기 늦은 것'은 하나도 없다"고 했다.

에어로빅(Aerobic)은 '산소와 함께' 또는 '산소를 이용하는'이라는 뜻에서 유래한 용어로, 신나는 음악에 맞춰 춤을 추듯이 동작을 반복하는 유산소 운동이다. 댄스 형식의 에어로빅은 케네스 쿠퍼(Kenneth Cooper)의 에어로빅 이론(1960)을 기초로 하여 재키 소렌슨(Jacki Sorensen)이 개발했다. 우리나라에는 1975년에 들어왔으며, 1980년대에 널리 확산되었다. 한국에어로빅협회(Korea Aerobic Federation)가 있으며, 국제체조연맹(FIG)이 주최하는 세계체조선수권대회의 5개 종목 중 하나가 '에어로빅'이다.

이 운동은 남녀노소 누구나 쉽게 참여할 수 있고, 특히 고령층에게도 적합한 운동으로 알려져 있다. 에어로빅은 단체로 진행되는 경우가 많아, 운동을 하면서 자연스럽게 다른 사람들과 교류할 수 있고, 대인관계 유지에도 큰 도움이 된다. 복장은 움직이기 최대한 편한 옷을 착용한다. 남성은 기계체조 복장과 동일하며, 여성은 레오타드(Leotard, 상의와 팬티 부분이 결합된 의복)와 유광 타이츠(Tights)를 입는다.

미국의 한 연구에서는 고령층이 에어로빅에 참여하면서 신체적 건강뿐만 아니라 정신적 건강, 특히 사회적 유대감이 강화되었다는 결과를 얻었다.

이는 에어로빅이 단순한 신체 운동을 넘어 사회적 활동으로서의 가치를 지닌다는 것을 보여준다. 에어로빅은 체중과 운동 강도에 따라 칼로리 소모량이 달라지는데, 일반적으로 체중 50kg 기준으로 1시간에 최소 315Kcal를 소모할 수 있다. 운동 강도와 숙련도에 따라 1시간에 최대 530Kcal까지 소모할 수 있다.

운동 효과를 배가해 주는 건 단백질(蛋白質) 섭취다. 체중 1kg 당 1-2g의 단백질을 먹으면 좋다. 사람은 40세가 넘으면 1년에 1%씩 근육이 빠진다. 60세가 넘으면 한 해 2-3%씩 근육이 사라진다. 근육이 사라지는 걸 막으려면 근력 운동과 단백질 섭취가 필수다. 사람은 다리가 먼저 늙는다. 무병장수(無病長壽)를 위하여 매일 걷고 자신이 좋아하는 운동을 규칙적으로 해야 한다.

<青松 건강칼럼 2025. 4. 14.>

Come September

    매년 9월 첫째날이 되면 국내 FM 방송국에서 들려주는 음악이 있다. 빌리본(Billy Vaughn) 악단이 연주하는 'Come September'이다. 빌리본 악단은 우리 귀에 진주조개잡이(Pearly Shells)로 익숙한 악단이다. '9월이 오면'은 가을의 향긋한 냄새로 연주 시간 2분30초 동안 우리들 마음을 가을의 높은 하늘로 인도해 준다. 'Come September'는 1961년에 개봉된 미국 영화로 록 허드슨(Rock Hudson)과 지나 롤로브리지다(Gina Lollobrigida)가 주연배우다.

    무더운 여름은 서서히 물러가고 9월에 접어들었다. 감미로운 음악 '9월이 오면'을 들으면서 가을을 맞이하자. 가을은 운동하기 좋은 계절이므로 규칙적으로 유산소 운동과 근력 운동을 하면서 건강관리를 해야 한다. 거의 모든 의사들이 빼지 않고 처방하는 것이 '운동'이다. 세계보건기구(WHO)는 건강을 위해 성인 기준 주당 중간 강도 유산소 운동 150분(또는 고강도 75분)과 주 2회 이상 근력 운동을 권장하고 있다.

    근력운동과 유산소운동은 신체에 미치는 영향이 다르므로 이들 운동을 규칙으로 하는 것이 바람직하다. 걷기, 달리기, 수영과 같은 '유산소 운동'은 심장을 튼튼하게 하고, 신체가 산소를 더 잘 사용하도록 한다. 덤벨(dumb-bell, 아령), 역기(barbell, 力器) 등의 기구나 저항 밴드(resistance band)를 이용해 하는 '근력 운동'은 근육을 만들고 근육이 제 기능을 하도록 돕는다.

중량 훈련을 포함해 근력 운동(weight training)은 얼마나 무거운 것을 드느냐 보다는 적은 무게로 꾸준히 드는 것이 중요하다. 헬스클럽(fitness center)에 가서 근력운동을 수행할 때 호흡을 어떻게 해야 하는지를 인지해야 한다. 일반적으로 무거운 중량을 들어 올릴 때 숨을 내쉬고, 반대 동작 시 숨을 들이마시도록 한다. 중량이 무거울수록, 고혈압이 있거나 심혈관질환의 위험인자가 높은 사람일수록 보다 주의를 기울려야 한다.

근력 운동을 꾸준히 하면 건강에 어떤 방식으로 좋은 영향을 미칠까? 근력 운동은 골다공증(骨多孔症) 예방과 악화를 막는 데 도움을 준다. 골다공증(osteoporosis)이란 뼈의 양이 감소하고 질적인 변화로 인해 뼈의 강도가 약해져서 골절(骨折)이 일어날 가능성이 높은 상태를 말한다. 근력 운동으로 가장 큰 이점을 볼 수 있는 신체 부위는 골반, 척주, 손목 등이 있다.

중량(重量)들기는 체중 감량에 도움이 된다. 근력 운동은 체내에 존재하는 체지방(體脂肪, body fat)을 없애고 더 많은 칼로리를 태우는 데 도움을 줄 수 있다. 근육을 건강하게 유지하면 걷기나 달리기와 같은 유산소 운동을 하는 동안 발생할 수 잇는 부상을 예방하는 효과도 있다. 평소 허리에 통증이 있는 사람이 근력 운동을 하면, 허리나 복부와 같은 코어(core) 부위가 강화되어 통증이 완화된다.

뼈 주위의 근육을 키우면 관절이 부드러워지고 부기가 완화되며 골(骨)소실을 늦추는 데 도움이 된다. 특히 관절염(關節炎)과 같은 질환으로 뻣뻣함이 있는 사람에게 도움이 된다. 제2형 당뇨병(糖尿病)을 예방하는 데 있어 근력 운동의 중요성이 유산소 운동에 비해 간과되는 경향이 있다. 하지만 근력 운동은 신체의 포도당 처리를 돕고, 신진대사를 개선하며, 체중 감량에 도움이 되는 등 당뇨병과 관련된 여러 문제에 도움을 준다.

우리 몸을 이루는 근육의 수는 몇 개일까? 근육을 분할하고 명칭을 붙이는 기준이 통일돼 있지 않기 때문에, 적게는 600여 개에서 많게는 800개 이상까지 나눠지기도 한다. 이 중에서 우리 몸을 대표하는 근육을 꼽으라면, 전문가마다 중요한 근육에 대한 의견은 달라질 수 있지만, 우리 몸을 대표하는 3대 근육을 꼽는다면 척추기립근, 대퇴사두근, 둔근이다.

우리 몸의 '대들보'인 척추기립근(spinal erector muscles)은 척추의 중앙 근육으로 신체를 곧게 세우는 등 근육이다. 흔히 말하는 척추뼈(vertebrae)는 7개의 목뼈, 12개의 등뼈, 5개의 허리뼈, 5개의 엉치뼈와 4개의 꼬리뼈 각각을 칭하는 말이다. 여기서 척추뼈와 척추사이 원반(디스크)들이 합쳐져 하나의 척주(vertebral column)를 이루게 된다.

척추기립근에 문제가 생기면 구부정한 자세가 되면서 허리 쪽 균형이 무너지고 요통이 생기기 쉽다. 무너진 자세는 혈관을 압박해 혈액순환에도 문제를 일으킬 수 있다. 혈액순환이 약해지면 산소와 영양소 공급이 둔해지며, 신체 곳곳에서 발생한 피로 물질이나 노폐물을 원활하게 수거하지 못한다. 이로 인해 일상 활동이나 운동 시 쉽게 피로해질 수 있다.

대퇴사두근(大腿四頭筋, 넓적다리네갈래근, Quadriceps)은 허벅지 앞쪽에 위치한 근육(대퇴직근, 내측광근, 외측광근, 중간광근)으로 구성되어 있으며, 무릎을 펴는 동작과 고관절의 굽힘에 핵심적 역할을 한다.

둔근(臀筋, 볼기근)은 일반적으로 볼기(buttocks)라고 알려진 볼기 부위를 형성하는 3개의 골격근 그룹이다. 큰볼기근, 중간볼기근, 작은볼기근 이 3개의 근육은 엉덩뼈, 엉치뼈, 넙다리뼈에서 일어난다. 장기간 착석하면 지속적인 압력으로 인해 볼기근의 근위축증으로 이어질 수 있다.

허벅지의 대퇴사두근과 엉덩이를 감싸는 둔근은 각각 허벅지 앞쪽과 엉덩이 부위에 위치하므로 신체 중심에서 가까우며, 하체 안정성에 중심적인 역할을 한다. 이 두 근육을 합치면 우리 몸 전체 근육의 3분의 2를 차지할 정도이며, 이들이 약해지면 허리부터 시작해 하체 전반에 통증이 발생한다. 걷는 자세가 불안정해지기 쉽고, 그로 인해 골관절염도 더 빠르게 진행된다.

'헬스조선'이 의사 500명에게 '나라면 이 운동만큼은 안하겠다'고 생각이

드는 운동이 무엇이냐고 물은 결과 '거꾸리'가 포함되었다. 의사들은 이유로 "아무 효과가 없다", "할 이유가 없다", "척추와 경추가 손상될 수 있다", "평행기능 장애를 유발할 수 있다"고 했다. 미국 물리치료협회의 연구에 따르면, 요통환자들에게 12주간 거꾸리 운동을 실시한 후 통증 개선도를 측정한 결과, 만족도 점수가 'C'로 매우 저조했다. 또한 심뇌혈관질환이 있는 사람은 피가 머리 쪽으로 쏠리며 혈압이 올라가 위험할 수 있다. 헬스장에 거꾸리 기구가 있다.

의사들이 추천한 운동은 ▲유산소 운동(31.7%) ▲생활 속 활동량 늘리기(23.1%) ▲무산소 운동(19.7%) ▲골프나 댄스 등 취미운동(5.2%) ▲수영(5.2%) ▲필라테스(4.6%) ▲구기 종목 운동(4.5%) ▲요가 등 전신 수양 운동(3.4%) ▲등산(2.4%) 순이었다. 유산소 운동을 1위로 꼽은 이유는 몸에 무리가 가지 않고 다칠 가능성이 적으면서, 혈당과 혈압 조절에 도움이 되기 때문이다.

근육은 사용하지 않으면 약해진다. 근육을 크게 만들려는 것이 아닌, 일상생활에 지장이 없는 수준으로 유지할 목적이라면 가벼운 운동만으로 충분하다. 이러한 운동들과 더불어 일상에서 바른 자세를 유지하는 것과 수시로 스트레칭(stretching)을 해주는 것을 잊지 말아야 한다. 건강한 뼈는 특별한 비법이 아니라 매일의 작은 습관에서 만들어 지므로 햇볕 쬐기, 충분한 수면, 단백질 보충 등 생활습관을 실천해야 한다.

<靑松 건강칼럼 2024. 9. 2.>

운동과 수명

　올해 입추(立秋)는 8월 7일이다. 입추는 태양의 황도(黃道)상의 위치로 정한 24절기(節氣) 중 열세 번째 절기로 대서(大暑)와 처서(處暑)의 사이에 들어 있으며, 여름이 지나고 가을에 접어들었음을 알리는 절후이다. 이날부터 입동(立冬) 전까지를 가을(秋)이라고 한다. 입추는 곡식이 여무는 시기이므로 맑은 날씨가 계속되어야 한다. 조선시대에는 입추가 지나서 비가 닷새 이상 계속되면 조정이나 각 고을에서는 비를 멎게 해달라는 기청제(祈晴祭)를 올렸다고 한다.
　올해는 입추가 지났지만 무더위가 계속되고 있다. 하지만 곧 가을바람이 불어오면 운동하기에 좋은 계절이 된다. 올 가을에는 자신이 좋아하는 운동 종목을 정하여 규칙적으로 운동을 하도록 한다. 또는 헬스장에서 운동을 하는 것도 좋다. 필자는 우리아파트 인근 헬스장에서 일주일에 3일(월,수,금) 오후 3시경에 한 시간이상 운동을 하고 있다. 또한 헬스장에 가면 노인 5명(60-70대)과 어울러 이야기도 나누면서 운동을 한다. 필자(85세)가 80대로 나이가 제일 많다.
　2024 파리 올림픽(Paris 2024 Summer Olympic Games)은 7월 26일 개막하여 8월 11일에 폐막했다. 한국 선수단은 21개 종목에 144명 선수가 참가하여 금메달 13개, 은메달 9개, 동메달 10개를 획득하여 종합 8위로

대회를 마쳤다. 한국이 파리에서 거둔 32개 메달은 1988 서울 올림픽(금 12·은 10·동 11, 메달 33개)에 이어 역대 둘째로 많다. 금메달은 5개 종목(양궁·사격·펜싱·태권도·배드민턴)에서만 나왔다.

8월 5일 파리 라 샤펠 아레나에서 열린 파리 올림픽 배드민턴(badminton) 여자 단식 결승전에서 안세영(安洗瑩, 22세) 선수가 금메달을 획득했다. 안세영은 한국 배드민턴 여자 단식에 28년 만에 금메달을 안겨주었다. 28년전인 1996년 애틀랜타 올림픽에서 방수현(현 MBC 해설위원, 52세)이 금메달을 획득했다. 삼성생명 배드민턴단 소속 안세영(광주체육고 졸업)은 세계선수권대회(코펜하겐, 2023), 아시안 게임(항저우, 2022) 여자 단식에서 금메달을 땄다. .

안세영 선수는 상대보다 한 발짝 더 뛰는 강하고 끈질긴 체력과 끈끈한 수비력을 바탕으로 넓은 코트 커버력을 보유해 상대의 범실을 유도해내는 플레이가 일품이다. 배드민턴에 조예가 깊은 사람들은 "마치 상대방의 머리 위에서 놀고 있다"라는 경이로움을 느낄 정도라고 한다. 세계 배드민턴연맹의 월드 투어 뉴스에서 '무결점(impeccable) 선수'라고 칭할 정도의 반열에 올라섰다.

배드민턴의 기원은 19세기 중엽 영국령 인도로 거슬러 올라간다. 1934년에 국제배드민턴연맹(현재 배드민턴 세계연맹)이 설립되었으며, 초기 회원은 뉴질랜드, 덴마크, 스코틀랜드, 아일랜드, 웨일스, 잉글랜드, 캐나다 그리고 프랑스였다. 오늘날 배드민턴세계연맹(BWF)은 전 세계의 배드민턴 관련 업무를 관장하며 배드민턴의 국제적인 보급 및 발전을 추구한다.

배드민턴은 1992년 하계 올림픽부터 올림픽 정식 종목으로 선택되었다. 올림픽 배드민턴의 세부 종목은 남자 및 여자 단식, 남자 및 여자 복식, 그리고 혼합 복식의 5개 종목으로 구성된다. 전문 선수들의 경기에서는 강한 지구력과 민첩성, 근력, 스피드, 정확성이 요구된다. 이에 더해 균형잡힌 움직임과 라켓 사용의 기교 또한 요구된다는 점에서 매우 기술적인 스포츠라 할 수 있다.

배드민턴은 네트가 설치된 사각형의 코트에서 라켓과 셔틀콕을 이용하여 두 명의 선수(단식) 혹은 두 팀(복식)이 경기를 펼치는 라켓 스프츠의 일종이다. 셔틀콕(shuttlecock)은 얇은 가죽이 씌워진 반구형의 코르크에 14-16개의 거위 깃털을 촘촘이 박아 만든다. 셔틀콕은 그 재질에 따라 깃털 셔틀콕과 인조 셔틀콕으로 나뉜다. 셔틀콕은 특수한 공기역학적 성질 때문에 다른 라켓 스포츠에서 사용되는 일반적인 공과는 전혀 다른 비행 궤도를 갖는다.

배드민턴은 손목을 순간적으로 꺾어서 셔틀콕의 방향과 높이를 조절하는 동작이 많다. 이로 인해 손목을 통과하는 힘줄과 힘줄막이 손상되는 건초염(腱鞘炎, Tenosynovitis)이 잘 생긴다. 손목에는 손가락으로 들어가는 인대가 겹겹이 몰려 있는 손목 터널이 있는데, 배드민턴을 오래 하면 손목 인대가 두꺼워지면서 손목터널(carpal tunnel)을 압박한다. 이로 인해 손이 붓고 아픈 증상이 생길 수 있다. 안세영 선수는 무릎 부상으로 고생했다.

일본 고베(神戶)대학교 건강학 연구팀은 덴마크 코펜하겐 시민 8477명을 대상으로 어떤 운동 종목을 즐겼는지에 따라 개인별 수명 차이가 얼마나 나는지를 25년간 추적 조사했다. 그 결과, 장수(長壽)에 가장 적합한 운동은 테니스와 배드민턴으로 나타났다. 배드민턴을 꾸준히 한 사람은 평균수명보다 6.2년을 더 살았다. 배드민턴은 동호인이 많이 참여하는 스포츠이므로 여럿이 모여서 어울리고 많이 움직이는 운동이므로 건강에 크게 도움이 된다.

평균 연령이 40세인 미국 성인 남녀의 평균수명(平均壽命)은 78.7세다. 반면 운동을 꾸준히 하는 사람들은 이보다 평균 수명이 4년 길어진다는 연구도 있다. 규칙적으로 꾸준히 운동을 하면 삶의 질이 개선되는 효과가 있다. 즉 규칙적인 운동은 치매의 위험도를 40% 낮추도, 인지장애의 위험도는 60% 이상 줄인다는 연구 결과도 있다.

세계보건기구(WHO)는 성인 기준 일주일간 중간 강도의 운동은 150-300분, 고강도 운동은 75-150분을 하도록 권장하고 있다. 운동은 방법이나 종목을 편식하지 않고 골고루 하는 게 좋다. 그러나 나이에 따라 중점을 둬야 하는 운동법이 있다. 영국 일간 '데일리메일(Daily Mail)'이 권장하는 나이별 운동법을 다음과 같다.

20대는 유산소와 근력운동을 병행한다. 20대는 신체가 인생의 정점에 달하는 시기이므로 이 시절 운동으로 탄탄한 몸을 만드는 건 일종의 노후 대비 투자다. 심장 박동 수(심박수)가 충분히 오르는 유산소 운동을 일주일에 3-5회하면 좋다. 여기에 근력운동을 적어도 일주일에 3회 이상 곁들인다.

30대는 정기적 운동에 더해 틈틈이 움직이기. 30대는 직장, 가족 등의 문제로 운동에 집중하기 힘든 시기이다. 그러나 운동 시간을 확보하여야 한다. 또한 승강기 대신 계단 오르기, 자동차 대신 걷기 등으로 틈틈이 운동해야 한다. 이 시기 근력운동은 노년기 골다공증(骨多孔症)과 관절염(關節炎) 예방에 도움이 된다. 일주일에 3-4회 유산소운동을 곁들인다.

40대 근력운동은 필수. 신진대사가 느려지고 근육 상실이 시작되는 시기다. 이에 근력을 유지하는 동시에 근육 및 관절 가동 범위를 젊은 시절처럼 유지해야 한다. 중강도 유산소 운동을 꾸준히 하면서 주 3회 근력운동을 하는 게 좋다. 헬스장 등에 등록해 동기를 부여하는 것도 바람직한 방법이다.

50대는 코어 근육(core muscle)과 고관절(股關節)에 유의한다. 젊은 시절 운동 능력에 대한 미련을 버리고, 몸이 보내는 신호에 주의를 기우려야 한다. 특히 몸의 중심을 잡는 체간근(體幹筋, 허리와 배 부위 그리고 골반의 근육)과 고관절에 유의해야 한다. 걷기 등 유산소운동을 매일 하며,

근력운동에도 신경을 써야 한다. 10분 스트레칭을 포함, 하루 30분 이상 운동을 하는 게 바람직하다.

60대 이상은 부상에 주의하며 적절히 운동한다. 지금껏 즐기던 운동을 유지하되, 다소 수정이 필요한 시기다. 예컨대 스쿼트(스콧, squat)를 하더라도 가동 범위와 버티는 시간을 조절해야 한다. 근육과 뼈의 밀도가 떨어지는 시기이므로 운동할 때 무리하지 말고 균형 감각과 유연성에 주의를 기울여 부상이 없도록 해야 한다.

운동이 건강에 좋다는 건 누구나 아는 사실이지만, 언제 운동을 하느냐에 따라 서로 다른 이점을 줄 수 있다는 점은 간과하기 쉽다. 가령, 아침에 운동을 하는 사람들은 꾸준히 실천하는 경우가 많아 장기적으로 체력이 향상되지만, 아침 운동은 몸이 풀리는 데 시간이 오래 걸려 부상을 당할 위험이 높아진다. 반면, 퇴근 후 저녁에 운동을 하면 스트레스는 해소되지만 너무 격렬한 운동을 할 경우 수면에 나쁜 영향을 미칠 수 있다.

영국에 본사를 둔 대형 헬스클럽의 수석 트레이너 잭 클라스턴은 "우리 몸은 내부에 24시간 작동하는 생체시계(生體時計, biological clock)가 있어 언제 먹을지, 언제 잠을 잘지 등에 도움을 주는데 이는 운동에도 적용된다"며 "하루 중 언제 운동을 하느냐에 따라 신체의 자연스러운 리듬과 기능을 이용해 특정 운동의 효과를 극대화할 수 있고 신체적, 정신적 건강에 더 큰 이점을 얻을 수 있다"고 말한다.

영국 일간 '더 선(The Sun)'이 여러 운동에 따라 하루 중 가장 높은 효과를 낼 수 있는 때를 소개했다. 오전과 오후 시간대에 따라 가장 효과를 내는 운동은 다음과 같다.

오전 7-9시: 서킷 트레이닝(circuit training, 여러 종류의 운동을 섞어서 휴식없이 계속 돌아가면서 수행하는 운동). 잡지 비만(Obesity)에 실린 한 연구에 따르면, 오전 7-9시 사이에 중고강도 운동을 한 그룹은 다른 그룹에 비해 허리둘레와 체질량지수가 유의미하게 낮은 것으로 나타났다. 이에 체중 감량이 목표하면 하루를 시작하기 전 서킷트레이닝을 하면 좋다. 아침에는 밤새 단식을 한 상태이고, 저장된 에너지를 운동 연료로 사용하기 때문에 칼로리 연소에 가장 효과적이다.

오전 9-11시: 웨이트 트레이닝(weight training). 근육량 증가와 관련이 있는 호르몬 테스토스테론(Testosterone) 생성은 이 시간대에 가장 높다. 이에 근육량을 늘리는 게 목표라면 이 때가 운동하기 좋은 때다. 또한 땀을 흘리고 웨이트 운동을 할 때 생성되는 엔도르핀(endorphin) 분비로 에너지가 증가해 하루를 활기차게 시작할 수 있다.

오후 12-2시: 수영(swimming). 수영(水泳)의 가장 큰 장점은 전신운동으로 수영을 30분하면 200칼로리 이상을 소모할 수 있다. 체온은 하루 동안 약간씩 달라지는데, 오후 시간대에는 체온이 높아지기 때문에 근육이 따뜻해져 수영을 조금 더 쉽게 효율적으로 할 수 있다.

오후 2-4시: 달리기. 최적의 운동 효과를 낼 수 있는 시간이다. 주된 이유 중하나는 체온이 높아져 근육이 유연한 상태가 되기 때문에, 아침에는 힘들게 느껴질 수 있는 속도로 달리는 게 훨씬 수월하게 느껴진다. 또한 안정성을 높여주고 부상 위험을 줄여준다. 야외에서 달리기를 하면 뼈 건강에 좋은 비타민D를 얻는 효과도 있다.

오후 6-9시: 요가. 저녁 시간은 격렬한 운동을 하기에는 적합하지 않다. 따라서 격렬한 운동보다는 요가(Yoga)나 필라테스(Pilates)와 같이 느린 속도의 운동이 바쁜 하루를 보낸 후 근육을 부드럽게 늘려주고 스트레스를 풀어주어 긍정적이고 편안한 효과를 가져다 줄 수 있다.

운동은 건강을 지키기 위해 할 수 있는 일 중 가장 기본적이고 효과적이다. 주기적인 운동은 신체 능력을 발달시키고 건강과 젊음을 유지하는 장점이 있다. 평소 몸을 잘 움직이지 않던 사람이 갑자기 운동하면 금세 힘에 부칠 수 있지만 운동을 곧바로 멈추면 노화를 앞당기는 활성산소가 생기므로 주의해야 한다. 건강을 유지하려면 운동은 꼭 해야 한다.

<青松 건강칼럼 2024. 8. 12.>

운동 효율

우리나라는 봄·여름·가을·겨울(春夏秋冬) 사계절이 있기에 대개 9월부터 11월까지를 가을로 본다. 그러나 올해는 지난 9월에도 폭염이 계속되었으며, 10월에 들어서 기온이 가을 날씨로 내려갔다. 이에 운동하기에 좋은 계절이 왔으므로 열심히 운동하여 건강을 증진해야 한다.

세계보건기구(WHO)는 건강을 유지하려면 일주일에 최소 150분 이상 중강도 신체활동을 해야 한다고 권장한다. 필자는 매주 월·수·금 오후 3시경에 우리집 인근 헬스장(Fitness)에서 1시간씩 운동을 하고 있다. 헬스장 회원 약 250명 중에서 필자(85세)가 나이가 제일 많으며, 60-70대 회원 5-6명과 함께 운동하고 있다.

운동은 하루 중 언제 하는 게 가장 효율이 높을까? 최근 당뇨병(糖尿病) 예방과 조절을 위한 혈당(血糖) 관리에는 저녁 운동이 가장 좋다는 연구결과가 나오면서 아침, 저녁 운동을 놓고 고민하는 사람들이 있다. 미국비만학회가 발행하는 국제 학술지 '비만'(Obesity)에 과체중이나 비만인 사람은 저녁에 중·고강도 운동을 하면 혈당 관리에 가장 효과적이라는 논문이 실렸다.

연구팀은 운동한 사람들을 하루 시간대 별로 분류했다. 하루 전체 운동을 50% 이상 오전에 한 '아침 그룹', 정오-오후6시까지 한 '오후 그룹', 오후 6시-자정까지 한 '저녁 그룹', 특정 시간대 운동이 50%를 넘지 않은 '혼합 그룹'으로 나눠서 관찰했다. 운동을 하지 않은 그룹은 '비활동 그룹'으로 분류했다. 그 결과, '저녁 그룹'이 '비활동 그룹'보다 낮과 밤, 일일 혈당 수치가 모두 유의미하게 낮았다. 특히 비만인 참가자들에서 더 강하게 나타났다.

저녁에는 신진대사를 돕는 부신피질 호르몬(adrenal cortex hormone)이 잘 분비되고, 몸의 각성도와 집중도를 높여 운동효율을 최대로 끌어 올릴 수 있다. 그러나 늦은 밤 과도한 운동은 교감신경을 자극해 숙면(熟眠)에 방해가 될 수 있다. 이에 늦어도 취침 2시간 전에는 운동을 끝내야 한다.

한편 아침 운동은 상쾌함을 더해 활기찬 하루를 여는 데 도움이 된다. 아침에 몸을 활발하게 움직이면 기분을 좋게 하는 아드레날린(adrenaline) 호르몬이 많이 분비된다. 전반적인 만족감을 끌어 올려 오전의 업무 효율을 높이기도 한다. 지방 연소 효율이 높다는 이유로 아침 공복(空腹)에 운동을 하는 사람도 있으나 저혈당 쇼크(shock)가 올 수가 있으므로 주의해야 한다.

호르몬(hormone)은 우리 몸이 스트레스에 어떻게 반응하고, 에너지를 어떻게 분배하는지를 결정하는 중요한 생리적 요소다. '운동'과 '일(노동)'의 차이는 분비되는 호르몬의 종류와 변화를 통해 알 수 있다. 운동하면 가장 먼저 떠오르는 호르몬은 '행복 호르몬'이라고 불리는 엔돌핀(endorphin)이다. 이 호르몬 덕분에 우리는 운동 후 상쾌함과 행복감을 느끼고 때로는 러너스 하이(runner's high)라고 불리는 극도의 희열(喜悅)을 경험하기도 한다.

또한 운동을 하면 도파민(dopamine) 분비를 촉진한다. 도파민은 동기부여와 보상 체계에 관여하는 호르몬이다. 운동 후 성취감을 느끼거나, 체력이나 근력 향상이라는 목표를 달성했을 때 도파민이 분비되어 자기 효능감을 높여준다. 도파민은 기억력 향상과 집중력에도 도움을 주므로, 규칙적인 운동이 뇌 건강과 학습력(學習力, learning capabilities)에도 긍정적인 영향을 미친다.

신장(콩팥)의 부신 피질에서 분비되는 코르티솔(cortisol)은 외부에서 스트레스를 받으면 우리 몸이 자극에 대항할 수 있도록 에너지 대사를 촉진하는 호르몬이다. 단기적으로는 코르티솔이 집중력을 높이고, 문제 해결 능력과 복잡한 업무에 적응할 수 있도록 돕지만, 과도한 노동이나 일로 만성적인 스트레스를 받으면 코르티솔 수치가 지속해서 높아지므로 건강에 부정적인 영향을 미칠 수 있다. 과도한 코르티솔은 수면 문제를 야기하고, 우울증(憂鬱症)이나 불안장애와 같은 정신 건강 문제로 이어질 수 있다.

우리는 건강을 위하여 운동과 일의 차이를 이해하고, 그에 맞는 생활 방식을 구축하는 것이 중요하다. 스트레스를 받을 때 운동은 엔돌핀과 도파민의 긍정적인 영향으로 신체 건강과 정신적 안정감과 감정 조절에도 도움을 준다. 일할 때 스트레스를 관리하기 위해서는 업무 강도를 조절하거나, 짧은 휴식 시간을 자주 가져 코르티솔과 아드레날린의 부작용을 최소화하는 것이 중요하다.

운동 시간대의 효과는 개인차가 크기 때문에 '이 시간이 좋다'고 일률적으로 말할 수 없다. 바쁜 사람이라면 적절한 시간을 활용해 몸을 움직이는 게 좋으며, 신체적-정신적 만족도가 높은 시간을 선택하면 된다. 또한 헬스장에서 정식 운동을 고집하기 보다는 계단을 오르거나 집에서 TV를 시청하면서 실내 자전거 타기, 스쿼트(squat), 발뒤꿈치 올리기동작 등을 반복하는 등 일상생활에서 몸을 자주 움직이는 게 중요하다.

현대인들은 바쁜 사회생활로 인하여 운동할 시간이 충분하지 않다. 이런 이유로 운동을 하겠다고 마음먹은 사람들 중에는 주말에 몰아서 운동하는 사람들이 있다. 주말에 몰아서 운동하는 것이 규칙적으로 운동하는 것과 비슷한 정도의 건강 효과가 있다는 연구 결과가 순환기학 국제저널 'Circulation'에 실렸다.

영국의 연구진은 평균 연령 62세의 성인 약 9만명의 의료 데이터를 분석해 200종류의 질병 위험에 주당 운동 시간 및 운동 패턴이 미치는 영향을 조사했다. 연구진은 연구 참가자들에게 일주일 동안 가속도계(Accelerometer)를 착용하도록 해 주당 운동 시간과 운동 패턴을 분석했다. 분석 결과에 따라 참가자들은 세 집단으로 분류했다.

'비활동(inactive)' 집단은 주당 운동 시간이 150분 미만인 사람들이며, '주말 전사(weekend warriors)' 집단은 일주일 중 하루나 이틀에 150분 이상의 운동을 몰아서 하는 사람들이다. '규칙적 운동(regular activity)' 집단은 주당 150분 이상의 운동을 일주일 동안 고르게 하는 사람들이다.

연구 결과에 따르면, 주말 전사 집단과 규칙적 운동 집단 모두 비활동 집단에 비해 200개 이상의 질병 발생 위험이 낮았다. 특히 고혈압, 당뇨병, 비만, 수면 무호흡증과 같은 심장·대사 질환은 주말 전사 집단과 규칙적 운동 집단 사이의 질병 발생 위험 차이가 유의미하지 않았다는 점이다. 이에 연구진은 주말에 몰아서 운동해도 규칙적으로 운동하는 것만큼의 건강 효과가 있다고 결론지었다.

쉬는 것도 운동의 일부라는 말이 있듯이 운동을 하고 나면 반드시 휴식이 필요하다. 이는 오버 트레이닝(over training)으로부터 오는 부상을 예방하고 원만하게 근육을 성장시키기 위함이다. 오브트레이닝 증후군(OTS)으로도 알려진 오버트레이닝은 개인이 자신의 성과와 건강이 저하되기 시작하는 지점까지 훈련한 신체적, 감정적 상태를 말한다. 이는 운동 강도 및 양이 신체의 회복 능력을 초과할 때 훈련과 회복 사이의 불균형의 결과이다.

오버트레이닝 증상은 신체적, 정신적으로 나타날 수 있으며, 이는 운동 능력뿐만 아니라 전반적인 일상생활에도 영향을 미친다. 신체적 증상에는 성능(속도, 지구력, 근력) 저하, 계속되는 피로(피곤하고 힘이 빠지는 느낌), 근육통, 빈번한 부상, 면역력 저하, 식욕 감퇴, 위장 문제, 호흡기 문제, 심박수 변화, 불면증, 체중 감소 등이다. 심리적 증상에는 기분 변화(우울증, 불안감), 집중력 부족, 동기부여 부족, 인지된 노력의 증가, 불안 증세, 번아웃(burnout, 장기간 스트레스나 과로로 인해 정서적, 육체적, 정신적으로 탈진한 상태) 등이다.

한 번 오버트레이닝의 증상들을 느끼게 되면 이를 회복하는 데에는 최대 몇 달의 기간이 걸리기도 한다. 이렇듯 쉬지 않고 무작정 운동만 하게 되면 오히려 몸이 상하고 회복하는 그 기간에는 운동도 못 하게 되는 손해를 가져온다. 그러나 오버트레이닝을 유발할 것이라고 생각한 운동도 개개인에 따라서 근력을 향상하는 좋은 루틴이 될 수 있다.

오버트레이닝 원인은 적절한 휴식과 회복 없이 강도 높은 운동을 하는 고강도 훈련, 과도한 텐션(tension, 신체가 회복할 시간을 주지 않고 너무 많이 훈련), 휴식 및 회복 부족(수면 부족, 영양 부족, 휴식시간 부족), 외부 스트레스 요인(일상생활 및 외부 스트레스는 신체적 스트레스의 영향을 더욱 가중), 단순한 훈련 루틴(routine, 훈련의 변화가 부족하면 오버트레이닝 증상이 발생할 수 있다) 등이다.

오브트레이닝을 피하기 위한 예방 조치를 준수해야 한다. ▲개인에 맞는 강도와 양의 다양한 운동 계획을 구성하면 회복할 시간을 확보하고 부상 위험을 최소화할 수 있다. ▲휴식과 회복(휴식일도 운동 일정에 포함시킨다. 개인마다 차이가 있지만 운동은 일주일에 3-4회가 적당하다. 하룻밤에 7-8시간의 양질의 수면을 목표로 한다. ▲균형 잡힌 식단으로 영양 섭취(운동이 끝나고 30분-2시간 이내에 단백질과 탄수화물을 섭취하면 회복에 도움이 된다). ▲스트레스 관리. ▲운동 전후로 워밍업(warming-up, 준비운동) 및 쿨다운(cool-down, 정리운동)을 실시한다.

사람은 몸의 상태, 운동의 종류와 스케줄 등에 따라 오버트레이닝의 기준은 다르다. 개인이 스스로 다 알 수 없기에 전문 PT(Personal Training) 트레이너의 지도를 받는 것이 좋다. "승리를 향한 높은 목표 설정은 동기 부여에 도움이 된다. 문제는 그 동기가 나를 삼켜버릴 때이다"는 오버 트레이닝 신드롬을 극복하고 2010년 동계올림픽에서 금메달을 획득한 네덜란드 스피드 스케이팅 선수 마르크 투이테르트가 한 인터뷰에서 한 말이다.

<青松 건강칼럼 2024. 10. 15.>

근감소증 Sarcopenia

근감소증(筋減少症)이란 근육량 감소와 근력(筋力) 또는 신체 기능 저하가 동반되는 복합적인 질환이다. 근감소증을 영어로 'sarcopenia'로 쓰는데, 근육이란 뜻의 sarco(사코)와 부족, 감소를 의미하는 penia(페니아)가 합쳐진 말이다. 세계보건기구(WHO)는 2017년 초 근감소증에 질병분류 코드를 부여했다.

인체는 600여 개의 근육으로 이뤄지며, 근육은 몸무게의 절반을 차지한다. 근육은 수만 개의 근섬유(근육세포)가 모여 형성된다. 근섬유는 성장하면서 크기가 커지다가 나이가 고령이 되면 수가 감소하고 기능도 점차 떨어진다, 근육은 30대부터 서서히 줄기 시작해 50세부터는 매년 1-2%의 근육이 소실되어 70대에는 절반 수준으로 줄어든다.

근감소증의 원인은 개인마다 다르지만, 가장 흔한 원인은 노화(老化), 단백질 대사 장애, 운동량 부족 등이다. 특히 필수아미노산(Essential amino acid)의 섭취 및 흡수가 부족하여 근감소증이 나타나는 비율이 매우 높다. 또 다른 흔한 원인으로는 노화와 동반된 호르몬 변화가 있다.

근감소증은 근육 자체에 생기는 질병 외에도 당뇨병, 감염증, 암, 척추협착증 등 퇴행성 질환에 의해 2차적으로 자주 발생한다. 또 심장, 폐, 신장 부위의 만성질환, 호르몬 질환 등이 발생한 경우 근감소증이 높은 빈도로 나타난다고 알려져 있다.

국내 65세 이상 성인 560명을 6년 동안 추적 관찰한 결과에 따르면, 근육량과 근력이 부족한 남성 근감소증 환자는 사망 위험이 4.1배 높았다. 보행 속도까지 느리면 사망 위험이 5배 높아졌다. 암 환자에게 근감소증이 있으면 생존기간이 더 짧고 재발 등 예후가 더 나쁘다는 보고도 있다.

근감소증의 증상으로는 근력 저하, 하지(下肢, 다리) 무력감, 피로감 등이 있다. 근육량과 근력은 나이가 들면서 자연스럽게 줄어들지만, 근감소증은 나이나 성별 등을 감안하더라도 근육량과 근력이 지나치게 줄어들어 신체 기능이 떨어지며 건강상의 위험이나 사망률이 증가한다.

근감소증은 한 번 발병하면 빠르게 나빠진다. 근육 감소가 심해지면 에너지 비축 능력이 떨어져 쉽게 피로감을 느낀다. 기초대사량(基礎代謝量)이 줄어 체중이 자주 변하고 살이 쉽게 찐다. 혈당 변동 폭이 커지고 당뇨환자는 혈당 조절에 어려움을 겪는다. 어지럽고 자주 넘어지며 뼈가 약해진다. 신체반응이 느려지고 균형을 잡는 데 어려움을 겪기도 한다.

근감소증 환자는 걸음걸이가 늦어지고 근지구력이 떨어지며 일상생활이 어렵고 다른 사람의 도움이 자주 필요하게 된다. 또 골다공증(骨多孔症), 낙상, 골절이 쉽게 발생한다. 근육의 혈액 및 호르몬 완충 작용이 줄어들어, 기초대사량이 감소하고, 만성질환 조절이 어렵게 되어, 당뇨병과 심혈관 질환이 쉽게 악화될 수 있다.

근감소증은 근육량, 근력, 근 기능을 측정하여 진단한다. 나이와 성별, 키와 몸무게, 지방량에 따라 근육량의 정상치가 다르다. 근육량은 골격 근육량을 측정하여 확인한다. 이를 위해 이중에너지 방사선 흡수법, 바이오임피던스 측정법, CT, MRI 등의 방법을 사용한다. 근력은 다리 근력 또는 악력으로 측정한다. 근 기능은 신체 기능(보행 검사)을 평가하여 확인한다.

근감소증이 나타나기 전에 근력 저하가 먼저 발생하는 경우가 많다. 근력 저하나 근감소증이 나타나면 증상 악화에 영향을 미치는 요인을 찾고 동반

질환을 확인한 후 그 원인을 제거하는 것이 가장 중요하다. 필수아미노산 중심의 단백질을 적절한 용량으로 섭취해야 한다. 여기에 근력운동과 유산소 운동을 병행하는 것이 가장 효과적이다.

단백질 섭취는 성인 1일 권장량은 체중 1kg당 0.8-1g이므로 60kg의 성인이라면 하루에 60g의 단백질을 섭취하면 된다. 그러나 근육이 많이 빠진 근감소증 상태라면 체중 1kg당 1.2-1.5g의 단백질을 섭취해야 근육 상태를 개선할 수 있다. 단백질은 동물성 단백질과 식물성 단백질을 골고루 섭취하는 게 좋다.

우리 몸의 근육은 우리가 쉬고 있을 때도 지방보다 더 많은 칼로리를 소모해 느려지는 신진대사를 보완해준다. 심장병, 고혈압, 당뇨병, 뇌졸중, 알츠하이머병(치매), 관절염, 골다공증 같은 질병을 막거나 지연시키며, 때로는 개선시키는 역할도 한다. 뇌를 활발하게 유지하고 우울증을 예방하는 데도 도움을 준다.

근력운동과 유산소운동의 가장 큰 차이점은 신체에 미치는 영향이다. 걷기나 달리기, 수영과 같은 유산소 운동은 심장을 강하게 만들고, 신체가 산소를 더 잘 사용하도록 만든다. 아령이나 역기를 들거나 저항밴드를 사용하는 것과 같은 근력 운동은 근육을 만들고 근육이 제대로 작동하도록 돕는다. 유산소 운동을 하면 금세 열량 소모가 많아져 살이 빠지는 것 같은 느낌이 들지만, 근력운동을 하지 않으면 지방을 태우는 등의 효과를 놓칠 수 있다.

근력운동으로 근육이 생기면 체중을 줄이는 데 도움이 된다. 미국 펜실베이니아주립대학 연구팀에 따르면, 식이요법(食餌療法)과 운동으로 21파운드(약 9.5kg)를 감량한 사람 중 유산소 운동만 한 사람들은 6파운드(약 2.7kg)의 근육이 감소된 반면, 근력운동을 한 사람들은 지방이 없어진 대신 근육이 늘어난 것으로 나타났다. 근육이 3파운드(약 1.4kg) 늘어나면 매일 120kcal를 더 소모시킬 수 있다.

대부분의 의사들은 근력운동을 뼈 손실을 막을 수 있는 최고의 방법으로 권장한다. 여성의 경우 나이가 들어감에 따라 매년 뼈의 양이 약 2%가 감소한다. 캐나다 맥마스터대학 연구팀에 따르면, 1년 동안 근육 강화 운동을 한 결과 척추 뼈의 양이 9% 늘어난 것으로 나타났다. 근력운동은 뼈를 형성하는 세포의 활동을 촉진한다.

아령이나 역기를 들어 올리는 운동은 심장에 부담을 덜어 줄 수 있다. 연구에 따르면 일주일에 한 시간 동안 웨이트 트레이닝(weight training)을 하면 심장마비와 뇌졸중이 발생할 확률을 최대 70%까지 줄일 수 있다. 한 번에 한 시간 동안 웨이트 트레이닝을 할 필요는 없으며, 일주일에 20분씩 세 번에 나눠서 하면 된다. 근력운동을 하면서 근육을 구성하는 주요 영양소인 단백질, 비타민D 등도 충분히 섭취하여야 한다.

근력운동은 신체가 포도당을 처리하도록 돕고, 신진대사를 촉진하고, 체중을 줄이는 것과 같은 당뇨병과 관련된 상태를 개선하는 데 도움이 된다. 근력운동은 몸의 균형과 안정성을 향상시켜 좀 더 나은 자세를 갖게 한다. 레그 익스텐션, 레그 컬(leg curl), 레그 프레스 등으로 하반신을 더 강하게 만들면 낙상(落傷)과 골절(骨折)을 예방하는 데 도움이 된다. 다리를 튼튼하게 하면 신체 균형도 향상된다.

발가락 근육을 강화하는 운동을 꾸준히 하면 낙상 위험이 낮아진다. 일본 간사이대학 건강과학과 연구팀이 스스로 일상생활이 가능한 중노년층(평균 62세) 192명을 낙상 경험이 있는 '낙상 경험군', 낙상할 뻔한 경험이 있는 '위기 경험군', 낙상 경험이 전혀 없는 '비경험군'으로 나눠 발가락 근력을 측정했다. 그 결과 비경험군의 발가락 악력이 평균 10.3kg으로 가장 강했고, 낙상경험군의 발가락 근력은 6.2kg으로 가장 약했다.

발가락 근력이 약하면 몸의 무게 균형이 쉽게 깨지기 때문에 더 잘 넘어진다. 하체 힘이 다소 떨어지더라도 발가락이 강하면 넘어지는 순간 발가락에 힘이 들어가 빠르게 중심을 잡을 수 있다. 발가락 근육을 강화하는 방법에는 ▲바닥에 수건을 깔아놓고 발가락만 이용해 들거나, ▲다리를 쭉 펴고 바닥에 앉아서 수건을 양 발에 걸고 발등을 몸쪽으로 당겨 10초간 버티거나, ▲제 자리에 서서 발뒤꿈치를 까치발처럼 들었다가 내려놓는 식의 동작을 매일 하면 좋다.

허리 근육이 강해야 척추질환이 덜 생기고, 생기더라도 통증이 덜하다. 허리 근육이 척추를 지탱하기 때문이다. 허리 근육을 강화하려면 바닥에 엎드려서 양팔을 벌리고 스카이다이빙 하듯 팔다리를 위로 들어 올리는 동작을 하면 좋다. 복부에 힘을 준 상태로 10초 정도 유지하여 10회 반복한다. 노인의 경우, 집에서 온종일 생활하는 것보다 나가서 걷고, 쇼핑 같은 외부 활동을 하는 것만으로도 근력을 키우는 데 도움이 된다.

코어 근육(core muscle, 體幹筋)은 골반 바닥부터 횡격막(橫膈膜, diaphragm)까지 몸속 깊숙한 곳에서 허리, 복부, 골반을 둘러싸고 있는 근육 집합체다. 코어 근육은 신체의 직립, 보행, 자세유지에 있어서 골격근 및 골격계의 협응(協應)으로 기능상 확장되는 신체활동의 안정성을 1차적으로 지지해준다. 코어 근육으로는 횡격막근, 복근 및 복횡근, 골반기저근, 척추의 횡돌기극근 또는 척추기립근이 주요 근육으로 다루어진다.

코어 근육은 허리 안전성을 높일 뿐 아니라, 몸통을 지탱하고 균형을 잡아준다. 허리를 과도하게 움직일 때 생길 수 있는 부상을 예방하고, 팔이나 다리로 큰 힘을 내려 할 때 코어 근육이 활성화해 부상 없이 안정적으로 힘을 낼 수 있도록 돕는다. 코어 근육이 약하면 이 모든 효과를 못 누리는 것은 물론이고 더해 허리 질환에 걸릴 가능성이 커진다. 코어 근육을 강화하는 '코어 운동'은 허리나 목의 통증, 디스크 질환을 예방하고 완화하는 데 효과가 있다.

코어 운동에는 파운더(founder), 네발걷기(quadruped), 플랭크(plank) 등 맨몸과 도구를 이용한 다양한 동작이 포함된다. 파운더는 기마 자세와 비슷하게 보이는데, 심호흡과 함께 발뒤꿈치부터 머리끝까지 몸의 뒷부분에 힘이 들어가는 동작이다. 네발걷기는 동물이 네 발로 서있는 것처럼 두 팔과

두 다리로 바닥을 짚은 상태에서 한쪽 팔과 다리를 들어 올리는 동작이다. 플랭크는 엎드려 팔꿈치와 발끝으로 몸을 지탱하는 동작이다.

근감소증은 노화의 한 현상을 넘어 신체적 장애와 노쇠, 여러 질병의 위험과 사망 위험을 높이는 임상적 상태이다. 고령화가 급속히 진행되고 있는 우리나라는 근감소증이 중요한 공중보건 이슈로 대두되고 있다. 나이 들수록 운동은 반드시 규칙적으로 실천해야 한다.

<靑松 건강칼럼 2024. 8. 26..>

조깅과 슬로우 조깅 Slow Jogging

달리기(running)는 인간을 비롯한 많은 동물이 이동 속도를 올리기 위해 체득한 기술이다. 걷기와 달리기의 가장 큰 차이점은 걷기는 대각선 방향으로 쓰러지면서 발을 내밀어 이를 지탱하고, 다시 반대쪽 대각선 방향으로 쓰러지면서 지탱하는 '쓰러지지 않는 과정'이기에 반드시 한쪽 발을 지면에 붙어 있지만, 달리기는 정면으로 점프하고 착지와 동시에 다시 점프하는 일련의 '연속으로 뛰어오르는 과정'이기 때문에 양발이 땅에서 떨어진 시점이 있다는 것이다.

짐 픽스(Jim Fixx, 1932-1984)는 세계인을 달리게 한 사람이다. 운동선수들의 전유물(專有物)이었던 '달리기'를 대중에게 소개 했다. 픽스는 1977년에 '완벽한 달리기 지침서(The Complete Book of Running)'에 건강을 지키는 데는 '조깅'이 최고라고 극찬을 했다. 그의 제안에 따라 세계는 조깅열풍에 빠졌다. 건강과 행복을 위해 달리고 달렸다. 하지만 그는 52세에 심장마비로 세상을 떠났다.

조깅(Jogging)은 일반적으로 여유 있는 속도(leisurely pace)로 뛰는 유산소 운동이며, 시속 6마일(10km/h) 보다 더 느리게 뛰는 것으로 정의한다. 주 목적은 빨리 달리는 것에 비해 몸에 압박을 덜 주면서 피트니스(Fitness)를 향상시키는 것이다. '슬로우 조깅'은 옆 사람과 이야기하며 웃을 수 있을 정도의 여유로운 속도를 유지하는 것으로 슬로우 조깅의 핵심은 '대화 가능한 속도'이다.

운동을 시작하면 처음에는 탄수화물을 주 에너지로 많이 사용하다가 20-30분이 자나면 탄수화물보다 지방을 주 에너지원으로 적극 사용하는 비율이 늘어난다. 따라서 조깅 운동시간은 적어도 20분 이상 쉬지 말고 천천히 뛰어야 한다. 몸이 적응하는 상태를 관찰하여 30-40분으로 시간을 점차 늘여나가는 것이 좋다. 거리와 시간을 늘리면서 걷기와 조깅을 번갈아 실시해야 한다.

조깅 전에 5-10분 준비운동을, 조깅 후에는 정리운동을 한다. 운동 순서는 상체와 어깨에 힘을 빼고 가슴을 자연스럽게 편 자세를 유지하며, 팔은 자연스럽게 다리운동과 리듬을 맞춰 흔든다. 착지(着地)시에는 무릎을 조금 굽혀 발뒤꿈치부터 착지를 시작하여 발바닥 전체로 몸을 지지하고, 마지막으로 엄지발가락으로 차고 나간다. 조깅은 다리에 부담을 주기에 부상으로 이어질 수 있으므로 전신이 밸런스를 유지해야 한다.

건강을 위하여 전력 질주 또는 42.195km 마라톤(Marathon)을 목표로 하는 러닝보다 요즘에는 몸에 무리가 가지 않으면서도 실익(實益)은 톡톡히 볼 수 있는 '달리는 것도 아니고 안 달리는 것도 아닌 달리기'인 '슬로우 조깅'이 인기가 높다. '달팽이 조깅'인 느리게 달리는 게 운동이 되나 싶은데 "체중을 감량했다" "땀이 나는데 무릎은 편안하다" 등 효과를 봤다는 사람들이 많다.

슬로우 조깅(Slow Jogging)은 일본에서 시작돼 전 세계로 보급되었다. 창시자는 운동생리학자 다나카 히로아키(田中広嶸·1947-2018) 후쿠오카(福岡)대학 스포츠 생리학과 교수이다. 그는 46세 때부터 몸소 '싱글벙글 페이스' 훈련을 통해 마라톤 기록을 향상시켜, 50세때 개인 최고기록 2시간 38분 50초를 경신했다. 주요 저서에는 '현명하게 달리는 풀 마라톤' '당신의 체지방, 달리기로 줄일 수 있다' '일의 능률을 높이고 뇌를 단련하는 슬로우 조깅' '슬로우 조깅 건강법' 등이 있다.

다나카 히로아키 교수(의학박사)는 누구나 쉽게 실천할 수 있고, 몸에 무리가 가지 않으면서도 건강에 이로운 운동을 찾고자 연구를 거듭하여 슬로우 조깅을 창시했다. 처음에는 슬로우 조깅이 일본에서도 회의적인 반응이 있었지만, 미국스포츠의학회(American College of Sports and Medicine, ACSM)가 생활습관병 예방에 효과적인 방법으로 인정하면서 큰 인기를 끌었다.

최근 독일 공영방송 ZDF 등은 "요즘 작은 보폭으로 달리는 '슬로우 조깅'이 트렌드로 자리 잡고 있다"고 전했다. 독일에는 각 도시의 공원과 도심에서 '슬로우 조깅 동호회'가 활발히 운영되고 있다. 우리나라에는 '한국슬로우조깅협회(Slowjogging Korea)'가 있다. 협회가 부산에서 매주 여는 '일요 슬로우 조깅 교실'에 문의가 늘고 있다.

일본 규슈(九州)지방의 최대 규모를 자랑하는 후쿠오카대학 운동생리학 연구팀이 평균 나이 70.8세 노인 81명을 대상으로 12주간 슬로우 조깅을 실험한 논문을 발표했다. 결과는 피하지방과 근육지방은 감소했고, 근육 기능은 개선됐다. 특히 앉은 자세에서 일어서는 능력이 향상되었다. "초속 2m로 천천히 달리면 빨리 걷기 경보(競步, racewalking)보다 덜 피곤하고 지구력을 높여 준다"는 노스캐롤라이나대학 연구 결과가 미국국립과학원 회보에 실리기도 했다.

슬로우 조깅은 웃으면서 뛸 수 있을 정도로 천천히 뛰는 것이 핵심이다. 초보자의 경우 시속 4-5km 속도를 권장하므로 걷는 속도와 거의 동일한다. 보통 1km당 7-9분 정도의 속도로 달리기 때문에 심박수는 낮게 유지하면서도 칼로리를 소모하고 심폐지구력을 향상시킬 수 있다. 특히 무릎과 관절에 부담을 덜 줘서 운동 초보자부터 고령자까지 충분히 함께 할 수 있는 저강도(低强度) 운동이다.

'달팽이 달리기'라고 표현할 정도로 느리게 달리는 '슬로우 조깅'은 남녀노소(男女老少) 누구에게나 열려있는 운동이다. 특히 운동 초보자, 관절이 약한 사람, 다이어트를 원하는 사람, 스트레스 해소가 필요한 사람 등에게 효과적이다. 체력이 약해서 격렬한 운동이 부담스러운 사람들도 슬로우 조깅을 쉽게 시작할 수 있다. 또한 고혈압, 당뇨병 등 만성질환 예방에도 도움이 된다.

슬로우 조깅은 쉽고 간편한 운동이지만, 다음 사항을 숙지하면 더욱 효과적이고 안전하게 즐길 수 있다. 즉 준비운동을 한 후 슬로우 조깅을 시작한다. 그리고 운동이 끝나면 마무리 운동으로 몸을 풀어준다. 준비운동은 슬로우 조깅에 앞서 5-10분 정도 가벼운 준비운동을 통해 몸을 충분히 풀어준다. 스트레칭을 통해 근육과 관절을 유연하게 만들어 부상을 예방하여야 한다.

슬로우 조깅은 처음에는 걷기와 슬로우 조깅을 번갈아 가며 실시한다. 즉 5분 걷고 1분 달리는 것을 반복하며, 점차 달리는 시간을 늘려나간다. '대화 가능한 속도'를 유지하는 것이 중요하다. 숨이 차거나 힘들면 걷는 것으로 전환하고, 호흡이 안정되면 다시 달리기를 시작한다. 너무 무리하지 말고, 자신의 체력 수준에 맞춰 운동 강도를 조절해야 한다.

슬로우 조깅을 마친 후에는 10분 정도 가벼운 스트레칭이나 걷기를 하면서 마무리 운동(정리운동)을 한다. 운동 후 스트레칭은 근육의 피로를 풀어주고, 다음 운동을 위한 준비를 돕는다. 정리운동을 통해 심박수를 서서히 낮춰 몸이 안정을 되찾도록 한다.

슬로우 조깅을 안전하고 효과적으로 즐기기 위하여 우선 올바른 자세 유지가 중요하다. 허리를 곧게 펴고 시선은 정면을 향하고 팔은 자연스럽게 흔들고, 발은 앞꿈치부터 착지한다. 올바른 자세는 운동 효과를 높이고 부상을 예방하는 데 중요한 역할을 한다. 잘못된 자세는 부상으로 이어질 수 있으므로 주의해야 한다.

편안한 복장과 신발을 착용한다. 통풍이 잘 되는 운동복과 쿠션이 좋은 러닝화를 착용한다. 계절에 맞는 운동복을 착용하여 체온을 유지한다. 러닝화는 자신의 발에 맞는 사이즈를 선택하고, 착용감을 확인하여야 한다. 운동 전후에 충분한 수분을 섭취하여야 한다. 운동 중에도 목이 마르면 물을 마시도록 한다. 땀으로 배출된 전해질(電解質) 보충을 위해 이온 음료를 마시는 것도 도움이 된다.

운동 강도는 자신의 체력 수준에 맞게 조절해야 한다. 처음부터 너무 욕심내지 말고, 점진적으로 운동량을 늘려나가는 것이 좋다. 몸에 이상 신호가 느껴지면 즉시 운동을 중단하고 휴식을 취하도록 한다. 운동 중 통증이 발생하면 즉시 운동을 멈추고 휴식을 취한다. 통증이 지속되면 전문가와 상담을 하도록 한다.

호흡법은 복식호흡(腹式呼吸)을 연습하면 깊고 규칙적인 호흡은 운동 효율을 높이고 피로감을 줄여준다. 복식호흡(abdominal breathing)은 숨 쉴 때마다 배가 외형상 부풀다가 가라앉는 것처럼 보인다. 이러한 모습은 폐를 감싸는 가슴쪽보다는 횡격막(橫隔膜, Thoracic diaphragm)의 수축과 팽창에 있어서 배를 주로 사용함으로써 배의 움직임이 보다 눈에 띄게 된다.

다양한 코스를 활용한다. 즉 공원, 숲길, 강변 등 다양한 코스를 활용하여 지루함을 예방한다. 또한 좋아하는 음악을 들으면서 슬로우 조깅을 하면 운동 효과를 높일 수 있다. 신나는 음악은 운동 동기를 유발하고 지루함을 덜어준다. 운동량, 속도, 거리 등을 기록하고 분석하는 데 도움을 주는 다양한 '슬로우 조깅 앱'을 활용한다. 운동 목표 설정, 운동 기록 관리, 건강 데이터 분석 등 다양한 기능을 활용하면 운동 효과를 극대화할 수 있다.

슬로우 조깅은 낮은 강도의 운동이지만, 지방 연소 효율이 높아 다이어트에 효과적이다. 즉 낮은 강도로 운동할 때 탄수화물보다 지방을 에너지원으로 사용하는 비율이 높아진다. 이에 슬로우 조깅은 몸속에 저장된 지방을 효과적으로 태울 수 있는 운동이며, 운동 후에도 에너지 소비량을 높여 지방 연소 효과를 지속시킨다. 슬로우 조깅은 식욕 조절 호르몬 분비에 영향을 미쳐 과식을 예방하고 식습관 개선에 도움을 준다.

　전문가들은 슬로우 조깅이 '천천히 달리는 법'이라며 유행인 '존(Zone) 2 러닝'과 유사하다고 말한다. 달리는 속도는 최대 심박수를 기준으로 존 1-5로 나뉘는데, 그중 존2인 최대 심박수의 60-70% 수준으로 달린다는 의미이다. 예를 들면, 나이가 30세면 '220-30=190'이 최대 심박수이므로, 존2는 190의 60-70%인 114-133 정도다.

　슬로우 조깅은 부상 위험이 낮으면서도 비만이거나 심폐기능이 좋지 않은 사람에게 권장되고 있다. 슬로우 조깅은 몸에 부담이 가지 않아 고령자에게 적합한 유산소운동이다. 다만 감각 저하로 발가락 염증 등을 인지하지 못하는 당뇨병 환자는 주의할 필요가 있다.

<青松 건강칼럼 2025. 1. 8.>

마라톤Marathon · 마라토너Marathoner

올해 팔순(八旬)을 맞은 '마라톤 마니아(mania)'가 지난 6년간 출전한 국내외 150여개 마라톤 대회의 기록증과 사진을 연도별로 정리하여 한권의 책으로 엮었다. 〈73세에 시작한 마라톤 88할(세)때까지 달린다〉는 林敬鎬 박사가 팔순을 맞아 출판한 책 제목이며, 이 책자를 在京경북중고제39회동창회(회장 朴明潤) 동창생들에게 배부했다.

임경호는 1940년 1월 26일 경북 의성군에서 출생하였다. 大邱 경북고등학교를 1958년에 졸업한 후 연세대 행정학과(1963년, 학사), 서울대 행정대학원(1965년, 석사), 그리고 1986년에 단국대학교에서 행정학박사학위를 취득했다. 그는 1964년 내무부 지방행정연구위원회의 연구원으로 공직에 첫발을 디딘 후 50년 동안 공직생활을 했으며, 그 기록을 편집한 〈나의 공직행활 50년〉을 2013년에 발간한 바 있다.

50년 공직생활 중 30년은 내무공무원으로서, 20년은 준공직인 연구원으로 재직하면서 국가와 사회를 위해 보람찬 일들을 수행했다. 30년간의 내무공무원 생활은 경기도청에서 실무자로 시작하여 계장, 과장, 국장을 거쳐 시장, 군수, 도지사까지 18년간, 행정안전부(구 내부부)에서도 계장, 과장, 국장, 차관보까지 9년간을 역임하였고, 대구광역시 부시장과 경북도청 부지사를 2년 4개월 봉직했다. 1994년 3월 김영삼 대통령에 의해 경기도지사에 임명됐다.

20년간의 연구원 생활 중에는 경기개발연구원을 창립하여 초대 원장을 그리고 내부부 산하 지방행정원구원장도 역임하였다. 영남대학교 행정대학원 객원교수, 일본 慶應義塾大學 방문교수 등을 역임하였으며, 저서에는 '지방의회론(1991)', '신지방의회운영론(2006)' 등이 있다. 임경호 박사는 사단법인 지방의회발전연구원(Research Institute of Local Councils)을 1998년 2월에 창립하여 현재 이사장으로 활동하고 있다. 녹조 근정훈장(1977)과 홍조 근정훈장(1993)을 수훈했다.

임경호 박사는 6년전에 건강과 취미로 마라톤을 시작하여 국내외에서 개최된 150여 마라톤대회에 참가하였다. 그는 73세가 되던 2012년 11월 18일에 열린 '제11회 상주곶감 전국마라톤대회' 10km(기록: 1:00:50.34)에 처음 도전한 이래 풀(42.195m), 하프(21.0975m) 10km 등을 건강을 위해 혼자서 출전하였다.

특히 조선일보사가 주최하는 춘천마라톤(Chuncheon Marathon, 2014년 10월 26일 풀코스 첫 출전 기록: 5:20:14) 풀코스를 3번, 하와이국제마라톤(Honolulu Marathon, 2014년 12월 14일 기록: 5:50:06) 풀코스 3번, 괌국제마라톤(The Guam International Half Marathon) 하프코스(2014년 4월 13일 기록: 2:40:04, 70세 이상 출전자 3등 입상) 2번을 참가함으로써 일생의 좋은 경험을 하고 '마라톤 마니아'가 되었다고 한다.

임경호 박사의 마라톤 대회 출전 일정을 살펴보면, 2012년에 2회, 2013년에 9회, 2014년에 25회, 2015년 19회, 2016년 26회, 2017년 22회, 2018년 23회를 출전했다. 올해는 지난 1월 17일 제12회 제천의림지 알몸 마라톤대회(10km)를 시작으로 마라톤대회에 참가하고 있다.

그는 평소 등산을 좋아해 전국의 수많은 산을 비롯하여 아프리카 킬리만자로(5,685m)와 히말라야 안나프르나 베이스캠프(4,130m)를 혼자 다녀오기도 했다. 요즘에도 혼자 유럽지역 배낭여행을 다녀오곤 하며, 고교 동창생들에게 "비행기 요금만 지불하면 숙박비 등은 자기가 부담하겠다"고 동행을 권유하고 있다.

마라톤의 역사는 기원전 490년 그리스와 페르시아의 '마라톤 벌판' 전쟁에서 그리스의 승전보(勝戰譜)를 알리기 위해 병사(兵士) 휘디페데스가 마라톤에서 아테네까지 40km가 되는 거리를 달린 것이 기원이 된다. 마라톤은 제1회 근대올림픽인 아테네 대회에서 경기종목으로 채택되었으며, 최초로 42.195km의 거리로 경기를 한 대회는 1908년 런던올림픽이다. 1984년 미국 LA올림픽부터 여자마라톤도 정식 종목이 되었다.

마라톤은 장거리 종목 운동으로 지구력(持久力)의 한계를 시험하는 경기라 할 수 있다. 단거리 선수와는 달리 보폭(步幅)을 좁게 하여 힘을 낭비하지 않도록 하며, 불필요한 동작은 최소화한다. 또한 페이스의 안배가 마라톤 경주(marathon race)의 성패를 좌우한다.

우리나라는 황영조(1992년 바르셀로나 올림픽 금메달), 이봉주(2001년 보스턴 마라톤 1등) 등 마라톤선수들이 국제마라톤대회에서 우승한 이래 전국에서 마라톤 붐이 조성되어 현재 지방의 축제로서 400여개 전국마라톤대회가 매년 개최되고 있다. 마라톤은 특별한 장비나 장소에 구애되지 않고 운동화 한 컬레만 있으면 즐겁게 할 수 있고 혼자서도 할 수 있는 경제적으로나 시간적으로 가성비(價性比, cost-effectiveness)가 높은 운동이다.

마라톤은 시간과 장소의 제약을 받지 아니하고 성별과 연령에 관계없이 남녀노소(男女老少) 누구나 쉽게 접할 수 있는 운동 중의 하나이다. 또한 마라톤은 자신과의 싸움이므로 한계의 극복을 통해 성취감과 쾌감을 느낄 수 있어 육체적 건강은 물론 정신적 건강을 증진시킬 수 있다.

마라톤은 전신운동으로 심폐 지구력이 향상될 뿐만 아니라 전신의 근력 향상에도 도움을 준다. 마라톤은 에너지 소모량이 많아서 체중조절에 큰 효과를 주는 운동이며, 운동 시작후 30분 정도까지는 근육속의 글리코겐(glycogen, 糖原)을 에너지원으로 사용하지만 30분이 지나면 몸에 축적된 지방을 연소시켜 에너지원으로 전환해서 사용한다. 마라톤을 한 번 완주하는데 소모되는 열량은 대략 2400kcal이며, 온전히 체지방(體脂肪)에서 소모가 된다고 가정하면 지방양은 300g 정도가 된다.

우리 민족에게 마라톤은 '특별한 그 무엇'이있다. 아마도 일제 식민지 시대에 손기정(孫基禎, 1912-2002) 선수가 일장기(日章旗)를 달고 1936년 제11회 베를린 올림픽대회 마라톤에서 2시간 29분 19초로 당시 올림픽 신기록을 작성하고 금메달을 차지했다. 이어서 동아일보(東亞日報)가 손기정 선수의 시상식 사진에서 일장기를 지워버리는 의거(義擧)를 일으키면서 생겨났던 체험이 전해져 내려와 우리 민족의 가슴속에 남아있기 때문일 것으로 사료된다.

한국 마라톤의 손기정과 서윤복은 불우했던 시기를 오로지 달리는 것만으로 풀어냈던 장인의 정신력이 있었다. 그들은 잃어버린 조국을 위해, 다시 찾은 조국을 위해 달렸다. 1947년 51회 보스턴 마라톤 대회에서 서윤복 선수가 2시간 25분 39초의 세계 신기록으로 우승했으며, 1950년 제54회 대회에서는 함기용, 송길윤, 최윤칠 선수가 1,2,3위를 휩쓸었다.

그후 황영조와 이봉주의 시대에는 대기업(코오롱과 삼성전자)의 파격적인 지원이 때를 만난 영웅들과 조우했다. 그러나 이봉주 이후 한국 마라톤은 끝이 보이지 않는 나락으로 추락하게 된 이유는 육상 중흥을 위하여 필요한 4가지 주체(선수, 팀, 지도자, 연맹)가 모두 심각한 문제를 안고 있기 때문이다. 이에 전문가들은 한국 마라톤이 단기간에 부활하는 것은 '힘들다'고 전망하고 있다. 따라서 보다 장기적인 접근이 필요하다.

삼성전자 육상단이 작성한 '2017년 상반기 세계마라톤 결산 자료'에 따르면 세계랭킹 100위권을 케냐, 에티오피아 등 아프리카 선수들이 거의 모두 차지하고 있다. 그러나 일본 선수 중 2시간 8-9분대 기록으로 6명의 선수가 100위 이내에 포함되어 있다. 한편 우리나라는 여자마라톤 김성은 선수가 2시간 32분 20초로 세계랭킹 147위에, 남자마라톤 유승엽 선수가 2시간 14분

1초로 267위에 있어 세계 정상과는 격차가 크다.

달리기를 하다 보면 러닝하이(running high)라는 상태에 이를 수 있다. 이것은 달리기 애호가들이 경험하는 독특한 도취감으로 이로 인해 스트레스 해소, 우울증 치료에도 도움이 된다. 마라톤은 원활한 혈액순환으로 인하여 혈관의 변화를 방지해 주며, 성인병 예방에도 효과가 있다.

그러나 마라톤은 운동 중에 급사(急死)할 수 있다. 운동을 하던 중 심장질환 때문에 급사한 경우를 부검한 결과에 따르면 관상동맥경화증이 67%, 심근비대가 7.8%, 판막질환이 7.1% 등으로 나타났다. 따라서 마라톤에 도전하겠다고 마음을 먹었다면 자신의 신체 기능에 이상이 없는지를 먼저 확인하고 훈련을 시작하여야 한다.

초보자의 마라톤 훈련방법은 운동시간을 갑자기, 지나치게 늘리지 말아야 한다. 훈련은 조금씩 단계를 밟아 연장해야 한다. 마라톤에서 유일하고도 중요한 운동장비인 '운동화'가 발에 맞지 않아 다리와 근육, 무릎에 통증이 생기거나 발에 물집이 생기는 경우가 많다. 따라서 가볍고, 발이 편하며, 충격을 흡수할 수 있도록 약간의 쿠션이 있는 운동화를 선택하는 것이 바람직하다.

<靑松 건강칼럼 2019. 8. 31.>

보디빌딩Body Building과 피트니스Fitness

하루 3시간 식당에서 '알바'한 수입으로 일주일에 3일 한 시간씩 헬스장에서 개인 레슨을 받고 있는 75세 '몸짱' 할머니가 언론에 소개된바 있다. 75세 보디빌더 임종소(1944년생)씨는 '몸짱 할머니'로 유명하다. 지난 5월 과천시민회관에서 열린 '제24회 WBC 피트니스 오픈 월드 챔피언십'에서 피규어 38세 이상부문 2위를 차지했다. 평범한 가정주부로 생활하면서 취미로 에어로빅(aerobics)을 35년 동안 배웠다.

임종소 할머니가 처음 헬스장을 찾았던 건 지난해 5월 허리에 척추관 협착증(spinal stenosis)이 온 이후다. 당시 오른쪽 다리를 쓸 수 없어 난간을 붙잡고 간신히 계단을 올라가야 할 정도였다고 한다. 한 달간 병원에서 주사를 맞으며 물리치료를 했지만 2-3일 뒤엔 다시 통증이 찾아왔다. 병원 의사가 완치될 수 없다며 근육(筋肉)이라도 키워보라고 해 헬스장에서 개인 레슨(PT)을 등록했다.

처음엔 오른쪽 다리가 당겨 스트레칭도 힘들었으나, 아파서 눈물을 찔끔 흘리면서도 꾸준히 헬스장에 나가서 운동을 했다. 근육을 풀기 위하여 테니스공을 바닥에 두고 그 위로 다리를 꾹꾹 눌러가면서 운동했다. 처음엔 아파서 '악' 소리를 지르며 버텼는데, 석달을 해 보니 신기하게 통증이 사라졌다고 한다.

이 무렵에 헬스장 관장으로부터 보디빌더(body builder)를 해 보라는 권유를 받았다. 오랜 기간 에어로빅을 해서 속 근육이 있다고 해서 근육 운동이라도 해보자 싶어 3개월을 더했다. 그 결과 어깨도 펴지고 자세도 좋아졌다. 헬스장 관장이 내친김에 대회에 출전을 해 보라는 말에 반년 동안 대회 준비를 하고 지난 5월 피트니스 챔피언십 대회에 출전하여 2위에 입상했다.

요즘에는 내년에 개최되는 세계무대를 목표로 준비하고 있다. 헬스장의 개인 레슨 비용을 마련하기 위해 작년부터 매일 3시간씩 식당에서 아르바이트를 하고 있다. 헬스장을 찾은 중장년층은 '이분처럼 몸을 만들고 싶다'고 한다. 그는 운동을 하고 싶어 하는 사람들에게 전문가에게서 제대로 배울 것을 조언한다. 건강하게 살기 위해 자신에게 투자를 해야 한다.

필자는 건강관리를 위하여 우리 아파트 인근에 있는 국립한국우진학교 내 우진(又進)스포츠센터에서 매일 1시간씩 운동을 하고 있다. 먼저 간단한 스트레칭을 한 후 런닝머신에서 15분간 걷기운동을 하고, 이어서 상체와 하체 근력운동을 15분 정도 한다. 이를 반복하면 한 시간이 된다. 우진스포츠센터의 피트니스 등록비는 1개월 5만원(3개월 13만원)이며, 개인레슨(PT)를 받으려면 한 달에 40만원(1시간씩 10회 지도)이고 매일 오전 GX수업(근력운동과 스트레칭)은 무료이다.

'스트레칭(Stretching)'은 신체 부위의 근육, 건(腱, 힘줄), 인대(靭帶) 등을 늘여주는 운동으로 관절의 가동범위 증가, 유연성 유지 및 향상, 상해(傷害) 예방 등에 도움이 된다. 유연성의 향상을 위해서는 근육을 정상의 길이보다 약 10% 이상 늘려야 한다. 스트레칭의 효과는 건(tendon)의 길이가 늘어남에 따라서 장력(張力, tension)이 변하는 것과 관련되는 것으로 알려져 있다.

'보디빌딩(Body Building)'이란 트레이닝과 식단(食單) 조절을 통해 균형 있는 미적 근육을 가꾸고 이를 평가하는 스포츠를 말한다. '보디빌더(body builder)'는 보디빌딩을 전문적으로 하는 직업이나 사람을 말하며, 몸을 가꾸어 대회에 참가하는 선수들을 보디빌더라고 부른다. 보디빌딩은 원래 역도(力道)와 운동방법이 유사한 관계로 역도와 더불어 발전해 왔다. 보디빌딩은 중량 저항 기구를 다뤄야 하는 운동이기 때문에 근력과 근지구력의 향상을 도모할 수 있다.

우리나라 최초의 전국규모 제1회 '미스터 코리아(Mr. Korea)' 선발대회는 1949년 서울 시공관(市公館)에서 개최되었다. '미스터 올림피아(Mr. Olympia)'는 세계보디빌딩연맹에서 매년 개최하는 국제 보디빌딩 대회로 프로 보디빌딩계의 최고봉으로 인정하고 있다. 대한보디빌딩협회(Korean Bodybuilding & Fitness Federation)는 1968년에 세계보디빌딩연맹(IFBB)에, 1970년에는 아시아보디빌딩연맹(ABBF)에 가입했다.

약물(drug)사용이 보디빌딩계에서 널리 퍼진 것은 꽤 오래되며 가장 치명적인 문제점이다. 도핑(doping)이란 운동경기에서 체력을 극도로 발휘시켜서 좋은 성적을 올리게 할 목적으로 선수에게 심장흥분제, 근육증강제 따위의 약물을 사용하는 것을 말한다. 약물을 사용하면 이전보다 훨씬 더 많은 중량을 들어 올리고, 근육 성장이 더 빨리지고 크기도 더 커진다. 경기력 향상 약물을 쓰는 사람을 '약쟁이(로이더)'라 부르고, 안 쓰는 사람을 '내츄럴(natural)'이라고 구분한다.

상체와 하체 모두 벌크업(bulk up, 근육 확대 성장)과 데피니션(definition, 지방이 제거돼 근육이 선명하게 드러난 상태)을 모두 완벽하게 갖췄다면, 약물을 사용한 선수로 보면 된다고 한다. 도핑을 함으로써 경기성적은 올릴 수 있지만, 선수의 건강을 해치는 원인이 된다. 한국도핑방지위원회(Korea Anti-Doping Agency)에서 도핑 테스트를 실시한다.

보디빌딩의 체급(體級)은 1983년부터 신설된 밴텀급(65kg까지)을 비롯하여 라이트급(70kg까지), 미들급(80kg까지), 라이트헤비급(90kg까지), 헤비급(90kg 이상)으로 구분되며, 우리나라도 이에 준한다. 여성은 52kg 이내 · 이상으로 나누어 미들급과 헤비급으로 하고 있다.

서양의 웨이트 리프팅(weight lifting, 역도)은 유럽에서 1880년부터 1953

년에 이르는 기간에 발전하였으며, 트레이닝을 위한 바벨(barbell, 역도운동 용구), 덤벨(dumbbell, 아령)같은 기구들을 만들어내면서 현대 보디빌딩이 시작됐다. 웨이트 트레이닝(weight training)을 대표하는 3대운동은 벤치 프레스(bench press), 스쿼트(squat, 屈膝運動), 데드리프트(deadlift) 등이다.

또한 신체 부위별(목, 어깨, 가슴, 등, 팔, 복부, 엉덩이, 허벅지, 종아리 등) 근육들이 성장할 수 있도록 트레이닝으로 강한 자극을 주어야 한다. 예를 들면, 대퇴(大腿, 허벅지) 근육은 스쿼트(squat), 레그 프레스(leg press), 레그 익스텐션(leg extention), 레그 컬(leg curl), 어덕션(adduction) 등을 활용한다.

'피트니스(Fitness)'란 밸런스가 잡힌 건강한 신체를 만들어내는 운동을 말한다. 외국에서는 신체 적성(physical fitness)을 이르는 말로 통용되고 있으나, 우리나라에서는 흔히 체력(體力)과 같은 뜻으로도 이해되고 있다. 피트니스의 상태를 얻기 위해서는 생리적으로는 신경 계통과 근육 활동을 조정할 필요가 있다.

최근 건강한 신체와 아름다운 몸매를 위해 피트니스를 찾는 사람들이 늘고 있다. 또한 과거에는 단순히 운동에만 집중했다면 최근에는 젊은층 회원들이 증가하면서 골프(실내), 요가, 필라테스(pilates) 등 다양한 운동과 결합한 '토털 피트니스' 형태의 스튜디오가 늘고 있다.

'필라테스(Pilates)'는 독일의 스포츠 연구가인 요제프 필라테스(Joseph H. Pilates: 1880-1967)가 고안한 운동방법이다. 그는 제1차 세계대전 때 영국 랭커스터 포로수용소에서 근무하면서 포로들의 건강을 위하여 다양한 운동방법을 고안했다. 그리고 요가(yoga), 선(禪), 고대 그리스의 양생법 등을 접목시켜 이 운동을 체계적으로 발전시켰다. 필라테스 운동법의 원리는 반복된 동작을 통하여 연속적으로 근육을 운동시키면서 통증(痛症)없이 근육을 강화하는 것이다.

필라테스는 복부와 허리 그리고 엉덩이 부분을 에너지의 원천이 되는 파워하우스(power house)라고 부르며 이부위를 단련시키는 것이 기본이다. 사용하는 근육의 움직임에 집중하고, 강도를 조절하며 정확한 동작을 이루어야 한다. 또 동작마다 고유의 호흡패턴이 있어 이를 따라야 운동효과를 최대화할 수 있다. 각 동작을 할 때는 정신을 집중하며, 한 동작에서 다음 동작으로 연결할 때는 부드럽고 유연하게 흐름을 따라 움직여야 한다.

몸의 파워하우스 강화로 자세 교정과 구체적인 근력 강화로 유연성을 향상시키며 몸의 긴장을 풀어준다. 이를 통해 상해(傷害)를 방지하고 재활에도 효과가 있으며, 심폐 능력과 순환기 능력을 강화시키는 데 효과가 있다. 또한 마음을 차분히 가라앉히는 과정을 통하여 긴장 해소와 스트레스 해소에도 도움이 되는 것으로 알려져 있다. 필요한 용구는 공, 탄성밴드, 롤러, 덤벨 등이다.

운동을 통해 자극을 받은 근육이 제대로 성장하려면 영양 공급이 원활히 이뤄져야 한다. 따라서 식단 관리 없이는 근육질의 몸을 만드는 것은 불가능에 가깝다. 이에 근육 성장에 필수요소인 단백질 위주로 식사를 하며 탄수화물과 지방의 섭취량은 체계적으로 관리해야 한다.

<靑松 건강칼럼 2019. 9. 7.>

3부 암과 치매

암
세계 암의 날
암환자 200만 시대
암 예방의 날
암 진단과 수술
위암과 대장암
폐암
췌장암 4기

치매
치매
경도인지장애
치매환자 100만
치매 예방
치매 치료제
치매 머니

세계 암의 날

우리나라 국민들이 평균수명까지 생존할 경우 암(癌, cancer)에 걸릴 확률은 37.4%로, 남자는 5명 중 2명(39.8%), 여자는 3명 중 1명(34.2%)이 경험하는 흔한 질환이다. 매년 24만명이 새롭게 암을 진단받고 있으며, 암 치료를 통해 현재 생존하고 있는 유병자(有病者)도 200만명이 넘었다. 한국인 3대 사망원인(死因)은 암, 심장질환, 폐렴인데, 이 중 암은 1983년 관련 통계 작성 이래 37년째 1위이며, 2017년 우리나라 암 사망자는 총 8만1203명으로 전체 사망자 중 27.5%가 암으로 사망했다.

세계보건기구(WHO)에 따르면 2020년 전 세계적으로 1930만명이 암에 걸렸고, 1000만명이 암으로 사망했다. 또한 향후 몇 십 년간 신규 암 환자 수가 대폭 증가해 2040년에 세계 신규 암 환자 수가 2020년에 비해 47% 증가하고, 특히 저소득 국가에서 최대 폭으로 증가할 것으로 전망했다. 암 발병의 60%, 사망자의 70%가 아프리카와 아시아, 중남미에 몰려있다. 또한 암으로 인한 경제적 부담액은 2010년 약 1조 1600억 달러를 기록했으며, 향후 지속적으로 상승할 것으로 전망했다.

매년 2월 4일은 국제암연맹(UICC · Union for International Cancer Control)이 2005년에 제정한 세계 암의 날(World Cancer Day)이다. 이 날은 유럽과 미국 임상종양학회 임원들이 파리에서 열린 '암 치료 국제학회(International Congress on Anti-Cancer Treatment)에서 채택된 선언문에 2000년 2월 4일 프랑스 엘리제궁에서 '암에 대항하는 파리 선언(Charter of Paris Against Cancer)'에 서명한 날이다.

'파리 헌장'에 호응하여 시작된 세계 암 캠페인(World Cancer Campaign)의 목표는 다음과 같다. 첫째, 암의 충격에 대한 인식을 제고한다. 둘째, 현존하는 해결책에 대한 이해를 증진한다. 셋째, 지식을 행동으로 옮긴다. 넷째, 집단적인 책임감과 행동을 고무하는 운동을 일으킨다. 2021년 '세계 암의 날'의 테마는 'I Am And I Will'이다. 나의 작은 행동 하나가 전 세계적으로 암(癌)을 줄이는 것으로 이어질 수 있다는 인식을 전하고자 전개하는 캠페인이다.

국제암연맹(UICC)는 암과 관련된 조기 사망률을 2030년까지 1/3까지 감소하는 것을 목표로 하고 있다. 세계보건기구(WHO)는 2008년 매년 3월 21일을 '암 예방의 날'로 정하고 암에 대한 이해를 높이고 암의 예방과 치료, 관리 의욕을 고취한다. WHO는 암을 예방하고 암 환자들의 삶의 질을 높이는 것을 주제로 UICC의 활동을 지원하고 있다.

'세계 암의 날'은 암에 대한 인식을 제고하고, 암 치료법에 대한 이해를 넓히며, 암에 대한 정확한 지식을 바탕으로 한 실천을 유도하고 암을 예방하기 위해 제정된 날이다. 암은 조용하게 진행되어 증상을 느낄 때는 손을 쓸 수 없는 경우가 많기 때문에 예방이 중요하다. 이에 암을 예방하는 건강한 생활 습관을 실천해야 한다.

WHO는 암 발병 요인의 3분의 1이 흡연, 음주, 비만, 운동부족, 과일과 채소 섭취 부족 등이며, 이 중 흡연이 가장 위험한 요소라고 지적했다. 따라서 금연(禁煙), 금주(절주), 규칙적인 운동, 건강한 식단이 효과적인 암 예방책이다. 암이 신체의 다른 장기로 전이되지 않고 국소 부위에 국한된 상태에서 진단되는 조기 발견을 위해서는 정기적인 검진이 중요하다. 조기 진단과 적절한 치료로 대다수 암을 효과적으로 치료할 수 있다.

암은 변이를 일으킨 비정상 세포가 정상적인 세포 조직을 파괴하여 발생하는 질병이다. 우리 몸을 구성하는 단위인 세포는 세포 내의 조절 기능에 의해 분열, 성장, 사멸하는 과정을 거치면서 세포 수의 균형을 유지한다. 그런데 증식과 억제가 조절되지 않는 비정상적인 세포들이 생성되고 과다하게 증식해 주위 조직 및 다른 장기에 침범하면서 정상 조직을 파괴하는 경우 암이 생긴다.

암에 대해 가족력(家族歷, family history)을 걱정하는 경우가 많으나 실제로는 환경적 요인(environment factors)이 중요하다. 암 발생에 있어서 5-10% 정도는 부모로부터 물려받은 유전자 이상에 의해 영향을 받지만, 그 외 90% 이상의 경우에는 환경적인 원인에서 비롯된다. 암 발생의 위험요인으로 알려진 흡연, 음주, 발암성 식품 및 화학물질 등에 정상 세포가 노출될 경우, 유전자의 변이가 나타난다.

현대의학의 발전과 함께 암 치료법은 수술, 방사선치료, 항암화학요법 등 매우 다양해졌고, 최근에는 표적요법과 면역요법 등 새로운 치료방법이 등장하면서 환자들의 선택지가 넓어졌다. 암은 진단 후 적절한 현대 의학적 치료를 받으면 30%에서 완치가 되며, 40%에서는 암세포 성장을 억제해 수명 연장이 가능하다. 나머지 30%에서는 암으로 인한 고통의 경감만을 가져올 수 있다.

초기에 발견한 암은 수술만으로 완치가 가능하며 개복(開腹)수술, 복강경(腹腔鏡, laparoscope) 수술을 비롯해 최근에는 로봇(robot) 수술이 추가돼 환자 맞춤형 수술이 가능하다. 로봇 수술 장비에 달린 카메라는 일반 복강경 장비보다 최대 10배 확대된 장면을 보여주므로 넓은 수술 시야를 제공해 안정적인 수술 공간을 확보할 수 있다.

방사선치료(放射線治療, radiation therapy)란 고에너지 방사선을 이용하여 암세포를 죽이는 치료를 말한다. 암세포에 집중적으로 방사선을 조사(照射)하면 암세포를 파괴하여 더 이상 증식(增殖)되는 것을 막아준다. 방사선

치료는 주변의 정상 세포도 방사선의 영향을 받지만, 정상 세포는 빠르게 회복된다. 미국은 전체 암 환자의 60%가 방사선치료를 받고 있다.

항암화학요법은 암세포가 정상세포에 비해 매우 빨리 성장하는 특성을 이용해 세포독성물질로 암세포를 공격해 사멸시키는 치료법이다. 주로 재발하거나 여러 부위로 전이된 암을 치료하는 데 사용되지만, 수술과 방사선요법 전에 암 크기를 줄여서 치료의 효과를 높이고자 할 때도 사용한다. 또한 수술 또는 방사선치료 후에 남아 있을 수 있는 암세포를 파괴하여 재발을 억제하고자 할 때 사용되기도 한다.

표적항암제는 기존 항암화학요법의 부작용을 줄이기 위해 정상세포는 공격하지 않고 암세포만을 공격하도록 개발된 약제를 말한다. 표적요법은 암세포는 정상세포와 달리 증식과 전이에 유리한 독특한 변화를 보이는데 이런 독특한 변화를 표적으로 삼아 공격해 암세포 파괴를 촉진하고 성장을 둔화시킨다. 표적항암제는 단독으로 사용할 경우도 있지만 항암화학요법 또는 방사선요법과 함께 사용할 수도 있다.

면역치료는 우리 몸 안에 있는 방어체계를 키워 암세포와 잘 싸우게 만드는 원리이다. 몸 안에 암세포가 생기면 T세포(T Cell), NK세포(Natural Killer Cell) 등 면역세포들이 암세포를 제거하기 위해 활동하게 된다. 하지만 암세포는 면역회피물질을 갖고 있어 면역세포의 작용을 무력화시키면서 암세포를 퍼트린다. 이런 특성에 착안하여 개발된 면역항암제는 정상적으로 활동 중인 면역세포를 다시 활성화함으로써 암세포를 사멸시킨다.

면역요법(免疫療法)이란 우리 몸의 면역체계가 효과적으로 암세포와 싸우도록 유도하는 치료다. 대표적인 면역요법인 면역체크포인트 억제제는 면역체계가 지나치게 강해지지 않도록 제어하는 면역체크포인트를 억제함으로써 면역체계가 활성화되어 암세포를 공격하도록 한다. 면역요법은 단독으로 사용되거나 항암화학요법과 같이 사용될 수 있다.

암은 다양한 원인에 의해 발생하고, 환자별로 진행양상과 유형이 다르므로 동일한 암이라고 환자가 동일한 치료를 받는 것은 아니다. 최상의 결과를 얻기 위해서 병의 진행 정도, 환자의 성별과 나이, 환자 상태 등을 고려하여 환자 개인별 최적의 맞춤 치료법을 결정한다.

이를 위해 병원은 종양내과를 중심으로 수시로 다학제 협진회의를 한다. 다학제 치료(多學際治療, multi-disciplinary treatment)란 여러 진료과 의사가 모여 동시에 환자 상태를 상담하고 어떤 방식으로 치료를 진행할 것인지를 논의하는 치료방식이다. 의사들이 한 자리에 모여 진단, 수술, 방사선 치료와 항암제 치료 등 다양한 분야에서 통합적으로 최적의 치료법을 제시하고 환자에게 맞는 최선의 치료법을 결정한다.

2019년에 발표된 중앙암등록본부의 자료에 의하면 2017년에 우리나라에서 232,255건의 암이 새로이 발생했는데, 그중 폐암(肺癌)은 26,985건으로 전체 암 발생의 11.6%로 3위를 차지했다. 그러나 암 환자의 사망률 1위는 폐암(肺癌)이며, 2017년 전체 암 사망자(8만1203명)의 22.9%(1만8574명)를 차지했다. 폐암은 재발이나 전이가 많고 완치율이 낮아 다른 암에 비해 사망률이 높다.

우리나라 폐암 환자의 80-85%를 차지하는 비소세포폐암(非小細胞肺癌, non small cell lung cancer)의 경우 환자의 55-80%가 처음 진단 당시 이미 국소적으로 진행됐거나 전이가 일어난 상태이다. 폐암의 위험요인에는 흡연, 간접흡연, 석면 등과 직업적 요인, 방사성물질, 유전적 요인 등이 있다. 폐암의 예방법은 금연(禁煙) 외에는 확실히 밝혀진 것은 없다. 폐암의 약 90%는 금연으로 예방이 가능하다.

우리나라는 사회경제적 발전과 더불어 평균수명이 연장되면서 암 발생도 꾸준히 증가하고 있다. 암은 예방이 최우선이며, 암을 조기에 발견한 경우 수술만으로 완치가 가능하다. 그러나 수술만으로 완치를 기대하기 어렵거나 재발 우려가 높을 땐 항암치료나 방사선치료 등을 보조요법으로 사용한다.

<靑松 건강칼럼 2021. 2. 6.>

암 예방과 재발 방지

보건복지부와 중앙암등록본부는 '2018년 국가암등록통계'를 2020년 12월 30일 발표했다. 국가암등록통계는 암관리법(癌管理法) 제14조에 근거하여 매년 의료기관의 진료기록을 바탕으로 암환자 자료를 수집·분석하여 전전년도(前前年度)의 암발생률, 생존률, 유병률을 산출하고 있으며, 국가 암관리정책 수립 및 국제비교의 근거자료로 활용된다.

2018년에 발생한 신규 암환자는 24만 3837명(남자 12만 8757명, 여자 11만 5080명)으로 전년(23만 5547명)에 비해 8,290명(3.5%) 증가하였다. 인구 10만 명 당 연령표준화발생률은 290.1명으로 전년 대비 3.2명(1.1%) 증가하였다. 남자 암 발생률은 306.1명이며, 여자는 288.5명으로 전년 대비 남자는 0.2명 증가하였으나, 여자의 경우 5.8명 증가하여 증가폭이 상대적으로 높았다. 전체 암 발생률의 추세를 고려할 때 인구 고령화가 최근 암 발생자 수 증가에 영향을 주고 있다.

2018년 남녀 전체에서 가장 많이 발생한 암은 위암이었으며, 이어서 폐암, 대장암, 유방암, 간암, 전립선암 순이었다. 남자의 암 발생 순위는 위암-폐암-대장암-전립선암-간암-갑상선암 순이었으며, 여자는 유방암-갑상선암-대장암-위암-폐암-간암 순이었다. 우리나라 국민이 기대수명(83세)까지 생존할 경우 암에 걸릴 확률은 37.4%였으며, 남자(80세)는 5명 중 2명(39.8%),

여자(86세)는 3명 중 1명(34.2%)에서 암이 발생할 것으로 추정된다.

최근 5년간(2014-18) 진단받은 암환자의 5년 상대생존율(生存率)은 70.3%로, 암환자 10명 중 7명은 5년 이상 생존하는 것으로 볼 수 있다. 남녀별 5년 생존율은 여자(77.1%)가 남자(63.8%)보다 높았다. 암 종류별로 보면, 갑상선암(100.0%), 전립선암(94.4%), 유방암(93.3%)이 높은 생존율을 보였고, 간암(37.0%), 폐암(32.4%), 담낭 및 기타담도암(28.8%), 췌장암(12.6%)은 상대적으로 낮은 생존율을 보였다.

지난 10년(2009-2018년) 동안 암 종별 발생률을 보면, 위·대장·간·폐·자궁경부암 등은 꾸준히 줄었으나, 유방암·전립선암·췌장암은 늘었다. 대장·유방·전립선·췌장암은 서구화된 식습관과 관련이 있는 암이다. 대장암은 국가 암 검진에 포함돼 악성으로 넘어가기 전 발견될 확률이 높아져 감소했지만, 나머지는 여전히 증가 추세에 있다. 유방암도 국가 검진 대상에 들어가면서 증가세가 둔화되고 있다.

암 유병자(有病者), 즉 1999년 이후 암 확진을 받아 2018년 현재 치료 중이거나 완치된 사람은 약 201만 명으로, 전년(약 187만명) 대비 증가하였다. 이는 2018년 우리나라 국민(5130만888명) 25명당 1명(전체인구 대비 3.9%)이 암유병자라는 것을 의미한다. 암 진단 후 5년 초과 생존한 암환자는 전체 암유병자의 절반 이상(57.8%)인 약 116만 명으로, 전년(약 104만 명) 대비 약 12만 명이 증가했다.

필자도 암 유병자이다. 지난 2018년 11월 5일 신촌 세브란스병원 비뇨의학과에서 전립선 조직검사를 한 결과 전립선암(前立腺癌, Prostate Cancer) 진단을 받고 곧 호르몬 치료(남성호르몬 억제요법)를 시작하여 3개월에 한 번씩 복부에 루프린(Leuplin) 주사를 맞은 결과, PSA(전립선특이항원) 수치가 8ng/ml에서 0.4로 떨어졌으나 호르몬 주사를 맞지 않으면 PSA 수치는 다시 올라가므로 완치된 것은 아니다.

이에 연세암병원(Yonsei Cancer Center) 방사선종양학과 조재호 교수의 처방에 따라 토모테라피(Tomotherapy) 방사선 치료를 2019년 12월 23일부터 2020년 2월 4일까지 총 28회를 받아 PSA 수치가 0.0이 되었다. 방사선치료(radiation therapy)란 고에너지 방사선을 이용하여 암세포를 죽이는 치료를 말한다. 암세포에 집중적으로 방사선을 조사하면 암세포를 파괴하고 더 이상 증식되는 것을 막아준다.

췌장암(膵臟癌, Pancreatic Cancer) 투병 중인 이어령 교수의 근황이 조선일보 인터뷰를 통해 알려졌다. 체중이 50kg대로 내려왔다고 하며, 항암치료를 거부하고 1주일에 한 번 기(氣) 치료만 받으면서 집필에 몰두해온 그는 살아갈 날이 6개월에서 3개월, 다시 1개월로 줄어들 수 있다는 의사의 진단을 받고 최근 분신(分身)과 다름없던 '한중일(韓·中·日)비교문화연구소'의 문을 닫았다고 한다.

이어령 교수는 '이 시대의 지성'이라 불리는 한국의 대표적인 석학으로 서울대 국문과 및 동 대학원을 졸업하였다. 1967년 이화여대 교수로 부임했으며, 1990년 초대(初代) 문화부장관을 역임하면서 학교를 떠났다가 1995년 이화여대 석좌교수로 강단에 복귀했다. 88서울올림픽 개막식에서 '굴렁쇠 소년'을 연출한 것과 '벽을 넘어서'란 구호도 유명하다. 필자는 이어령 교수께서 서울대학교총동창회에 참석해 덕담을 해 주신 것이 기억난다.

췌장암은 비교적 드물게 발생하는 암이지만 우리의 생활방식이 서구화되면서 췌장암 환자가 꾸준히 증가하고 있으며 연령이 높을수록 발생 빈도가 높아진다. 췌장은 길이 15cm의 가늘고 긴 모양을 가진 장기로 소화액(췌액)을 분비해 십이지장으로 보내주는 역할을 한다. 암을 조기진단하기 위해 폐암은 가슴 CT, 간암은 초음파검사 등 여러 방법이 쓰이지만 췌장암의 경우 아직은 조기진단 방법이 없다. 최근 AI 메디컬 스타트업에서 AI가 모은 방대한 데이트로 췌장암 조기진단을 시도하고 있다.

올해 우리 나이로 미수(米壽)인 88세를 맞은 이어령 교수는 "어떤 고통이 와도 글을 쓰고 싶다. 그 의지가 나를 살게 하는 혈청제(血淸劑)"라고 말했다. 올해 81세인 필자도 지난해 금혼식(金婚式)을 기념하여 발간한 '행복한 여정 50년' 머리말에 "나는 이 세상에서 현역 '건강 칼럼니스트'로 평생 살다가 저 세상으로 떠나고 싶다."고 적었다.

현재 한국인 사망원인 1위인 암에 걸린 환자들은 암과 힘겨운 싸움을 벌이고 있으며, 암을 이겨낸 사람들도 재발의 위험 속에서 살아가고 있다. 하나의 암이 완치 되었다 하더라도 또 다른 암이 발생할 가능성이 늘어나고 있다. 이에 장기생존에 따라 다른 암이 추가적으로 발생할 수 있음을 이해할 필요가 있다.

따라서 암의 조기 발견과 치료뿐 아니라 재발 방지와 예방에 더 노력해야 한다. 암의 대표적인 위험인자인 흡연(吸煙), 음주(飮酒), 비만(肥滿), 잘못된 식습관(食習慣) 등을 교정하고, 규칙적인 운동과 올바른 식생활을 유지하여야 한다. 암 완치판정 이후에도 연령이 높아지면서 암이 발생할 가능성도 높아지므로 정기 검진을 적극적으로 받아야 한다.

암은 환경적 요인뿐만 아니라 유전적(遺傳的) 요인에 의해서도 발병하므로 가족력이 있거나 고위험군에 속하는 경우에는 암예방센터를 통해 예방적 치료를 받도록 한다. 또한 재발 방지를 위한 다양한 프로그램도 제공받을 수 있다. 예를 들면, 연세암병원은 팀 중심의 치료 전문성을 높인 13개 암센터를 운영하고 있으며, 여러 진료과 의료진과 환자와 보호자가 한 자리에 모여 암을 진단하고 최적의 맞춤 치료를 결정하는 베스트팀 진료를 도입하고 있다.

최근 미국의 연구 결과를 보면 암 환자 중 약 40%가 다양한 대체요법으로 암을 완치할 수 있다고 믿는다고 한다. 그러나 검증된 표준 치료를 받은 환자에 비해 대체요법을 받은 환자들의 재발 및 사망위험이 약 3배 높다는 연구 결과가 있다. 암 환자라고 하면 주변에서 몸에 좋다는 여러 가지를 권장하는데, 검증된 치료를 받지 않고 그런 것에 의존하는 것은 바람직하지 않다.

정부는 암 예방 및 조기검진을 강화하기 위해 2016년부터 자궁경부암(子宮頸部癌) 예방접종을 만 12세 여성청소년을 대상으로 필수접종 중이며, 2019년부터 폐암(肺癌)검진을 국가암검진으로 도입하여 운영하고 있다. 또한 암 치료가 완료된 환자 및 가족에 대해 건강관리 및 심리상담 등을 종합적으로 지원하는 암 생존자 통합지지사업도 2017년부터 시범사업을 거쳐 운영해 오고 있다.

많은 사람들이 암은 유전적 요인에 의해 발생한다고 생각하여 가족 중 암환자가 있으면 유전력을 피해갈 수 없다고 생각한다. 하지만, 세계보건기구(WHO)는 암의 유전적인 원인은 물론 유방암이나 대장암처럼 유전적인 요인으로 인한 암 발생 비율이 높은 암도 있지만, 전체 암 발생의 5% 수준이라고 한다.

암의 주요 원인은 생활습관을 포함한 환경적인 요인이 더 크다. 따라서 올바른 생활습관을 유지하려는 노력을 하면 암을 예방할 수 있다. 즉, 암은 금연, 금주, 식습관, 운동 등 평소 건강한 생활습관을 실천하면 예방할 수 있는 질환이다. 그런데 무심코 유지해온 나쁜 습관이 계속되면 암 세포가 성장하기 좋은 환경이 된다.

보건복지부와 국가암정보센터가 권고하는 〈암예방 수칙 10계명〉은 다음과 같다. ▲담배는 피우지 말고, 남이 피우는 담배 연기도 피한다. ▲채소와 과일을 충분히 먹고, 다채로운 식단으로 균형 잡힌 식사를 한다. ▲음식을 짜지 않게 먹고, 탄 음식은 먹지 않는다. ▲술은 암 예방을 위하여 하루 한두 잔의 소량 음주도 피한다. ▲주 5회, 하루 30분 이상 땀이 날 정도로 운동한다.

▲자신의 체격에 맞는 건강 체중을 유지한다. ▲간단한 접종으로 암을 예방할 수 있으므로 예방접종 지침에 따라 접종을 받는다. ▲성(性)매개 감염병에 걸리지 않도록 안전한 성생활을 한다. ▲발암성 물질에 노출되지 않도록 작업장에서 안전 보건 수칙을 지킨다. ▲암 조기 검진 지침에 따라 검진

을 빠짐없이 받는다.

 2021년 새해를 맞아 건강한 생활습관을 생활화하여 100세 시대를 맞을 준비를 하여야 한다. 금연과 절주를 실천하고 균형 잡힌 식생활과 규칙적으로 운동을 하며, 정기 암 검진을 빠짐없이 받도록 한다. 특히 올해는 전 국민을 대상으로 실시하는 코로나19 백신 접종을 받아 우리 사회가 집단면역이 형성되어 코로나의 긴 터널을 벗어나는 데 협조하여야 한다.

<青松 건강칼럼 2021. 1. 16.>

암 예방 실천

최근 외신을 통하여 영국 찰스 3세(Charles III) 국왕이 지난 3월 28일 암 치료 도중 부작용을 겪고 통원 치료를 받았다고 전했다. 찰스 3세는 병원에서 치료를 받은 후 거처인 런던 클래런스 하우스로 돌아갔다. 다만 몸 상태를 고려해 이날 예정된 공식 일정은 모두 연기됐다. 버킹엄궁(Buckingham Palace)은 "예방 조치의 일환으로 의학적 권고에 따라 일정을 재조정할 것"이라고 밝혔다.

찰스3세(77)는 지난해 2월 전립선 비대증 치료 중 암 진단을 받았다. 버킹엄궁은 당시 전립선암이 아니라는 사실만 확인해 주었을 뿐, 병명(病名)을 공개하지는 않았다. 찰스3세는 치료와 회복기간을 거쳐 그해 4월 공무에 복귀했다. 지난해 12월 버킹엄궁은 "국왕의 치료가 긍정적인 방향으로 진행 중이며, 치료는 내년까지 계속될 것"이라고 전했다.

찰스 3세 영국 국왕이 경남·경북지역 대형 산불 피해에 대해 애도와 위로를 전했다. 찰스 3세는 3월 30일(현지시간) 주한 영국 대사관을 통해 전한 위로문에서 "아내(커밀라 왕비)와 나는 산불 소식에 큰 충격을 받았다"며 "1999년 모친이 국빈 방문했을 때 이 지역 분들이 보여주신 따뜻한 환대를 기억하고 있다"고 적었다. 고 엘리자베스 2세(Elizabeth II, 1926-2022) 여왕이 1999년 한국을 방문했을 때 안동을 찾았다.

필자는 지난 2014년 4월에 전립선비대증 수술을 신촌 세브란스병원에서 했으며, 2018년 11월에는 혈액 종양표지자(Tumor Marker) PSA(전립선 특이항원) 수치가 8ng/mL(정상 0-3ng/mL) 그리고 조직검사에서 전립선암(prostate cancer) 세포가 발견되어 항암제 복용과 호르몬 치료(남성 호르몬 억제요법)를 한 후 방사선 치료(28회)를 2020년 2월에 마쳤다. 최근 PSA 수치는 0으로 나타났다.

모든 악성종양은 암(癌)이라 불리며, 암(cancer)의 어원(語原)은 희랍어 '카르시노스(carcinose)'와 라틴어 '캔크럼(cancrum)'에서 유래되었으며, 이 두 낱말 모두 게(crab)라는 뜻이다. 즉, 암은 게처럼 신체의 어느 부위에나 유착하고 그 부위를 완강하게 꽉 붙잡고 있는 것 같아 그렇게 불리게 되었다고 한다.

매년 3월 21일은 〈세계 암 예방(豫防)의 날〉이다. 세계보건기구(WHO)는 해마다 증가하는 암의 발생률을 낮추기 위하여 '세계 암 예방의 날'을 2008년에 제정했다. WHO는 전체 암 발생을 3단계로 나누어 단계별로 3분의 1씩 줄인다는 의미를 담고 이를 실천하고 있다.

즉 암 발생 환자의 3분의 1은 예방으로 발생률을 낮출 수 있고, 3분의 1은 조기 진단 및 조기 치료로 완치가 가능하며, 나머지 3분의 1도 적절한 치료 방법으로 치료가 가능하다는 것이다. 이러한 의미를 두고 암에 대한 예방의 중요성을 강조하기 위하여 '3-2-1'에 의미를 두어 암 예방의 날을 매년 3월 21일로 제정하였다. 암을 충분히 예방하고 극복할 수 있다는 의미가 담긴 것이다.

우리나라 정부도 암 관리법(법률 제19896호) 제4조(암 예방의 날 및 홍보 등)에 의해 매년 3월 21일을 '암 예방의 날'로 정했다. 암 관리법 제4조 1항: 암에 대한 국민의 이해를 높이고 암의 예방·치료 및 관리 의욕을 고취시키기 위하여 매년 3월 21일을 암 예방의 날로 정하고, 이에 적합한 행사를 하여야 한다. 2항: 국가와 지방자치단체는 암의 발생을 예방하고, 암의 조기 발견 및 암에 대한 인식 개선 등 암관리에 대한 범국민적인 관심을 높이기 위한 교육·홍보사업을 시행하여야 한다.

암은 여러 가지 이유로 세포 유전자의 변화가 일어나면서 발생한다. 암세포는 불완전하게 성숙하고, 과다하게 증식하여 정상적인 세포뿐 아니라 장기의 구조와 기능을 파괴한다. 세계보건기구(WHO) 산하 국제암연구소(IARC)에서 제시한 암 발생 원인은 30%는 흡연에 의해 발생하며, 30%는 음식 섭취에 따른 식이(食餌) 요인, 30%는 만성감염, 그밖에 10%는 유전, 음주, 생식 요인 및 호르몬, 방사선, 환경오염 등에 의해 발생한다.

양성과 악성의 차이점은 양성 종양은 체내 다른 부위에 확산, 전이하지 않으며 제거함으로써 치유할 수 있는 종양을 말한다. 한편 악성 종양은 빠른 성장과 침윤성(浸潤性, 파고들거나 퍼져나감) 성장 및 체내 다른 부위에 확산, 전이하여 생명에 위험을 초래하는 종양(암)이다. 악성암은 주변 조직 및 원격 장기로 침윤하거나 전이되는 암이다. 상피내암(제자리암)이란 암이 처음 시작한 장소에 머무르며 다른 조직으로 침윤 및 악성의 행태를 보이지 않는 단계 또는 그러한 성질을 가진 암을 말한다.

암 관련 용어를 살펴보면, '암유병자'란 암 치료를 받는 암환자 및 암 완치 후 생존하고 있는 사람을 포함한 수치이다. '조발생'은 해당 관찰기간동안 특정 인구집단에서 새롭게 발생한 암 환자수를 전체인구수로 나눈 값으로 인구 10만 명당 암이 발생하는 분율이다. '상대생존'이란 암환자의 5년 생존율과 동일한 연도, 성별, 연령을 가진 일반인의 5년 생존율과의 비율로 일반인과 비교하여 암환자가 5년간 생존할 확률을 말한다.

우리나라 암환자의 5년 생존율은 주요 비교 국가 중에서 매우 높지만, 암 발생자 5명 중 1명은 여전히 원격전이 상태에서 진단되고 있다. 이에 정부는 암의 조기 발견과 치료를 위한 국가암관리사업에 더욱 힘쓰고 있다. 우리나라 국민이 기대수명(남자 79.9세, 여자 85.6세)까지 생존할 경우 암에 걸릴 확률은 남자는 5명 중 2명(37.7%), 여자는 3명 중 1명(34.8%)에서 암이 발생할 것으로 추정됐다.

암과의 싸움에서 5년이라는 시간은 의학적으로도 매우 중요한 의미가 있다. 예를 들면, 위암(胃癌)은 수술 후 5년이 지나면 재발률이 극히 낮다는 사실에서 '5년생존률=생존률'(5년간 잘 살아 있으면 재발없이 잘 산다)의 공식으로 설명되고 있다. 치료 후 경과는 몸의 면역상태에 의해 좌우되므로 잘 먹고 열심히 운동을 해야 한다. 수술을 하는 의료진의 역할은 5%에 불과하므로, 근본적으로 병을 이겨내는 것은 환자의 노력(95%)이다.

건강보험심사평가원(심평원)이 3월 21일 '암 예방의 날'을 맞아 최근 5년간(2019-2023) 악성신생물(암) 진료현황 결과를 발표했다. 암 환자 수는 2019년 165만 1,898명(남성 69만2229명, 여성 95만9669명) 대비 2023년 195만 925명(남성 82만4965명, 여성 112만5969명)으로 18.1%(연평균 4.2%) 증가했고, 진료비는 7조 3,765억원에서 10조 1,552억원으로 37.7%(연평균 8.3%) 증가했다.

2023년 성별 진료현황은 남성의 경우, 전립선암(13만5119명), 위암(11만4761명), 대장암(10만8043명) 순이었으며, 여성은 갑상선암(32만4629명), 유방암(28만9988명), 자궁암(9만7799명) 순으로 나타났다. 연령별 인구 대비 진료 받은 환자 수 현황은 남성의 경우 80대 이상 14.17%(11만5905명), 70대 12.77%(23만2222명), 60대 6.93%(26만307명) 순이었다. 여성은 60대 7.76%(30만817명), 70대 7.74%(16만6199명), 50대 6.92%(29만8390명) 순으로 나타났다.

2023년 다발생 악성신생물은 갑상선암(40만 8770명), 유방암(29만 934명), 대장암(18만 2606명) 순이며, 최근 5년간 환자가 가장 많이 증가한 암은 전립선암(39.6%), 피부암(36.9%), 췌장암(34.6%) 순으로 나타났다. 우리나라 암환자의 5년 상대생존율은 2018-2022년 기준 72.9%로 2001-2005년 상대생존율 54.2%와 비교할 때 18.7%p 높아지는 등 지속적으로 높아지고 있다.

우리나라의 높은 암 생존율은 암 예방 활동, 암 진단과 치료 기술의 발전, 국가암검진 수검률 향상에 따른 조기암 발견 등 국가암관리사업의 영향이 크다. 한편 악성신생물에 대한 질병 부담이 높은 만큼 사전예방이 중요하며, 꾸준한 건강관리와 정기적인 검진을 통해 조기에 발견하고 관리하여야 한다. 또한 항암 식품인 마늘, 토마토, 강황, 브로콜리, 아마씨 등은 세포를 보호하고 면역력을 끌어올리며, 암세포의 성장을 방해하는 작용을 한다.

세계보건기구(WHO)에서 제정한 〈암 예방 10대 수칙〉은 다음과 같다.

(1) 담배를 피우지 말고 다른 사람이 피우는 담배 연기도 피하라. (2) 채소와 과일을 충분하게 먹고 다채로운 식단으로 균형 잡힌 식사를 하라. (3) 음식을 짜게 먹지 말고 탄 음식은 먹지 말라. (4) 암 예방을 위하여 술을 마시지 말라. 한두 잔이라도 마시지 말라. (5) 주 5회 이상, 하루 30분 이상 땀이 날 정도로 운동을 하라. 적당한 운동을 할 수 없으면 걷기라도 하라.

(6) 자신의 체격에 맞는 건강 체중을 유지하라. (7) 예방접종 지침에 따라 B형 간염과 자궁경부암 예방접종을 받으라. (8) 암 조기 검진 지침에 따라 각종 검진을 빠짐없이 받으라. (9) 발암성 물질에 노출되지 않도록 작업장에서 안전 보건 수칙을 지키라. (10) 성 매개 감염병에 걸리지 않도록 안전한 성생활을 하라.

대한암학회(Korean Cancer Association, 1974년 창립)에서 권장하는 7가지 암예방 수칙은 (1) 담배를 피우지 말라, (2) 지방과 칼로리를 제한하라, (3) 과도한 양의 알코올 섭취를 제한하라, (4) 너무 짜고 맵거나 불에 직접 태운 음식을 삼간다, (5) 과일, 채소 및 곡물류를 충분히 섭취하라, (6) 적당한 운동을 하되 무리하지 않는다, (7) 스트레스를 피하고 기쁜 마음으로 생활한다.

미국 국립암연구소에서 추천하는 암 예방(Cancer Prevention) 수칙은 (1) 유방암과 대장암 발생을 줄이려면 동식물성 지방 섭취를 줄인다, (2) 신선한 과일과 채소를 많이 먹는다. 섬유질, 비타민A, 비타민C는 특정한 암을 예방하는 데 효과적이다. (3) 간암, 식도암, 후두암, 구강암의 발생을 줄이기 위해 음주량을 하루 1-2잔 이하로 제한한다. (4) 폐암, 식도암, 구강암, 후두암의 발생을 줄이기 위해서는 금연을 한다. (5) 과도한 양의 방사선을 피한다. (6) 피부암 위험을 줄이기 위해서는 과도한 햇빛 노출을 피하고 모자, 옷 등으로 피부를 보호 한다 등이다.

암은 갑자기 발생하지 않는다. 어느 정도 식별 가능한 크기로 자라는 데는 몇 년 혹은 몇 십년이 걸리며, 그 과정에서 인체가 암을 제거할 수 있는 기회는 많다. 이에 좀 더 신체의 변화에 관심을 가지고 건강을 유지하기 위해 꾸준히 노력하며, 암 예방수칙을 지키면서 건강검진을 규칙적으로 받는 것이 우리가 할 수 있는 암 예방법이라 할 수 있다.

<青松 건강칼럼 2025. 4. 7.>

암 진단 후 수술 적기는?

국립암센터 기획조정실장을 역임한 윤영호 서울대학교 의과대학 교수(가정의학과) 연구팀이 암(癌) 수술을 받은 환자 14만여 명을 대상으로 진단과 수술 시차(時差)에 따른 5년 후 사망률을 조사한 결과, 수술을 한 달 이상 기다린 환자는 한 달 안에 수술을 받은 환자보다 사망률이 유방암은 59%, 직장암 28%, 췌장암은 23% 높았다.

의학계에서는 암 진단 후 수술이 한 달 반 정도 이내에 이뤄질 경우 생존율(生存率)에 영향을 미치지 않으나, 두 달이 넘어가면 생존율이 떨어질 것으로 보고 있다. 이에 전문가들은 현재 국내에서 의정(醫政) 대치가 길어지면서 암 수술 연기 파동도 전국 주요 대학 병원에서 이뤄지고 있기에 올해 암 생존율이 떨어질 것으로 전망하고 있다.

서울아산병원은 입원 병상 2700여 개, 수술실 70여 개를 보유한 국내 최대 병원이다. 지난해 암 수술만 2만3300여 건을 했으며, 국내 암 수술의 약 13%를 하고 있다. 서울아산병원은 입원 환자의 절반 이상이 암 환자일 정도로 매머드급 암 병원이다. 미국, 독일, 사우디아라비아 등 전 세계 의사 108명이 수술에 관하여 배우겠다고 연수를 와 있는 세계 최고 수준의 병원으로 평가받고 있다.

그러나 전체 전공의(專攻醫) 565명 중 540여 명이 정부의 의과대학 입학생 2000명 증원에 반발하여 병원을 떠나자, 수술이 반 토막 났다. 즉, 수술 전 준비와 수술 후 처치 관리를 도맡아 하던 전공의들이 없으니 수술을 예전처럼 진행할 수 없는 것이다. 평소 하루 280-300건을 하던 수술이 150-160건으로 줄었다. 이 중 절반이 암 수술이다.

이에 평소 입원 병상 가동률이 95%였는데, 현재는 50% 초반대로 떨어졌다. 사정이 이렇다 보니 예정된 암 수술이 줄줄이 연기되고 있다. 통합응급의료 정보에 의하면, 서울의 빅5 병원의 일반 입원 병상 가동률(4월 4일 현재)은 서울대학병원 50.7%, 서울아산병원 52.7%, 신촌세브란스병원 57.6%, 삼성서울병원 64.5%, 서울성모병원 65.7% 등으로 나타났다.

환자들은 전공의들의 이탈 이후 병원에서 "수술이 연기됐다. 언제 가능할지 알 수 없다"는 통보를 받았다. 여러 달 전에 예약한 진료와 수술이 연기되거나 아예 취소되고, 다시 일정을 받으려 해도 사실상 불가능하다. 이에 환자들은 암이 더 진행될까 걱정이 되고, 기약 없는 수술을 무작정 기다려야 해 애가 탄다고 호소한다.

조규홍 보건복지부 장관은 지난 4월 4일 환자 단체와 간담회를 가졌다. 환자 단체들은 "환자의 불안과 피해가 가중되는 상황"이라며 "시의적절한 치료를 놓치면 평생을 고통 속에 살아갈 수밖에 없는 환자들의 삶에 대한 책임감을 느끼고 최선의 조치를 해달라"고 했다. 조 장관은 "환자와 가족의 불안이 커지지 않도록 최선을 다해 사태를 수습하겠다"며 "의료진이 환자 곁으로 돌아올 수 있도록 대화와 설득에도 최선을 다하겠다"로 했다.

정부서울청사에서 4월 5일 열린 중앙재난안전대책본부(중대본)에서 암 진료협력체계 강화 방안도 논의됐다. 정부는 현재 진료협력병원 총 168곳 중 47곳인 '암 진료 협력병원'을 70곳 이상으로 늘리기로 했다. 암 진료 협력병원은 전문의 보유 여부 등을 고려한 평가 등급이 1-2등급인 병원을 중심으로 지정됐다. 또한 상급종합병원에 공유하는 진료협력병원의 진료 역량 정보에 혈액암·고형암 분야별로 특화함으로써 협력진료에 활용한다는 방침이다.

전공의들의 공백이 길어지면서, 이를 성토하는 글들이 온라인 공간에 올라오고 있다. "전공의들이 환자의 생명과 건강을 정부와의 협상 도구로 생각하는 행태를 보이고 있다" 등이다, 반면 "전공의들을 그렇게 쉽게 매도할 일이 아니다"라는 의견도 있다.

전국의대교수비대위는 온라인 총회 이후 입장문을 내고 "지난 2일부로 약 3천 명의 인턴이 올해 수련을 못 받게 돼 향후 4년 이상 전문의 수급이 막대한 타격을 입었다"면서 "의료 붕괴의 시발점이여, 전공의 90% 이상 사직, 의대생들의 휴학과 유급, 의대 교수들의 집단 사직을 되돌리지 못한다면 미래 의료는 더 이상 돌이킬 수 없는 파국을 맞을 것"이라고 밝혔다.

윤석열 대통령이 지난 4월 1일 직접 나서서 대국민 담화를 통해 의과대학 2000명 증원의 근거를 자세하게 설명했고, 4월 4일 오후 2시에는 박단 대한전공의협의회(대전협) 비대위원장과 대통령실에서 140분 동안 면담했다. 전공의들은 의대 증원 논란의 핵심 축으로, 이들이 의대 증원에 반발해 대형병원을 떠나자 수술과 입원이 줄연기되는 의료 파행이 시작됐다.

윤석열 대통령과 박단 위원장의 회동이 입장차만 확인하고 끝났다. 즉 박 위원장은 기존 전공의 입장대로 "의대 2000명 증원은 비과학적·비합리적이므로 원점에서 재검토해야 한다"는 취지로 주장했다. 하지만 윤 대통령은 '지금 의대 정원을 늘려도 10년 후 (전문의로) 배출되고, 고령화 속도를 감안하면 충분한 규모의 증원이 불가피하다'는 입장을 설명했다고 한다.

윤 대통령이 박 위원장을 '위원장님'이라고 존칭하는 등 면담 분위기는 나쁘지 않았다고 한다. 윤 대통령은 '향후 의사 증원을 포함한 의료 개혁 논의 시 전공의 입장을 존중하겠다'고 말했다고 대통령실은 밝혔다. 이번 사태는 전공의나 의대생을 위해서뿐만 아니라 우리나라 의료의 미래를 위해서도 잘 마무리되는 것이 바람직하다.

의료계 일각에선 강경한 목소리를 내는 일부 전공의들을 '백두대간 전공의'라고 부르기도 한다. 즉 "대통령이 '백기'를 들 때까지 '내버려두라', '대화' 시도자는 '간첩'이라는 뜻"이라고 한다. 정부가 2000명 의대 증원을 포기하지 않으면 대화는 없다는 강경한 목소리가 전공의 사회를 휘어잡고 있다고 한다. 한편 '대화를 이어가야 한다'는 목소리도 커지고 있다. 의정(醫政) 대화가 끊길 경우 4월 10일 총선 후 '의료 위기'가 본격화될 수 있다는 분석도 있다.

전공의(專攻醫)란 수련병원이나 수련기관에서 전문의(專門醫) 자격을 취득하기 위하여 수련을 받는 인턴(intern) 및 레지던트(resident)이다. 인턴은 의사 면허를 받은 사람으로서 일정한 수련병원에 전속되어 임상 각 과목의 실기를 수련하는 사람이다. 레지던트는 인턴과정을 이수한 사람 또는 보건복지부장관이 이와 동등하다고 인정한 사람으로서 일정한 수련병원 또는 수련기관에 전속되어 한 과목을 전공으로 수련하는 사람이다.

의과대학 졸업 후 실제 환자 치료 중심 훈련의 첫 해를 오랫동안 '인턴십(internship)'이라고 불렀다. 20세기 중반까지만 해도 대부분의 의사들은 1년간의 인턴십을 마치고 일차 진료에 들어갔다. 레지던트는 인턴십과 분리되어 종종 다른 병원에서 근무했으며, 소수의 의사만이 레지던트를 수행했다. 레지던트는 전통적으로 병원을 기반으로 하며, 20세기 중반에는 레지던트들이 병원에서 제공하는 주택에 '거주'하는 경우가 많았다.

최초의 공식 레지던트 프로그램은 존스홉킨스병원(Johns Hopkins Hospital)의 윌리엄 오슬러(William Osler) 박사와 윌리엄 헬스테드(William Halsted) 박사에 의해 19세기 후반에 설립되었다. 이후 20세기 초에 주요 전문 분야에 대한 레지던트가 공식화되고 제도화되었다. 그러나 20세기 중반에도 레지던트는 일반 진료에 필요한 것으로 간주되지 않았으며, 소수의 주치의만이 참여했다.

전공의가 전문의가 되기 위해 수련하는 전문과목으로는 가정의학과, 내과, 신경과, 정신건강의학과, 외과, 정형외과, 신경외과, 흉부외과, 성형외과, 마취통증의학과, 산부인과, 소아청소년과, 안과, 이비인후고, 피부과, 비뇨의학과, 영상의학과, 방사선종양학과, 병리과, 진단검사의학과, 결핵과, 재활의학과, 예방의학과, 응급의학과, 핵의학과, 직업환경의학과 등이 있다.

전국 39개 의과대학(학부 운영) 중 33개 의대 정시 합격자 1171명 가운데 수능을 두 번 이상 친 'N수생' 비율은 79.2%(928명)로, 전년(72.0%)보다 7.2%포인트 늘었다. 합격생 중 고3 학생은 18%, 재수생이 39.5%, 3수생이 24.6%, 4수 이상이 15.1%였다. 이에 의과대학 합격생 10명 중 4명은 세 번 이상 수능을 쳤다는 뜻이다. 올해 합격생 41.9%는 서울 지역 고등학교 출신이었다. 여기에 인천과 경기도까지 합친 수도권 학생은 62.5%였다.

전문가들은 "의과대학에 가려고 수능을 다시 보는 최상위권 이공계(理工界) 대학생들이 늘면서 '장수생 합격자'가 많아진 것"이라고 분석했다. 실제로 서울대학교·연세대·고려대 이공계 자퇴생은 2019년 921명에서 2022년 1388명으로 3년 만에 50.7% 늘었다. '의대 열풍(醫大熱風)' 현상이 심화되면서 의과대학에 가려고 재수·삼수하는 학생이 갈수록 늘고 있다. 이는 바람직하지 않은 현상이다. 국가 발전을 위해선 우수한 인재들이 이공계 대학으로 많이 진학해야 한다.

<青松 건강칼럼 2024. 4. 9.>

위암과 대장암

　한국인은 짠 음식을 즐겨먹는 식습관 때문에 위암과 대장암은 가장 주의해야 할 질환이다. 특히 잦은 음주와 가공식품 섭취, 자극적인 음식의 영향으로 젊은층에서 위암과 대장암이 발견되고 있다. 위암과 대장암은 방치하면 사망에 이를 수 있으나 조기에 발견하여 치료하면 완치를 기대할 수 있다.

　암의 형태에 따라 '착한 암'과 '나쁜 암'으로 나눌 수 있다. 착한 암종은 인절미나 찰떡처럼 한 덩어리로 붙어 있어 주변에 떨어지는 세포 없이 덩어리만 잘 제거하면 완치가 가능하다. 그러나 나쁜 암종은 쑥버무리처럼 세포들이 주변으로 떨어져 있으므로 주 덩어리를 제거해도 완치가 어렵고 전이가 잘 되는 위험이 있다.

　위암(胃癌, gastric cancer)은 50-60대 남자에서 많이 발생하는 암이다. 40대 전후에 발생하는 위암은 남녀 비율이 1:1로 여자에서도 비교적 많이 발생한다. 40대 전후에 발병하는 위암은 복막 전이가 빨리 발생하고 진행하는 악성도가 나쁜 암이다. 이 경우 암세포는 분화도가 좋지 않고 반지형세포라는 특징적인 세포 형태를 가지며, 이 세포들이 각자 떨어져 있어도 죽지 않으며 세포 단독으로 성장하고 이동해서 위막을 파고든다. 최근에는 20-30대에서도 발생이 늘어나고 있다.

위암을 증상이 없는 상태에서 검진을 통해 진단을 받으면 조기에 발견해 수술이나 내시경적 시술로 위를 잘라내지 않아도 완치될 확률이 높다. 즉 위암이 우리나라의 암 발생 1위를 차지함에도 사망률은 높지 않은 이유다. 이에 국가에서 시행하는 암검진을 충실히 받아야 한다. 40세 이상은 2년에 한 번 위내시경을 받을 수 있다.

위암에 있어 헬리코박터 파일로리균(Helicobacter pylori)은 폐암 위험을 높이는 담배와도 같다. 우리나라 성인의 감염률은 70%에 달하며, 위암 환자의 약 95%가 이 균에 감염돼 있으므로 치료가 위암을 예방하는 데 중요한 역할을 한다고 볼 수 있다. 다만 이미 위축성위염, 장상피화생(腸上皮化生)이 심하게 진행된 경우에는 헬리코박터 파일로리균을 없애도 염증이 잘 호전되지 않으므로 생기기 전에 제균치료를 하는 것이 효과적이다. 균에 감염되지 않도록 여러 사람과 술잔 등을 함께 쓰지 말아야 한다.

일본은 무증상의 헬리코박터 파일로리균 감염자도 질환자로 간주하고 모두 치료를 받도록 했으며, 그 결과 위암 발생이 15% 정도 줄어드는 효과를 봤다. 미국에서도 신경성위염 환자가 병원을 찾으면 먼저 헬리코박터 파일로리균 검사를 실시하여 감염돼 있으면 치료를 실시한다. 세계보건기구(WHO)는 헬리코박터 파일로리를 위암을 일으키는 발암물질로 분류했다.

위암 예방 및 조기 발견을 위해서는 위내시경 검사를 받는 것이 중요하다. 국가 암 검진으로 40세 이상은 2년에 한 번 위내시경을 받을 수 있다. 통계청 자료에 따르면, 30대 암 사망률 1위는 위암이며, 20대에선 위암이 3위다. 이에 젊은 층도 속쓰림 같은 증상을 겪어서 병원에 다닌다면 한 번쯤은 위내시경 검사를 받아볼 필요가 있다.

과거에는 위암 발견 시 50% 정도만 초기암이었는데, 요즘은 70% 정도가 조기 단계에서 발견된다. 조기 발견이 늘면서 전체 위암의 생존율도 40%대에서 최근 70%대로 올라간 것은 위내시경 정기 검진의 결과로 볼 수 있다. 위암은 1기에 발견하면 생존율이 95% 정도로 높다. 중앙암등록본부의 자료에 의하면 2012-2016년간의 위암 5년 상대생존율은 76.0%(남자 76.9%, 여자 73.9%)였다.

젊은 위암 환자인 경우, 세포 특성상 위 안에서의 암은 심하지 않은데도 불구하고 이미 다른 장기로 전이(轉移)된 경우들도 많다. 즉, 빨리 전이하는 암의 특성뿐만 아니라 '설마 내가 암(癌)일까? 하는 다소 안일한 생각으로 조기 진단의 기회를 놓쳐서 진행성 전이성 암으로 진단받는 젊은 환자들이 생각보다 많다.

위암은 빨리 알아챌 수 있는 특별한 증상은 거의 없고, 위염(胃炎)과 증상이 비슷한 경우가 많다. 위암은 사람마다 달라서 증상이 전혀 없는 경우도 있다. 어떤 환자는 약간의 소화불량, 거북함, 입맛이 떨어지는 정도로부터 심하게는 살이 빠지고 구역과 구토, 그리고 복수(腹水)로 인한 복부팽만 등도 생길 수 있다.

위암의 전이 형태는 복막(腹膜)전이, 림프절(lymph node)전이, 다른 장기(臟器)전이 등으로 크게 나눈다. 위점막(胃粘膜)을 뚫고 뱃속의 복막 전이가 일어나면 소장이나 대장 사이에 암세포가 자라서 장(腸)의 움직임이 이상해지고, 복수가 생기는 등의 증상이 나타날 수 있다. 위 주변뿐 아니라 뱃속의 림프절 전이, 목 주변의 경부 림프절에 전이가 될 수 있다. 혈액의 흐름을 타고 간, 폐, 뼈, 뇌 전이 등도 있을 수 있다. 위암이 주변 기관으로 전이되어 4기암/전이암이 되면 위절제술만으로는 완치가 되지 않아 항암치료를 실시한다.

최근에 분자유전학(分子遺傳學)이 발전하여 새로운 약제들, 특히 암세포만 죽이는 표적치료제나 면역항암제들이 개발되어 암 환자 치료에 많이 사용되고 있다. 그러나 젊은 층에 잘 생기는 위암은 이들 약에 잘 반응하는 표적이 없어서 표적치료제의 효과를 기대하기 어렵고, 면역 환경이 좋지 않아 면역항암제의 효과도 떨어지는 편이다. 이를 극복하기 위하여 세포들의 특성을 연구하여 새로운 약제를 개발하고 있다.

대장암(大腸癌, colorectal cancer)은 대부분 대장의 점막에서 발생하는 선암이지만 림프종, 육종, 편평상피암, 다른 암의 전이성 병변 등이 있다. 과거에는 서양인에게 많이 발생하는 암이었으나, 우리나라도 식생활이 서구화된 식습관으로 변화되면서 국내 대장암 환자수가 최근 10년 사이 2배로 증가했다. 또한 대장암이 중장년층 뿐 아니라 젊은 층에도 환자가 증가하고 있다.

대장암은 다양한 원인으로 발생하며, 초기에는 특별한 증상이 나타나지 않지만 증상이 본격적으로 나타날 때는 이미 암이 상당히 진행된 경우가 많다. 대장암의 원인은 크게 환경적인 요인과 유전적인 요인으로 나눌 수 있으며, 식생활과 대장암의 관련성은 가장 많이 연구된 분야이다. 환경적 요인에는 과도한 동물성 지방 섭취, 섬유질 섭취 부족, 칼슘과 비타민D 부족, 굽거나 튀기는 조리방법, 운동 부족, 염증성 장 질환, 대장 용종, 50세 이상의 연령 등이 있다. 유전적 요인은 대장암이나 대장 선종을 가진 환자의 가족은 그렇지 않은 사람에 비해 대장암에 걸릴 확률이 높다.

대장암의 확진은 대장 내시경 검사를 통한 조직검사를 통해 암세포를 발견해야 가능하다. 대장 내시경검사를 통해 대장암을 예방할 수 있다. 즉 대장암의 전(前)단계 병변인 대장 용종(龍種)을 대장 내시경검사로 제거하면 대장암 발생률을 76-90% 감소할 수 있으며, 대장암으로 인한 사망률도 53% 감소할 수 있다. 대장 용종은 대장에 생기는 사마귀 같은 혹을 말하며, 돌출돼 있기도 하고 편평하기도 하다.

대장 용종(colon polyp)은 세포 조직의 형태에 따라 선종, 증식성 용종, 염증성 용종, 과오종 등 다양한 종류가 있다. 이 중에서 60-70%가 대장암의 씨앗이 되는 선종이며, 우리나라 성인의 30% 정도에서 발견될 정도로 흔하다. 선종은 시간이 지남에 따라 점차 커지고, 세포 변형이 심해져 대장암으로 진행될 수 있다. 대장 용종이 대장암으로 진행되기까지는 3-10년이 걸린다.

국립암센터와 대한대장항문학회는 대장암의 조기 진단을 위해 증상에 관계없이 50세부터 5년에 한 번씩 대장 내시경검사를 받을것을 권장하고 있다. 또한 매년 분변잠혈검사(stool culture)를 시행하여 잠혈(潛血) 반응이 있을 경우 대장 내시경 검사를 시행할 수 있다.

일반적으로 암 치료에 가장 좋은 일상생활은 균형잡힌 식사를 하고 규칙적으로 몸에 무리가 가지 않을 정도의 적당한 운동을 하는 것이다. 음식이 아닌 건강보조식품이나 약용식품은 암 치료에 도움이 된다는 의학적 근거가 없으며, 오히려 이들 식품들을 대사하기 위해 간(肝)이나 신장(腎臟)에 무리가 되는 경우가 많다.

이에 암의 전문적인 치료는 의료진에게 맡겨야 한다. 암 환자가 암을 잘 극복하려면 환자-의사-가족이 '2인3각' 경기에 임하듯 하나가 돼야 한다. 특히 주변인과 암 환자는 서로 지지하고 인정하고 격려하는 노력이 필요하다. 또한 암 환자와 보호자는 귀한 시간을 의미 있고 원했던 일을 하는데 활용하는 것이 바람직하다. 신앙을 갖고 취미생활과 봉사활동을 하는 것이 좋다.

<青松 건강칼럼 2019. 11. 2.>

'암 중의 암' 폐암

사단법인 대한암협회(大韓癌協會)는 2월 4일 '세계 암의 날(World Cancer Day)'를 맞아 국내 폐암 환자 286명을 대상으로 폐암 진단 및 치료, 지원 등에 관한 실태조사 결과를 3일 발표했다. 이번 설문조사는 폐암 환자의 정보 접근성과 폐암 치료 환경 개선을 위한 '아는 만큼 가까워지는 폐암 이야기(아가폐)' 캠페인의 일환으로 지난해 11월부터 12월까지 실시됐다.

설문조사 결과에 따르면 폐암 진단 과정에서 유전자(遺傳子) 변이검사를 받은 환자의 비율은 전체 응답자(286명)의 61%(175명)였으며, 유전자 검사가 폐암 치료에 도움이 된다고 생각하는 환자도 58%(165명)였다. 하지만 자신이 진단받은 유전자 변이에 대해 구체적으로 잘 알고 있다고 답한 환자는 본인의 유전자 변이 종류가 무엇인지 알고 있는 환자의 6%에 불과했다.

최근 치료제가 없던 희귀 폐암 변이에서도 새로운 치료 옵션이 등장하고 있다. 이에 맞춤 치료를 위해 진단 과정에서 유전자 진단 검사를 받고 그 결과를 올바로 이해하는 것이 점차 중요해지고 있다. 이번 조사에서 폐암 진단 시 유전자 변이 검사를 받았다고 응답한 175명의 진단 유전자는 EGFR(45%), ALK(14%), ROS1(4%), KRAS(3%) 순으로 확인됐다.

폐암은 조기 진단도 중요하지만 진단 과정에서 유전자 검사 등을 통해 환자 개개인에게 가장 좋은 치료 방법을 찾는 것이 중요하다. 폐암은 종양의 유전적 특성이 매우 다양하고, 최근에는 이미 잘 알려진 유전자 변이뿐만 아니라 희귀 변이에도 맞춤 치료제가 등장하고 있는 추세이다. 이에 환자들이 진단 시 유전자 검사의 필요성과 다양한 맞춤 치료 옵션에 대해 인지한다면 치료 과정이 훨씬 수월해 질 수 있다.

암세포 유전자 검사는 일반적으로 폐에 발생한 암 조직으로 검사를 시행한다. 최근에는 혈액 검체를 이용한 암세포 유전자 검사도 도입되고 있다. 차세대염기서열분석(NGS)은 한 번의 검사로 다양한 유전자와 변이 유형을 검출할 수 있는 최신분석법이다. 의료기술의 발전과 종양유전학의 발달, 의료보험체계로의 편입(2017년 3월)에 힘입어 NGS를 토대로 한 암 유전자 분석이 활발히 이뤄지고 있다.

대한암협회가 암 환자의 경제적 부담 등 어려움에 관한 내용을 주관식 문항으로 질문한 결과, '경제적으로 어렵다' '보험급여 확대가 필요하다' '약값이 부담된다' 등의 답변이 가장 많았다. 이어 '심리적으로 힘들다' '미래가 불확실하다' 등의 감정적 어려움을 호소하는 응답도 다수 있었다.

우리나라 폐암 환자들이 관련 정보를 가장 많이 찾아보는 곳은 블로그 등의 인터넷 웹사이트지만, 관련 정보에 만족하는 환자는 10명 중 3명(36%) 수준이다. 이에 대한암협회(회장 노동영)는 지난 1월 25일 폐암 환자들의 정보 접근성 및 폐암 치료 환경 개선을 위한 '아가폐' 웨비나(Webinar, web+seminar)를 개최했다. '아가폐 웨비나'는 암협회 창립 이후 처음 폐암 환자를 위해 시작한 캠페인의 일환이며, 공식 유튜브 채널인 '대한암협회'에서 생중계됐다.

세브란스병원 흉부외과 박성용 교수, 삼성서울병원 혈액종양내과 안진석 교수, SBS 조동찬 의학전문기자, 폐암 경험자 등이 패널로 나서 폐암 정보 접근성과 치료 환경 개선에 대한 다양한 의견을 나누었다. 또한 한국폐암환우회, 국제폐암연맹, 유럽폐암협회 등도 영상으로 참여했다.

폐암 환자들은 방대한 정보 속에서 올바른 정보를 찾기 위한 피로도가 상당히 놓아진 상황이므로 선진국처럼 환자들에게 실질적으로 필요한 경제적, 정서적 지원은 물론 유전자 변이 검사 등 환자들이 반드시 알아야 할 치료 정보를 알리는 것이 중요하다.

박성용 흉부외과 전문의는 폐암 수술 후 관리법을 소개하면서 운동의 중요성을 강조했다. 즉 수술로 폐를 일부 떼어내면 폐의 기능이 자연스레 줄어들 수밖에 없으므로 힘들더라도 꾸준히 운동을 하면 폐의 기능이 수술 이전과 비슷한 수준으로 회복될 수 있다고 설명했다.

2020년에 발표된 중앙암등록본부 자료에 의하면 2018년에 우리나라에서 243,837건의 암이 새로이 발생했는데, 그중 폐암(肺癌)은 28,628건(남자 19,524건, 여자 9,104건)으로 전체 암 발생의 11.7%로 3위를 차지했다. 연령대별로 보면 70대가 34.5%, 60대가 28.6%, 80대 이상이 19.2%의 순이었다.

그러나 암 환자의 사망률 1위는 폐암(肺癌)이며, 2017년 전체 암 사망자(8만1203명)의 22.9%(1만8574명)를 차지했다. 폐암은 재발이나 전이가 많고 완치율이 낮아 다른 암에 비해 사망률이 높아서 폐암 진단 후 5년 생존율은 26.7%이다. 이에 폐암을 조기에 발견하기 위하여 국가폐암검진으로 만 54세-74세의 30갑년 이상의 흡연력을 가진 고위험군을 대상자로 저선량 흉부 CT검사를 2년 마다 시행하고 있다.

폐(肺)는 심장(心臟)과 함께 흉강(胸腔)을 채우고 있는 장기이며, 가슴의 중심에서 약간 왼쪽 앞부분에 심장이 있고, 나머지 공간의 대부분을 좌우 두 개의 폐가 차지하고 있다. 오른쪽 폐는 상·중·하 세 개의 폐엽(우상엽, 우중엽, 우하엽)으로, 왼쪽 폐는 상·하 두 개의 폐엽(좌상엽, 좌하엽)으로 이루어져 있다.

폐암(lung cancer)이란 폐에 생긴 악성 종양을 말하며, 폐를 구성하는 조직(기관지, 세기관지, 폐포 등)에서 기원한 '원발성(原發性) 폐암'과 다른 장기에서 생겨나 폐로 전이된 '전이성(轉移性) 폐암'으로 나눌 수 있다. 폐에서 기원한 원발성 폐암은 암세포의 크기와 형태를 기준으로 크게 소세포암

(small cell carcinoma)과 비소세포암(non-small cell carcinoma)으로 구분한다.

2018년의 폐암 전체 발생 건수 28,598건 가운데 암종(carcinoma)이 89.1%, 육종(sarcoma)이 0.2%를 차지했다. 암종 중에서는 선암이 48.4%로 가장 많았고, 편평상피세포암이 21.3%, 소세포암이 10.6%, 대세포암이 1.4%, 기타 명시된 암이 7.4%를 차지했다. 그리고 육종 0.2%, 기타 명시된 악성 신생물 0.1%, 상세 불명의 악성 신생물 10.7% 등이다. '암종'이란 상피조직에 생기는 악성 종양을, '육종'은 비상피성 조직에서 발생하는 악성 종양을 말한다. '암'은 육종까지 포함하는 넓은 의미로 쓰인다.

소세포(小細胞)암은 전체 폐암 환자의 약 15-30%를 차지하며, 주로 기도(기관지나 세기관지)에서 처음 발병한다. 대개 기관의 표면이나 선을 따라 생성되며, 대부분(80%)은 폐 중앙부에 생기고, 나머지(20%)는 말초에 생긴다. 전반적으로 악성도가 강해서 림프계통이나 혈액순환을 통해 조기에 전이되는 경향이 있다. 치료법과 예후 면에서 다른 종류의 폐암과는 확연히 구분되는 특징이 있다.

폐암 가운데 80-85%는 비소세포(非小細胞)암이며, 편평상피(扁平上皮)세포암, 선암(腺癌), 대세포암(大細胞癌) 등으로 나뉜다. 편평상피세포암은 주로 폐 중심부에 발생하며, 흡연과 관련이 가장 많은 암종이다. 선암은 폐의 주변부에서 주로 발견되며 최근 발생이 증가하고 있다. 여성이나 담배를 피우지 않는 사람에게서 주로 발병하며, 림프절, 간, 뇌, 뼈, 부신 등에 전이가 잘 되는 편이다. 대세포암(large-cell carcinoma)은 폐 표면에서 주로 발생하며, 빠르게 증식하고, 전이되는 속도로 빨라 상대적으로 예후가 나쁜 편에 속한다.

폐 안에는 신경이 없기 때문에 암 덩어리가 자라도 특별한 증상이 없다. 감각신경이 분포되어 있는 기관지, 가슴벽 등을 침범하면 비로소 통증을 느낀다. 어느 정도 진행된 후에도 일반 감기와 비슷하게 기침이나 객담(가래)

같은 증상만 나타나는 수가 많다. 구체적인 증상으로는 피가 섞인 가래나 객혈(喀血), 호흡곤란, 흉부 통증, 쉰 목소리, 상대정맥증후군, 뼈의 통증과 골절, 두통, 오심, 구토가 있다.

흉부(胸部) 단순 X-선 촬영은 폐암 진단에서 가장 기본적인 검사이지만 결핵(結核)으로 인한 폐의 침윤과 감별해 내야 하므로 정확한 판독에 유의해야 한다. X-선 촬영에서 고립성 폐결절(肺結節)이 보이면 흉부 전산화단층촬영(CT)을 시행하여 악성(惡性) 여부를 감별해야 한다. 조직학적 확진을 위하여 객담검사, 기관지내시경검사, 기관지내시경 초음파검사, 경피적 미세침흡인세포검사 등을 시행한다. 그리고 양전자방출단층촬영(PET), 자기공명영상(MRI) 등을 통해 폐암의 진행 정도(病期, stage)를 판단한다.

폐암의 치료원칙은 다른 암들과 마찬가지로 병기(病期)에 따라, 그리고 환자의 전신 상태와 치료 적응도에 따라 요법의 선택과 조합이 달라진다. 주된 방법은 수술과 항암화학요법(항암치료), 방사선치료이다.

비소세포암인 경우 가장 효과적인 치료법은 수술이며, 조기에 발견하면 완치를 기대할 수 있다. 소세포암은 제한병기와 확장병기로 나누어지며, 제한병기에는 항암과 방사선 병용요법을 사용하며, 확장병기에는 항암을 시행한다.

치료의 부작용으로 수술의 일반적인 부작용은 수술 후 폐렴(肺炎) 등의 합병증과 가슴과 팔의 통증, 숨이 차는 증상 등이다. 항암화학요법은 오심과 구토, 설사, 변비, 탈모, 빈혈 등이며, 방사선치료는 피부염, 식도염, 방사선 폐렴, 심신피로, 식욕부진 등을 유발할 수 있다.

폐암은 전이와 재발이 다른 암보다 많다. 비소세포폐암 환자의 55-80%가 처음 진단 당시 상당히 진행되었거나 전이를 동반하고 있다. 또한 근치적 수술을 받은 환자의 20-50%가 재발을 보이며, 흔히 전이되는 곳은 다른 쪽 폐, 간, 뼈, 뇌 등이다.

폐암의 위험요인에는 흡연, 간접흡연, 석면(石綿)등 직업적 요인, 방사선물질, 환경적 요인, 유전적 요인 등이 있다. 흡연(吸煙)은 폐암의 가장 중요한 발병 요인이다. 담배에서 7천종 가량의 유해물질이 발견되며, 이 가운데 발암물질로 알려진 것이 60여종 이상이다. 담배를 피우는 흡연자는 비흡연자에 비해 폐암에 걸릴 위험이 11배가량 증가한다. 약 15%의 폐암은 비흡연자에게 생기며, 이들의 대다수는 여성이다.

간접흡연은 비흡연자가 흡연자와 같이 생활하거나, 흡연자 주위에 있으면서 자신의 의지와 무관하게 담배 연기를 흡입하는 것으로 직접흡연과 마찬가지로 폐암에 걸릴 수 있다. 담배 연기는 담배의 끝에서 바로 나오는 부류연(副流煙)과 흡연자가 내뿜는 주류연(主流煙)이 있다. 간접흡연자는 대체로 주류연보다 부류연에 많이 노출되며, 부류연의 비율이 약 85%이다.

석면(石綿)과 연관된 폐암은 직업상 노출 때문인 경우가 많다. 석면 이외에도 결정형 유리규산 분진에 노출되면 폐암 발생 위험이 증가한다. 또한 비소, 베릴륨, 카드뮴, 6가크롬, 니켈 등의 중금속(重金屬)에 노출되면 폐암 발생 위험이 증가한다. 도장공과 같이 특정 작업에 종사하는 경우에도 폐암 위험이 증가한다. 미세먼지는 WHO에서 정한 1군 발암 물질이다.

방사성물질이 발암 원인이 될 수 있으며, 우라늄은 소세포폐암의 발생과 밀접한 연관이 있으며, 특히 흡연자에게서 발생 빈도가 높다. 라듐이 토양이나 암석, 물속에서 붕괴할 때 발생하는 무색무취의 방사성 가스인 라돈(radon)은 흡연에 다음가는 폐암 원인으로 추정된다. 한편 X-선 촬영이나 CT 같은 검사의 방사선량은 미미하므로 폐암의 발생 원인이 되지 않는다.

폐암의 예방법은 금연(禁煙) 외에는 확실히 밝혀진 것은 없다. 특히 청소년 시기에 흡연을 시작하지 않도록 계몽하는 것이 중요하다. 폐암의 발생 가능성은 담배를 피운 양과 기간에 비례해서 증가하고, 담배를 끊은 이후에도 위험 감소 속도가 느려 최대 20년까지 폐암의 위험도가 본래 안 피우던 사람보다 높기 때문에 금연은 이르면 이를수록 좋다.

많은 사람들이 새해 결심(New Year's Resolution) 중 하나로 금연(禁煙)

계획을 세우지만 작심삼일(作心三日)로 끝나는 경우가 많다. 흡연 등 중독성이 있는 습관을 단번에 끊는 것을 영어로는 'quit cold turkey(차가운 칠면조 고기를 끊다)'라고 한다. 금연의 성공률을 높이기 위하여 보건소 금연클리닉, 치료형 금연캠프, 금연상담전화, 병원 금연치료 등을 이용하면 도움이 된다.

<靑松 건강칼럼 2022. 2. 9.>

췌장암 4기 투병기

대구가톨릭대학교 의과대학 학장과 부총장을 역임한 박정한(朴正漢·80) 박사가 대구 영남일보(2025.1.7.) 인터뷰에서 '췌장암 4기 투병기'를 공개했다. 박정한 교수는 지난해 여름, 평범한 하루가 인생을 송두리째 바꿔 놓았다. 정기적으로 받는 건강검진이었고, 별다른 이상이 없을 것이라 믿었다. 하지만 CT 촬영 결과를 들고 있던 의사 표정은 어두웠다. "췌장암 4기입니다." 순간 머리가 멍해졌다고 말했다.

박정한 교수는 경북대학교 의과대학 졸업 후 미국 존스홉킨스대학교(Johns Hopkins University, 1876년 설립)에서 박사학위(보건학)를 취득했다. 귀국 후 경북대학교 의과대학과 보건대학원 교수를 역임했다. 한국모자보건학회 이사장, 대한예방의학회 이사장, WHO 자문위원, 대구경북미래연구원 원장 등을 역임했으며, 인당의학교육대상(2009)과 보건대상(2014)을 수상했다.

필자는 박정한씨가 대구 경북대 사범대 부속고등학생일 때 파인트리클럽(Pine Tree Club) 활동을 통해 인연을 맺었다. 고교시절에는 대구주니어파인트리클럽 회장을, 대학생 때는 대구파인트리클럽(1961년 창립) 14대 회장을 그리고 대학졸업 후에는 대구시니어파인트리클럽 회장으로 활동했다. 현재는 한국파인트리클럽(설립자 박명윤) 산하 대구파인트리클럽 이사장으로 봉사하고 있다.

박 교수는 인터뷰 기사에서 "췌장암이라니 그것도 4기, 암 중에서도 가장 악성(惡性)이며 5년 생존율이 15.9%에 불과하다는 설명이 이어졌다. 모든 소리가 멀게만 느껴졌다. 평생 건강하게 살아왔다고 믿었지만, 이 진단은 너무나도 잔인했다."고 말했다.

가족들은 서울로 올라가야 한다고 했다. 아산병원 같은 대형 병원에서 치료받아야 한다며 모두가 입을 모았다. 하지만 마음이 내키지 않았다. 오랜 시간 대구에서 살아오며, 서울로 치료를 받으러 다니는 친구들이 겪는 고통을 지켜본 적이 있었다. 경제적 부담과 이동의 불편함, 그리고 심리적인 압박까지 감당하기 어려워 보였다.

그때 떠오른 이름이 있었다. 한영석 교수, 대구가톨릭의대를 졸업한 그는 오랜 시간 탁월한 실력으로 이름을 알린 외과의였다. 그에게 맡기기로 결심했다. '대구 간담췌병원이면 충분하다'는 믿음이 있었다. 8월7일, 간담췌병원 수술실에 들어갔다. 한 교수는 6시간에 걸쳐 췌장의 암 조직과 주변 조직을 제거했다. 수술 후 그가 말했다. "암 조직은 모두 제거됐습니다." 그 말을 듣는 순간, 마치 절반쯤 나았다는 기분이 들었다.

그 뒤로는 항암 치료가 이어졌다. 2주 간격으로 병원을 찾아 8차례 치료를 받았다. 놀라운 것은 치료과정이 예상보다 훨씬 수월했다는 점이다. 병원이 집에서 30분 거리에 있어 통원 치료가 편리했고, 병원의 편안한 환경과 의료진의 세심한 배려 덕분에 치료를 견뎌낼 수 있었다.

치료를 받으며 지역 병원의 중요성을 세삼 깨달았다. 간담췌병원이 없었다면 서울로 다니며 치료를 받아야 했을 것이다. 치료비는 물론 숙박비와 교통비까지 감당해야 했다. 서울 치료비는 대구보다 약 2.7배 더 비싸다고 한다. 경제적 부담뿐 아니라 심리적 안정감도 얻을 수 없었을 것이다.

한 친구의 부인이 서울에서 췌장암 치료를 받으며 대구와 서울을 왕복했다. 치료를 받는 것 차체도 힘든데, 이동 고통까지 더해져 환자는 물론 가족들도 지쳐갔다. 반면, 대구가톨릭의료원 간담췌병원에서 치료받으며 그런 불편함에서 자유로울 수 있었다. 치료가 끝날 때마다 '다시 살고 있다'는 생각을 했다. 간담췌병원은 단순히 환자를 치료하는 병원이 아니라, 새로운 삶을 선물하는 병원이라는 것을 느꼈다.

췌장암 4기라는 절망적인 진단 속에서도 내가 이겨낼 수 있었던 이유는 간담췌병원과 의료진 덕분이었다. 그들이 내게 준 새로운 삶을 소중하게 여기며, 이제는 더 밝은 내일을 향해 나아가고자 한다. 간담췌병원이 대구를 넘어 대한민국 의료계의 자랑이 되길 바란다. 더 많은 환자가 이곳에서 새로운 삶을 찾을 수 있기를 진심으로 기원한다며 박정한 교수는 인터뷰를 마쳤다. 간·담도·췌장 치료의 허브인 '대구가톨릭대의료원 간담췌병원'은 2025년 1월 3일 개원했다. 간담췌외과 한영석 교수는 TF팀장이다.

종양 표지자(腫瘍標識子, tumor marker)란 종양 세포에 의하여 특이하게 생성되어서 암의 진단이나 병세의 경과 관찰에 지표가 되는 물질을 말한다. 췌장암과 관련이 있는 종양 표지자 'CA19-9'의 정상 한계치를 37U/mL이다. 박정한 교수는 수술직전에 935, 4차 항암치료후 107, 8차 항암치료후에는 47로 떨어졌다. 12차 항암치료 후에 다시 혈액검사를 한다. 아무쪼록 CA19-9 수치가 37미만으로 떨어지기를 간절히 기원한다.

필자는 지난해 고교 동창생 2명과 연세대학교회 교우가 췌장암으로 별세하는 것을 목격했다. 회사경영을 한 동창생은 췌장암 4기 진단 후 3개월만에 그리고 도지사를 역임한 동창생은 6개월만에 세상을 떠났다. 연세대 총장을 역임한 교우는 황달(黃疸)이 심하여 세브란스병원에서 진찰한 결과 췌장암 4기로 진단되어 입원하여 1개월 정도 투병 중에 별세했다. 이에 필자는 박정한 교수가 췌장암 진단을 받은 후 자주 전화연락을 하면서 빠른 쾌유를 기원하고 있다.

췌장(膵臟, pancreas)은 위(胃) 뒤쪽에 위치해 명치끝과 배꼽 사이 상복부에 있는 소화기관으로 소화 효소와 인슐린(insulin)을 분비하여 음식물을 분해하고 혈당(血糖)을 조절하는 역할을 한다. 췌장은 위(胃)의 유문(幽門)에 접한 십이지장(十二指腸)과 연결되어 있어 분비된 소화 효소는 십이지장으로 배출되고 위에서 내려온 음식물들과 섞인다. 성인의 경우 하루 1-2 리터 정도의 췌액(膵液)이 분비된다. 췌장의 길이는 약 15cm, 무게는 약 100g이고 황색의 가늘고 긴 장기이다.

췌장암(pancreatic cancer)이란 췌장에 생긴 암세포로 이루어진 종괴(腫塊, 덩이)이다. 췌장암의 90% 이상은 췌관의 샘세포에 암이 생긴 선암(腺癌)이다. 일반적으로 췌장암이라고 하면 췌관선암(膵管腺癌)을 말한다. 췌장암이 대표적인 '악성암'인 이유는 장기 주변에 중요한 혈관이 있어 전이가 잘 되기 때문이다. 췌장암은 발생 위치에 따라 증상에 차이가 있다.

보건복지부 중앙암등록본부가 2022년에 발표한 자료에 의하면, 2020년 우리나라에서 247,952건의 암이 새로이 발생했다. 그 중 췌장암은 8,414건(남자 4,324건, 여자 4,090건)으로 전체 암 발생의 3.4%로 8위를 차지했다. 남녀를 합쳐서 연령대별로 보면 70대가 30.4%, 60대가 27.4%, 80대 이상이 22.2%의 순이었다. 췌장암은 60세 이후 고령층에서 발생하는 대표적인 노인암이다.

췌장에 생기는 종양은 수술로 치료가 가능한 양성 종양, 그리고 예후(豫後)가 나쁜 악성 종양 등 유형이 다양하다. 췌장암은 조기 진단이 중요하지만, 복부 깊숙이 다른 장기들에 둘러싸여 있으며 초기 증상이 거의 없으며, 있다 해도 다른 소화기계 장애의 증상들과 뚜렷이 구분되지 않기에 조기에 발견하기가 매우 어렵다. 이에 증상이 나타난 뒤에 췌장암을 발견하면 이미 상당히 진행된 경우가 많다.

또한 조기 진단이 어려운 까닭은 발생 기전을 정확히 알지 못하기 때문이다. 환경적 요인과 유전적 요인이 복합적으로 관여하는 것으로 알려지고, 몇 가지 위험요인이 밝혀졌거나 추정되고 있는 정도이다. 유전적 요인으로 췌장암의 90% 이상에서 케이-라스 유전자(K-RAS gene)의 변형이 발견되고 있으며, 환경적 요인 가운데는 흡연(吸煙)이 발암에 상당한 영향을 미치는 것으로 알려졌다. 만성 췌장염(膵臟炎, pancreatitis)이 있으면 췌장암의 위험이 증가한다.

췌장암의 증상 가운데 많은 부분은 췌장 질환이나 소화기계 장애에서도 나타는 비특이적인 것들이다. 대부분의 췌장암 환자에게 복통과 체중 감소가 나타나고, 췌장의 두부(머리 부분)에 생긴 췌두부암 환자들은 황달 증상을 보인다. 췌장암의 3대 증상인 복통, 체중감소, 황달 증세가 이유 없이 지속된다면 췌장암을 의심해 볼 필요가 있다. 췌장암의 60-70%는 췌장 두부에 발생한다.

췌장암 진단을 위해 임상에서 사용하는 검사에는 혈액검사, 혈청 종양표지자검사, 복부 초음파검사, 복부 전산화단층촬영(CT), 자기공명영상(MRI), 내시경적 역행성 담췌관 조영술(ERCP), 내시경 초음파검사(EUS), 양전자방출단층촬영(PET), 복강경(腹腔鏡)검사, 조직검사 등이 있다.

췌장암이라는 진단이 나오면 적절한 치료 방침을 세우기 위해 암이 얼마나 진행되었는지를 종합적으로 나타내는 병기(病期, stage)를 판정한다. 췌장암의 병기 결정은 TNM 분류법을 따르며, T(tumor)는 원발 종양의 크기와 침윤 정도를 나타내고, N(node)은 주위 림프절로 퍼진 정도를, M(metastasis)은 다른 장기로의 전이 여부를 나타낸다.

TNM 분류법(classification)의 세 요소를 조합하여 췌장암 병기를 1-4기로 구분한다. 췌장암 1기는 암이 췌장에 국한되어 있고 전이가 없는 경우이며, 암이 주변 장기로 퍼져 있지만 주요 동맥 혈관의 침범이 없는 경우는 2기, 암이 주요 동맥 혈관을 침범하여 국소적으로 진행된 경우는 3기, 그리고 암이 폐나 복막, 간 등 먼 장기로까지 전이했다면 4기로 분류한다.

췌장암 치료 방법은 암의 크기와 위치, 병기, 환자의 나이와 건강 상태 등을 고려하여 선택한다. 수술, 항암, 방사선 치료를 경우에 따라 한 가지 방법으로 치료하기도 하고, 여러 요법을 병합하기도 한다. 최근에는 수술 전 항암치료를 먼저 시행한 후 반응 평가 후 수술을 시행하기도 한다. 췌장암에서 완치를 기대할 수 있는 유일한 치료법은 수술이지만, 근치적 수술이 가능한 환자는 20% 정도에 불과하다.

췌장암은 조기 발견이 어려운 만큼 예후 또한 평균적으로 다른 암들에 비해 좋지 않은 편이다. 중앙암등록본부 자료에 의하면 2016-2020년 췌장암의 5년 상대생존율은 15.2%(남자 14.2%, 여자 16.2%)였다. 췌장암의 5년 상대생존율 추이(남녀전체)는 1996-2000년 8.7%, 2001-2005년 8.4%, 2006-2010년 8.6%, 2011-2015년 10.9%, 2016-2020년 15.2% 등이다.

췌장암 수술을 받은 환자는 인슐린 분비가 현저하게 줄어들기 때문에 당뇨가 나타날 수 있으므로 치료를 통해 혈당을 조절해야 한다. 췌장은 소화액을 분비하는 장기이므로 췌장암 환자들은 소화가 잘 되지 않아 식욕이 떨어지고 치료의 부작용으로 생기는 구역질, 구토, 설염 등으로 음식물 섭취가 힘들어지는 수가 많으므로 지방 섭취를 줄이고 소화가 잘 되는 부드러운 고열량 음식을 조금씩 자주 먹는 것이 좋다.

췌장암의 위험 인자로는 흡연(30%), 고열량 식이(20%), 만성 췌장염(4%), 유전적 요소(10%) 등이 있으며, 나머지는 아직 분명하게 확인할 수 없다. 이에 췌장암을 예방하기 위하여 위험 요인으로 알려진 것들을 일상생활에서 피하도록 한다. 만성 췌장염 환자는 적극적으로 치료해야 한다. 또한 당뇨병 환자는 정상인에 비해 췌장암에 걸릴 확률이 2배 정도 높아지므로 당뇨병을 꾸준히 치료해야 한다.

<青松 건강칼럼 2025. 1. 20.>

치매

　미국 하버드대학 연구진은 미국과 유럽에서 실시한 치매(Dementia)와 유병률에 대한 7가지 다른 연구에 참가한 65세 이상의 약 4만9천명을 분석했다. 연구진은 각 연구 내에서 10년 기간에 걸쳐 치매 위험이 어떻게 변했는지를 계산했다. 연구 결과 10년마다 새로운 치매 발병률이 13% 감소한다는 것이 확인됐다. 이는 평균 수치였고, 최대는 19%까지 감소한 것으로 나타났다.
　연구진은 "생활 방식 개선, 교육 개선, 혈압 조절이나 혈전을 예방하기 위한 약물 사용 등 건강 치료 등 많은 요소가 동시에 변화하고 있기 때문에 새로운 치매 진단이 감소한 정확한 원인을 파악기 어렵다"고 말했다. 2024년 국제학술지 랜싯 공중보건(Lancet Public Health)에 발표된 논문에서 미국과 유럽의 공공 기록을 공공기록을 포함한 27개 연구를 분석한 결과 치매 발생률이 지속적으로 감소하고 있는 것으로 나타났다.
　한편 랜싯 치매위원회(Lancet Commission on Dementia)는 전 세계적으로 치매 환자가 2050년에는 현재의 3배 수준인 1억5300만명에 달할 것으로 추정했다. 국내 치매 환자 수도 매년 증가하고 있다. 보건복지부 중앙치매센터 자료에 따르면, 2016년 치매환자 66만명이 2018년에는 75만명, 2022년 93만명 그리고 2024년 105만으로 증가했다. 또한 치매 전 단계인 경도인지장애(輕度認知障礙)까지 합치면 200만명을 훌쩍 넘는 것으로 추산된다.

인지 기능 저하를 3단계로 나눈다면, 잦은 건망증(健忘症), 경도인지장애, 치매로 나눌 수 있다. 예전에는 건망증이 심하면 "나 치매 아닌가"하고 걱정했는데, 요즘은 경도인지장애라는 새로운 개념이 자리를 잡아서 이제는 건망증과 경도인지장애 구별이 중요해졌다. 치매로 이어질 가능성은 건망증은 아직 없으며, 경도인지장애는 절반은 나중에 치매될 가능성이 있다.

건망증(Forgetfulness)이란 어떤 사건이나 사실을 기억하는 속도가 느려지거나 일시적으로 기억하지 못하는 기억 장애의 한 증상이다. 건망증은 나이와 성별에 무관하게 다양한 사람들에게 특별한 원인 없이도 나타날 수 있다. 일상 생활에서 받는 스트레스가 많거나, 해야 할 일의 종류가 많은 상황처럼 주의력이나 집중력이 저하될 때에 건망증이 더 잘 나타나기도 한다.

경도인지장애(Mild cognitive impairment)란 기억력, 주의력, 언어 능력, 시공간 능력, 판단력 등이 저하된 상태를 의미한다. 인지 장애의 정도는 아주 경미한 경우에서 심한 경우까지 다양하다. 동일 연령대에 비해 인지 기능, 특히 기억력이 떨어지나 일상생활을 수행하는 능력은 남아 있어 아직은 치매라고 할 정도로 심하지 않은 상태를 경도인지장애(경미한 인지장애)라고 한다.

치매(Dementia)는 후천적으로 기억, 언어, 판단력 등의 여러 영역의 인지 기능이 감소하여 일상생활을 제대로 수행하지 못하는 임상 증후군을 의미한다. 치매에는 알츠하이머병이라 불리는 노인성 치매, 뇌졸중 등으로 인해 생기는 혈관성 치매가 있다. 이 밖에도 다양한 원인에 의한 치매가 있다. 전반적인 뇌 기능의 손실을 일으킬 수 있는 모든 질환이 치매의 원인이 될 수 있다.

〈경도인지장애〉 인지장애의 주된 증상은 기억력 저하를 호소하는 것이지만, 경도인지장애의 경우 기억력 저하가 주된 증상이기는 하지만 다른 인지 기능이 저하되기도 한다. 즉 시공간 능력이 떨어지면 길 찾는 데 어려움을 호소하며, 언어력이 저하되면 언어 이해력 및 표현력이 저하되고, 물체의 이름이 생각나지 않아 힘들어한다. 경도인지장애는 이러한 다양한 증상을 보이지만, 전반적인 일상생활에 지장이 없으며 사회에서 어느 정도 독립적인 생활을 유지할 수 있다.

진단은 심층 인터뷰, 임상 척도 평가, 신경 인지 기능 검사, 자기공명검사(MRI) 및 기능성 자기공명검사(fMRI), 양전자 방출 단층촬영(PET) 등을 실시한다. 임상척도검사는 우울증, 강박증, 불안증 등과 같은 정신 행동 증상을 평가하며, 일상생활 활동의 정도를 임상 척도를 이용하여 평가한다. 신경인지기능검사는 기억력, 주의력 및 집중력, 유연적 사고력, 시공간 구성 능력 등을 검사하여 비슷한 연령, 학력, 성별의 정상군과 비교한다.

경도인지장애가 치매로 진행하는 것을 예방하기 위해 다양한 치료 방법을 시도한다. 추천하는 치료에는 ▲치매로 진행되었는지 확인하기 위해 주기적인 인지기능검사 시행, ▲규칙적인 운동, ▲금연(禁煙), ▲절주(節酒), ▲지속적인 사회 활동, ▲지속적인 대뇌 활용(책 일기, 일기 쓰기, 퍼즐 맞추기 등), ▲매일 채소와 과일 섭취 등이다. 다만 약물이 치매 예방에 도움이 된다는 증거는 부족하다.

경도인지장애는 시간이 경과하면서 치매(알츠하이머병)으로 발전할 가능성이 크다고 한다. 정상인의 경우 매년 1-2%가 치매로 진행하는 데 비해, 경도인지장애를 가진 환자의 경우 매년 10-15%가 치매로 진행한다. 결국 경도인지장애 환자 중 약 80%가 6년 안에 치매를 겪는다.

〈치매〉는 전반적인 뇌 기능의 손상을 일으킬 수 있는 모든 질환이 치매의 원인이 될 수 있다. 전체 치매의 50-60%를 차지하는 알츠하이머병(Alzheimer's disease)은 퇴행성 뇌질환으로 8-10년에 걸쳐 서서히 진행되며, 기억력을 포함한 인지기능의 악화가 점진적으로 진행되는 병이다. 혈관성 치매는 뇌 안에서 혈액순환이 잘 이뤄지지 않아 서서히 신경세포가 죽거나, 갑자기 큰 뇌혈관이 막히거나 뇌혈관이 터지면서 뇌세포가 죽으면서 발생한다.

증상은 기억력 감퇴뿐만 아니라 언어 능력, 시공간 파악 능력, 인격 등 다양한 정신 능력에 장애가 발생함으로써 지적인 기능의 지속적 감퇴가 초래

된다. 기억력 저하는 건망증이라면 어떤 사실을 기억하지 못하더라고 힌트를 주면 금방 기억을 되살릴 수 있다. 하지만 치매 환자는 힌트를 주어도 기억하지 못하는 경우가 많다.

치매환자의 가장 흔한 증상은 '명칭 실어증'으로 물건의 이름이 금방 떠오르지 않아 머뭇거리는 현상이다. 시공간 파악 능력 저하로 인하여 길을 잃고 헤매는 증상이 나타날 수 있다. 치매환자는 성격 변화와 감정의 변화가 나타난다. 과거에 매우 꼼꼼하던 사람이 대충대충 일을 처리하거나, 매우 의욕적이던 사람이 매사에 무관심해지기도 한다. 감정의 변화로 우울증이 동반되는 경우가 많으며, 수면 장애에 시달리기도 한다.

진단은 환자와 보호자를 통해 병력(病歷)을 청취하고 선별검사를 시행하여 인지 능력을 평가한다. 치매가 의심되면 정밀 검사를 시행한다. 정밀검사는 환자의 인지 능력을 같은 연령, 학력, 성별의 정상군과 비교하여 얼마나 저하되어 있는지를 신경심리 검사를 통해 확인하는 것이다. 환자의 인지 능력이 저하된 것이 확인되면 치매라 진단할 수 있다. 치매의 원인을 찾기 위한 혈액검사, 뇌영상검사(MRI 등)을 시행한다.

치매의 원인이 확인되면 원인에 맞는 치료를 진행한다. 치료에는 원인적 접근, 약물 치료, 기타 접근 방법 등이 있다. 원인이 뇌출혈, 뇌종양, 정상압 수두증 등으로 인한 치매는 수술을 시행할 수 있다. 뇌경색(腦梗塞)으로 인한 혈관성 치매는 고혈압, 당뇨, 고지혈증, 흡연 등과 같은 위험 요소를 사전에 제거하거나 지속적으로 치료함으로써 병의 진행을 지연시키거나 예방할 수 있다. 치매의 임상 경과는 원인에 따라 매우 다양한 양상을 보인다.

약물치료는 신경인지 기능활성제인 콜린성약제, NMDA 수용체 차단제 등을 사용할 수 있다. 치매로 인해 나타나는 정신 증상을 치료하기 위한 항우울제, 항정신병약물 등을 사용하기도 한다. 기타 접근 방법은 환자가 기본적 일상생활을 최대한 스스로 유지할 수 있도록 하는 작업요법, 인지기능 강화요법 등과 같을 다양한 프로그램에 참여함으로써 삶의 질을 향상시킬 수 있다. 치매 환자 사망의 가장 흔한 직접적 원인은 폐렴(肺炎), 요로감염증, 욕창성 궤양 등의 감염으로 인한 패혈증(敗血症)이다.

치매의 증상 및 종류는 다양하다. 현재까지 발생 기전이 확실히 규명되지 않았고, 원인을 치료할 수 있는 치료법도 없는 상태이다. 따라서 미리 예방하는 것이 중요하다. 일반적으로 권장되는 것은 두뇌 회전을 많이 시킬 수 있는 놀이나 독서이다.

국제적으로 저명한 치매 전문가 27명이 활동하는 '랜싯 치매위원회(Lancet Commission on Dementia)'는 앞서 2020년에 치매를 유발하는 위험요소로 ▲낮은 교육 수준 ▲청각 장애 ▲고혈압 ▲흡연 ▲비만 ▲우울증 ▲신체 활동 부족 ▲당뇨병 ▲과도한 음주 ▲외상성 뇌 손상 ▲대기 오염 ▲사회적 고립 등 12가지를 꼽았다. 이어 올해는 ▲시력 장애 ▲고지혈증을 위험요소에 추가했다.

위원회는 어린 시절부터 시작해 평생 지속될 수 있는 총 14가지의 수정 가능한 위험 요소를 해결할 경우, 치매 발병의 45%를 예방하거나 지연시킬 수 있다고 밝혔다. 치매 유병율을 45% 낮출 수 있다는 가정하에 각 위험 요인이 기여하는 비율은 다음과 같다.

〈청년기〉 저학력(5%), 〈중년기 이후〉 청력 손실(7%), 높은 LDL 콜레스테롤(7%), 우울증(3%), 외상성 뇌손상(3%), 운동 부족(2%), 당뇨병(2%), 흡연(2%), 고혈압(2%), 비만(1%), 과음(1%)이다. 〈노년기〉에는 사회적 고립(5%), 공기 오염(3%), 시력 상실(2%) 등으로 나타났다.

치매의 거의 절반(45%)은 이론적으로 이 14가지 위험 요소를 제거함으로써 예방할 수 있다. 치료법이 없는 치매에 대응해 전 연령대가 위험을 줄이기 위한 행동에 나서야 한다. 예방 활동을 하면 치매에 걸리더라도 치매를 앓는 시간을 줄일 수 있다. 이는 개인에게는 삶의 질에 큰 영향을 미치고, 사회적으로는 비용 절감 효과를 낸다. 건강한 생활 습관을 실천해야 한다.

<靑松 건강칼럼 2024. 12. 16.>

경도인지장애 輕度認知障礙

치매 환자의 약 27%는 경도인지장애(輕度認知障礙)에서 진단되는 것으로 나타나므로 이 시점이 치매 예방의 '골든타임'으로 주목받고 있다. 이에 치매 치료의 핵심은 치매로 진행되기 전, 경도인지장애(MCI·mild cognitive impairment) 단계에서 조기 진단과 예방에 집중하는 것이다. 경도인지장애는 기억력이나 기타 인지기능의 저하가 객관적인 검사에서 확인될 정도로 뚜렷하게 감퇴된 상태이다.

경도인지장애는 흔히 치매 전단계로 알려진 상태이다. 즉 정상인에 비해 치매로 진행될 위험이 높은 상태이지만, 초기에 발견하여 치료를 시작하면 좋은 결과를 기대할 수 있다. 즉, 경도인지장애 상태는 치매를 가장 이른 시기에 발견할 수 있는 단계이며 치료 효과를 극대화시킬 수 있다는 점에서 임상적으로 중요하다. 우리나라 65세 이상 고령자의 약 20% 정도가 경도인지장애 단계라고 추정한다.

정상인은 매년 1-2%가 치매로 진행되는 데 반해 경도인지장애 환자는 10-15%가 치매로 이어진다. 치매는 알츠하이머(Alzheimer's disease) 치매와 혈관성 치매(Vascular dementia)로 크게 나눌 수 있다. 혈관성 치매는 알츠하이머병 다음으로 흔한 치매의 원인 질환이다. 혈관성 질환은 대부분 인지 기능 저하가 갑자기 발생한다.

경도인지장애는 장애를 보이는 인지 영역이 무엇인가에 따라 기억상실형 경도인지장애(Amnestic MCI)와 비(非)기억상실형 경도인지장애(Non-amnestic MCI)로 분류한다. 기억상실형 경도인지장애가 대부분 알츠하이머병으로 이행되는 반면, 비기억상실형 경도인지장애 환자들은 알츠하이머병과는 다른 신경 병리를 가지는 경우가 많아 향후 혈관치매 같은 다른 치매질환으로 진행될 가능성이 높은 것으로 알려져 있다.

증상은 이전에 비해 기억력이 많이 떨어졌다고 느껴지거나, 기억력에는 문제가 없더라고 다른 인지기능이 저하된 것 같다면 경도인지장애를 의심해 볼 수 있다. 혼자서 일상생활을 유지하는 데에는 문제가 없으나, 가끔 도구를 사용하는 복잡한 일을 처리하는데 불편함을 겪을 수 있다. 또한 성격이 바뀌어서 짜증이나 불안감을 자주 느끼는 모습이나, 감정을 잘 느끼지 못하고 무감각하고 무뎌지는 모습을 보이기도 한다.

다음 〈자가진단 체크리스트〉 10문항 중 3개 이상 해당하면 전문가와 상담이 필요하므로 '치매안심센터'에서 정밀검사를 받아보는 것이 좋다. ▲약속을 잊거나 같은 질문을 반복한다. ▲최근 일어난 일을 기억하지 못한다. ▲익숙한 장소에서 길을 잃은 적이 있다. ▲대화 중 단어가 잘 생각나지 않아 말이 끊긴다. ▲날짜, 요일, 시간에 대한 감각이 흐려진다. ▲지갑이나 물건을 자주 잃어버린다. ▲간단한 계산이나 금전 관리에 어려움을 느낀다. ▲요리, 청소, 장보기 등 일상 활동이 버겁게 느껴진다. ▲성격이 달라졌거나 감정 조절이 어렵다. ▲예전보다 의욕이 떨어지고 무기력하다.

치료는 경도인지장애 환자들이 대부분 알츠하이머병의 증상을 보이고, 임상적으로 알츠하이머병의 전구 단계라고 간주된다. 이에 추가적인 진행을 막기 위해 콜린에스터레이즈(cholinesterase) 억제제, NMDA 수용체 길항제 등을 이용한 약물요법을 시도하고 있다. 평소 뇌를 자극할 수 있는 활동을 늘려야 하므로 새로운 것을 배우거나 사람들을 만나는 사회적 활동을 적극적으로 해야 한다.

뇌를 많이 사용하는 활동에는 일기쓰기, 신문 읽기, 외국어 배우기, 악기 연주 등이 있다. 여러 사람을 만날 수 있는 봉사활동이나 거주하는 지역 주민센터 프로그램을 이용하는 것도 도움이 된다. 규칙적인 운동도 필수이므로 주 3회 이상 운동을 하는 사람은 치매 발생 위험을 30% 정도 낮출 수 있다.

중앙치매센터가 권장하는 '치매 예방 수칙 333'(3권, 3금, 3행)은 다음과 같다.

1. 3권(즐길 것) ▲운동: 일주일에 3번 이상 걸으세요. ▲식사: 생선과 채소를 골고루 드세요. ▲독서: 부지런히 읽고 쓰세요.

2. 3금(참을 것) ▲금연: 담배는 피지 마세요. ▲절주: 술은 한 번에 3잔보다 적게 마시세요. ▲뇌 손상 예방: 머리를 다치지 않게 조심하세요.

3. 3행(챙길 것) ▲건강검진: 혈압, 혈당, 콜레스테롤을 주기적으로 체크하세요. ▲치매 조기발견: 매년 보건소에서 치매 조기검진을 받으세요. ▲소통: 가족과 친구를 자주 만나세요.

일본의 뇌 전문가인 가토 도시노리 박사(쇼와대 의학과 교수)는 "작은 일상 속 변화가 뇌 건강을 좌우한다"고 말한다. 그가 전하는 뇌를 늙게 하는 일상의 나쁜 습관은 ▲휴일을 멍하니 잠으로 보내는 습관, ▲스마트폰을 들고 침실로 가는 습관, ▲불규칙한 식사 시간, ▲과식과 과음, ▲입을 벌리고 호흡하는 습관 등이다. 미국의 신경과 전문의 살바토레 나폴리 박사(뉴잉글랜드 신경학센터)는 건강한 뇌를 유지하려면 반드시 피해야 할 습관으로 흡연, 운동 부족, 그리고 스트레스 관리 실패를 꼽고 있다.

흡연은 뇌 건강에 치명적인 습관 중 하나다. 담배 연기에는 60종 이상의 발암물질과 4천여가지 화학물질이 포함돼 있다. 니코틴(nicotine)은 혈관을 수축시키고 혈압을 상승시켜, 결국 뇌에 필요한 혈류 공급을 방해한다. 흡연은 염증을 유발하고, 이로 인해 뇌세포의 손상과 기능 저하가 촉진될 수 있다.

운동은 뇌 기능 유지에 직접적인 영향을 미치므로 운동 부족은 뇌 건강을 위협하는 주요 요인이다. 걷기, 수영, 자전거 타기 같은 활동은 뇌에 산소와 영양소를 공급하는 혈류를 증가시켜 인지기능을 유지하는 데 긍정적인 역할을 한다. 세계보건기구(WHO)는 주당 150분 이상의 중간 강도 유산소운동 또는 75분 이상의 고강도 유산소 운동을 권장하고 있다. 근력운동은 주 2회 이상 실시할 것을 추천한다.

스트레스도 뇌 건강의 적이다. 스트레스를 받을 때 분비되는 코르티솔(cortisol) 호르몬이 장기간 지속되면 기억력 저하, 집중력 감소, 심지어 뇌 구조 변화까지 초래할 수 있다. 예일대학 연구팀이 지속적인 스트레스가 해마(Hippocampus)와 같은 기억 담당 부위의 위축을 초래한다고 밝혀낸 바 있다. 우울증이나 만성 스트레스 상태에 있는 사람은 인지기능 저하 위험이 높아진다.

사람들은 나이가 들수록 기억력 감퇴나 판단력 저하 같은 변화에 민감해진다. 이는 자연스러운 뇌 노화 과정의 일부이기도 하지만, 일상 속 습관이 이런 변화를 앞당길 수도 있으므로 뇌 건강에 좋은 습관을 가져야 한다. 〈치매예방수칙 3·3·3〉을 생활화 하여야 한다. 가족이 가장 힘든 질병 1위가 '치매'이므로 일상 속 작은 노력이 당신의 가족을 행복하게 한다는 것을 명심해야 한다.

〈青松 건강칼럼 2025. 7. 26.〉

치매인구 100만명 시대

올해 팔순인 아내가 운전면허 갱신을 위하여 최근에 교통안전 교육과 치매(癡呆) 검사를 받았다. 교통안전에 관한 테스트는 인터넷을 통하여 받았으며, 치매검사는 마포구 대흥동 소재 마포구보건소 치매안심센터에서 받았다. 현재 75세 이상 운전면허 갱신주기는 3년이다. 운전은 인지기능과 신체기능을 포괄하므로 100세가 되더라도 신체와 인지기능이 좋으면 운전이 가능하다. 지난해 101세에 소천하신 유동식 박사(연세대 명예교수)는 별세하시기 전에 매주 신촌 연세대학교회 예배에 오실 때 손수 승용차를 운전하셨다.

보건소 치매검사(Mini-mental State Exam, MMSE)는 치매 위험이 높은 60세 이상 노인을 대상으로 치매 조기검진을 실시하여, 초기에 발견하고 적절히 치료할 수 있도록 하는 것이다. 다양한 원인에 의해 발생하는 치매는 조기에 발견하여 적절히 치료할 경우 진행을 지연하거나 증상을 호전할 수 있다. 보건소에서는 간이 정신상태 검사를 통해 인지감퇴가 있는지를 평가한다.

중앙치매센터의 '대한민국 치매 현황 2022' 보고서에 따르면, 65세 이상 치매 환자수는 2017년 71만명에서 2021년 89만명으로 매년 약 5만 명씩 증가하는 것으로 추산된다. 이에 국내 치매 인구가 기하급수적으로 늘 것으로 예상되며, 올해에는 약 100만명에 도달하며 2060년 346만명, 2070면 338만명 이상으로 예상된다.

한편 60세 이상 치매환자 수는 2019년 81만6천명, 2020년 86만3천명, 2021년 91만명, 2022년 96만명, 그리고 올해 102만명, 2040년 226만명. 2050년 315만명 등이다. 올해 전체 치매환자 102만명 중 치매안심센터에 등록한 치매환자는 53만3,959명에 불과하다.

치매환자가 600만명이 넘는 일본은 정부가 '치매국가프로젝트'를 지난 9월에 시동을 걸었다. 즉 600만명이 넘은 치매환자 문제 대응을 일본의 미래를 좌우할 중요한 국가 과제로 삼고 대책에 나서는 것이다. 지난 6월 저출산 대책에 이은 일본 정부의 새로운 주요 정책 목표다. 기시다 총리는 지난 8월 초 구마현의 치매노인 요양시설을 방문한 자리에서 "치매에 걸린 고령자분들이 존엄성과 희망을 갖고 살아갈 수 있는 사회를 만들겠다"며 총리가 주재하는 국가 차원의 '치매대책 추진본부'를 출범시키겠다고 말했다.

일본 국회는 지난 6월 '치매기본법'을 통과시켜 법적 근거를 마련했다. 치매환자를 위한 이 법안은 '치매 환자가 존엄성을 유지하면서 희망을 갖고 살 수 있는 상생사회 실현을 추진할 것'을 목적으로 명기했다. 이를 위해 국가와 지방정부에 치매와 관련한 구체적인 대책을 수립하여 실행할 의무를 지우고 있다. 또 치매 대책 수립에는 반드시 치매 당사자와 가족의 의견을 들어야 한다고 규정했다.

치매 중 가장 많은 유형을 차지하는 알츠하이머병(Alzheimer's disease)은 전체 치매의 80%까지 차지하는 것으로 알려져 있다. 알츠하이머병은 베타 아밀로이드(Amyloid beta)라는 비정상적인 단백질이 서서히 뇌에 쌓이면서 뇌세포 간의 연결고리를 끊고 뇌세포를 파괴해 치매 증상을 발생시키게 된다는 '아밀로이드 가설(Amyloid theory)'이 가장 중요한 원인으로 알려져 있다.

매년 9월 21일은 1995년 세계보건기구(World Health Organization, WHO)

가 국제알츠하이머협회(Alzheimer's Disease International, ADI)와 함께 제정한 〈세계 알츠하이머의 날(World Alzheimer's Day)〉이다. 우리나라도 2011년에 제정된 '치매관리법'에 의해 9월 21일을 〈치매극복의 날〉로 지정하여, 치매관리의 중요성을 널리 알리고 치매를 극복하기 위한 범국민적 공감대를 형성하고 가족과 사회의 치매환자 간호문제를 새롭게 인식하고 있다.

'알츠하이머병'은 1906년 독일인 의사 알로이스 알츠하이머(Alois Alzheimer)의 이름을 따서 병명(病名)을 붙였다. 알츠하이머병의 첫 증상은 가벼운 건망증이다. 이후 병이 진행되면 언어 구사력, 이해력, 읽기와 쓰기 능력 등의 장애를 보인다. 결국 알츠하이머병 환자들은 불안증을 보이기도 하고, 매우 공격적인 상황을 보일 수 있으며, 집을 나와서 길을 잃어버리고 거리를 방황할 수도 있다.

치매(Dementia)란 다양한 원인에 의해 후천적으로 기억력, 언어 능력, 시공간 파악 능력 등 다양한 영역의 인지 기능이 떨어져 일상생활에 상당한 지장이 나타나는 상태를 말한다. 치매(癡呆)는 노화와 관련된 정상적인 건망증(健忘症)과는 달리 뇌기능의 손상으로 일상생활 유지가 어려워지고 환청, 망상, 과다행동, 폭력성 등의 정신증상을 동반하는 증후군(症候群)이다.

치매와 건망증의 차이는 건망증은 ▲세세한 부분만 잊는다, ▲귀띔을 해주면 금방 기억한다, ▲기억력에 문제가 있다는 것을 인정하고 메모 등으로 기억력을 보완하려고 노력한다. 한편 치매는 ▲사건 자체를 잊는다, ▲귀띔을 해주어도 기억을 못한다, ▲본인이 기억력에 문제가 있다는 것을 모르거나 인정하지 않는다.

치매 의심 증상에는 ▲일상생활에 영향을 줄 정도의 최근 일 등 기억력 상실, ▲익숙한 일을 처리하는데 어려움, ▲언어사용이 어려워진다, ▲시간과 장소를 혼동하며, 지남력(指南力, orientation) 상실, ▲판단력이 감소하거나 그릇된 판단을 자주 행한다, ▲추상적인 사고능력에 문제가 발생, ▲물건을 간수하지 못한다, ▲기분이나 행동의 변화, ▲성격의 변화, ▲자발성이 감소한다 등이 있다.

치매의 치료는 발병 원인이 정확히 밝혀지면 그 원인에 맞게 치료를 하게 된다. 치매의 10-15% 정도는 원인 질환의 치료를 통해 완치가 가능하다. 하지만 가장 일반적으로 나타나는 알츠하이머병은 완치가 어렵다. 알츠하이머병인 경우 아세틸콜린(acetylcholine, ACh) 분해효소 억제제를 통해 치매로 인한 증상을 완화시키고, 치매의 진행을 지연시킬 수 있다.

치매 예방을 위해서는 평상 시 꾸준한 건강관리와 사회활동 등을 통해 인지능력(mental activity)과 신체활동(physical activity)을 증진시키는 것이 중요하다. 대한치매학회(Korean Dementia Association)가 제시한 〈치매 예방을 위한 10대 수칙〉은 다음과 같다.

1) 고혈압을 치료해야 한다. 2) 당뇨병을 조절해야 한다. 3) 콜레스테롤을 점검해야 한다. 4) 비만을 조절해야 한다. 5) 심장병을 초기에 발견하고 치료한다. 6) 우울증을 치료해야 한다. 7) 적절한 운동을 꾸준히 한다. 8) 절대로 담배를 피우지 않는다. 9) 과음은 절대 금물이다. 10) 적당한 일이나 취미활동을 계속한다.

보건복지부는 일상생활에서 쉽게 실천할 수 있는 '치매예방수칙 3.3.3'을 발표했다. 치매예방을 위한 실천방법을 의학적 근거에 기반 하여 3권(勸, 즐길 것), 3금(禁, 참을 것), 3행(行, 챙길 것)으로 구성하고 식단, 운동, 절주와 금연 등의 내용으로 구성되어 있다.

▲3권(즐길 것)은 운동(일주일에 3번 이상 걸으세요), 식사(생선과 채소를 골고루 챙겨 드세요), 독서(부지런히 읽고 쓰세요)이다. ▲3금(참을 것)은 절주(술은 한 번에 2잔보다 적게 드세요), 금연(담배는 피우지 마세요), 뇌손상 예방(머리를 다치지 않도록 조심하세요) 등이다. ▲3행(챙길 것)은 건강검진(혈압, 혈당, 콜레스테롤 3가지를 정기적으로 체크하세요), 소통(가족과 친구를 자주 연락하고 만나세요), 치매조기발견(매년 치매센터에서 치매조기 검진을 받으세요) 등이다.

기억력 향상에 좋은 방법에는 ▲소리 내어 말한다, ▲메모하는 습관을 갖는다, ▲달력에 대소사를 미리 체크한다, ▲물건을 항상 일정한 곳에 둔다, ▲자기 전에 오늘 있었던 일들을 떠올려 본다, ▲여러번 되풀이해서 기억한다, ▲날짜, 요일, 시간을 기억한다, ▲중요한 사건을 위주로 기억한다 등이다.

치매예방 식생활 수칙에는 ▲칼로리 섭취와 체중을 적정하게 유지한다, ▲저지방 식사를 한다, ▲비타민을 골고루 섭취한다, ▲과일, 채소, 차 등 항산화식품을 골고루 섭취한다, ▲물을 충분히 마신다, ▲좋은 지방을 함유한 음식(등푸른 생선, 과일, 건과류, 올리브 등)을 섭취한다.

치매 예방을 위해서는 식습관 개선도 필요하다. 전 세계적으로 인정된 치매 예방에 좋은 음식으로는 샐러드, 연어, 아보카도(avocado), 양배추, 두부, 강황(turmeric) 등이 있다. 전문가들은 식사를 할 때 먼저 채소를 충분히 매일 섭취하며, 당뇨병이 심하지 않다면 과일도 매일 섭취하는 것을 추천한다. 설탕이 많이 함유된 단 음식은 피하는 것이 좋다.

규칙적인 운동은 뇌의 혈액순환을 촉진해 신경세포 간의 연결을 원활하게 한다. 일주일에 3회 이상 꾸준히 걸으면 인지장애 확률을 33% 낮추며 치매 위험도 31% 낮아진다. 외부 운동이 어려운 상황이라면 실내에서 운동할 수 있는 환경을 만들어 육체적 활동을 하면 뇌신경을 보호해 인지기능 저하를 예방할 수 있다.

나이가 들수록 불면증(不眠症)에 걸리기 쉽다. 수면의 질은 치매 발병과 연관이 있다. 불면증 증상은 크게 세 가지로 분류된다. 즉 피곤해도 제때 잠들기 어려운 '입면장애(잠들고자 누웠지만 30분 이상 잠들지 못하는 증상)', 잠은 들지만 자주 반복적으로 깨는 '수면유지장애', 자다 깨서 다시 잠들지 못하는 '조기각성장애' 등이다.

고령층일수록 불면증에 주의해야 한다. 멜라토닌(melatonin)은 송과선(松果腺)에서 생성, 분비되는 수면을 촉진하는 호르몬으로 20세 이후부터 급격히 준다. 멜라토닌 분비가 떨어지면 잠이 줄고, 잠을 자도 잔 것 같지 않는 수면장애가 나타나므로 나이가 들수록 수면관리에 신경 써야 한다. 밤새 뒤척이는 불면증이 지속되면 뇌에 치매 단백질이 쌓일 수 있다. 대한수면연구학회(Korean Sleep Research Society)의 치매 예방에 도움이 되는 〈수면(睡眠) 10계명〉은 다음과 같다.

▲매일 규칙적인 시간에 잠자리에 들고 일정한 시간에 일어난다. ▲수면 환경을 조용하게 하고 덥거나 춥지 않도록 실내온도를 조절한다. ▲매일 규칙적으로 운동하되 취침 전 지나친 운동은 피한다. ▲카페인이 든 음료나 음식, 흡연과 음주를 피한다. ▲너무 허기진 상태나 과식은 피한다. ▲취침 전 따뜻한 목욕은 도움이 된다. ▲잠자리에서 시계, 휴대전화, TV, 책을 보는 것을 피한다. ▲잠이 오지 않거나 중간에 깼다면 침대를 벗어나 다른 일을 해본다. ▲밤에 밝은 빛에 노출되지 않도록 한다. ▲수면제 복용은 피한다.

건강 100세 시대에 치매환자 100만명 시대를 맞아 건강한 노후를 위하여 '치매예방'을 실천하여야 한다. 즉, '치매예방수칙 3.3.3'인 3勸(즐길 것은 운동, 식사, 독서), 3禁(참을 것은 절주, 금연, 뇌손상 예방), 3行(챙길 것은 건강검진, 소통, 치매조기발견)을 생활화하여야 한다.

<青松 건강칼럼 2023. 10. 6.>

치매, 예방할 수 있다

우리나라는 고령화가 심화되면서 치매(癡呆) 환자가 갈수록 증가하고 있으며 5년 전과 비교하면 65세 이상 치매 환자 수는 25% 가량 늘었다. 치매는 환자 자신뿐만 아니라 가족의 삶을 파괴하는 무서운 병이다. 환자 스스로 일상생활을 관리하지 못하기 때문에 사망할 때까지 가족을 괴롭히는 병이다. 치매(Dementia) 환자를 돌보는 일은 엄청난 노력이 필요하다. 즉, 집중력과 인내 그리고 집요함이 필요하다.

치매는 아직까지 완전한 치료약이 없기 때문에 예방과 발병 시기를 늦추는 것이 중요하다. 치매의 대표 증상인 기억력 저하는 두뇌 기능을 판단하는 중요한 요소 중 하나다. 기억력(記憶力)은 단순히 정보를 저장하는 능력뿐 아니라 인지 기능과도 밀접하게 관련돼 있다. 치매 예방을 위해 기억력과 인지력(認知力) 유지가 중요하다.

미국 컬럼비아대학 신경심리학과 야코브 스텐 교수는 인지 예비력(Cognitive Reserve)의 중요성을 강조한다. 시카고대학 에밀리 로갈스키 교수(신경심리학)은 슈퍼 에이저(Super Ager)라는 개념을 처음 제시했다. 그리고 이제경 100세경영연구원장은 80대임에도 뇌기능은 50대인 이른바 '인지적 슈퍼 에이저(Cognitive SuperAger)'를 언급하면서 충분한 인지 예비력을 갖추면 치매를 예방할 가능성이 높다고 말했다.

'인지 예비력'이란 노화(老化)나 질병이 찾아와도 뇌 기능 저하를 최소화하는 '인지 회복력'을 말한다. 즉, 충분한 인지 예비력을 갖추면 치매를 예방할 가능성이 높다는 것이다. 스텐 교수는 인지 예비력을 키우는 방법으로 ▲끊임없는 학습 ▲다양한 직업 경험 ▲역동적인 사회활동 등을 강조했다. 또한 문화와 놀

이는 시니어의 인지 예비력을 강화한다.

'인지적 슈퍼 에이저'를 연구하는 로갈스키 교수는 좋은 유전자와 더불어 생활습관의 중요성을 강조한다. 그는 '젊은 뇌'를 오랫동안 유지할 수 있는 비결로 ▲건강한 식단 ▲규칙적인 운동 ▲충분한 수면 ▲강인한 삶의 태도 ▲끈끈한 사회적 유대감 등을 강조했다. 전문가들은 스텐 교수의 '인지 예비력'이나 로갈스티 교수의 '인지적 슈퍼 에이저'의 핵심은 '따뜻한 인간관계'라고 말한다.

하버드대학 성인발달연구의 책임자인 로버트 월딩거 교수가 '따뜻한 인간관계'와 관련해 제시한 7가지 질문은 다음과 같다. ▲위기 상황에서 나를 도울 수 있는 사람이 있는가? ▲나를 이끌어 줄 멘토(mentor)가 있는가 ▲고민을 털어놓을 수 있는 친구가 있는가 ▲추억을 공유할 수 있는 지인이 있는가 ▲사랑을 나눌 수 있는 애인이 있는가 ▲생활 속 문제 해결을 도와줄 사람이 있는가 ▲나에게 웃음을 주는 사람이 있는가 등이다.

일본 생활재활연구소 미요시 하루키 소장이 제안한 치매 대응 7대 원칙도 기억력 저하를 막아 치매를 예방하는 데 도움이 된다. 그 가운데 세 가지 '절대 바꾸지 말아야 할 것'으로 환경, 생활습관, 인간관계를 꼽았다. 마음이 맞는 사람과 교류하는 것만으로도 안정감과 위로감을 준다. 공감해 주는 친구, 모범이 되는 친구, 의지할 수 있는 친구 등 세 부류의 친구를 사귈 수 있도록 한다.

대부분 사람들이 휴대폰이나 인터넷 등을 많이 사용하면 인지기능이 떨어져 치매에 걸릴 수 있다고 생각한다. 하지만 미국 텍사스대학 자레드 벤지

교수는 50세 이상의 41만여 명을 대상으로 조사한 결과, 디지털 기기를 활발하게 사용한 그룹의 인지기능 장애 위험이 58%나 낮아졌다. 벤지 교수는 디지털 기기 활용을 통해 디지털 기술을 습득하고 지인들과 소통하는 과정에서 인지장애 위험이 줄어든다고 주장했다.

미국 메릴랜드대학교 보건대학원과 의과대학 공동연구팀이 인공지능을 활용한 데이터 연구를 진행한 결과를 발표했다. 연구에는 40-69세 영국인 약 2만여 명의 MRI 뇌 스캔 데이터가 포함됐다. 연구팀이 주목한 것은 뇌의 백질(白質, white matter) 영역이다.

뇌의 백질 영역은 뇌의 각 영역간 신호 전달을 담당하는 곳으로, 각 영역에서 생성된 정보가 뇌 전체에 빠르고 효율적으로 전파되도록 하는 역할을 맡는다. 백질 부위가 줄어들면 뇌의 각 영역 간 연결이 느슨해지므로, 인지 측면에서 다양한 문제를 일으킬 수 있다. 연구팀은 러닝머신을 활용해 참가자들의 백질 스캔 데이터를 학습시키고, 이를 기반으로 각 개인의 '뇌 연령'을 추정한 다음 실제 연령과 비교했다.

다음으로 연구팀이 활용한 것은 미국심장협회(AHA)에서 권장하는 '삶의 핵심요인 8가지(Life's Essential 8, LE8)이다. 즉, ▲식단 ▲운동 ▲흡연 ▲수면 ▲체중(BMI) ▲지질(콜레스테롤) ▲혈당 ▲혈압 등 8가지 요인을 기준으로 점수를 산출하는 것으로 사실상 심장 건강 생활습관이라 봐도 무방하다.

연구팀은 2만여 명 참가자들의 LE8 점수를 산출한 뒤, 이를 뇌 스캔 데이터와 함께 분석했다. 그 결과, 연구팀은 LE8 점수가 높을수록 백질 손실이 적다는 뚜렷한 연관성을 발견했다. 즉, 심장건강 생활습관을 실천할수록 뇌 노화가 늦어지는 효과가 있다고 해석할 수 있다.

연구팀은 이러한 해석을 보다 명확하게 뒷받침하기 위해 한 가지 변수를 더 살펴보았다. 바로 알츠하이머병(Alzheimer's disease)의 강력한 유전적 위험 인자로 알려진 '아포리포단백질(Apolipoprotein) E4(APOE4)' 대립 유전자다. 아포리포단백질 E(APOE)의 세 가지 변형 유전자 중 하나인 APOE4

는 인지장애 및 알츠하이머병을 유발하는 주요 원인으로 꼽힌다.

APOE4 유전자를 보유한 사람들의 경우 뇌 백질의 손실이 상대적으로 더 크게 나타났다. 하지만 그중에서도 AHA에서 권장하는 LE8(심장건강 생활습관)를 준수하는 사람들은 APOE4 유전자 발현 여부와 관계없이 뇌 백질 손실이 더 적게 나타났다. 타고난 유전자를 보유했거나 발현했다고 해도, 건강한 생활습관으로 치매를 예방할 수 있다는 의미다.

또한 연구팀이 2024년 10월 미국 역학 저널(American Journal of Epidemiology)에 게재한 논문에서 뇌 백질 크기를 '만성 스트레스 수준'과 연관 지어서 분석했다. 연구 결과에 따르면, 장기간 스트레스에 노출될 경우 뇌 노화를 가속시킬 수 있다. 이는 성별, 사회적 지위, 경제 수준, 흡연 여부, 식단, 운동 여부와 운동량과 관계없이 동일하게 나타나 스트레스로 인한 악영향이 더 클 수 있다는 근거가 된다.

연구팀은 이와 같은 연구 결과를 종합해, 인공지능을 통한 대규모 영상 데이터를 분석하는 것이 충분한 의의가 있다고 보았다. 또한 개인적인 특성을 감안하더라도 대부분의 사람들에게 도움이 될 수 있음을 보여준다. 이에 전반적인 심장건강 생활습관 및 스트레스 관리를 통해 뇌 건강까지 유지할 수 있다.

'노인의 지혜는 사회적 자산'이라는 말이 있다. 하지만 중년을 넘기면서부터 뇌의 전두엽(前頭葉, frontal lobe) 부분에서 노화가 일어나 열의와 의욕이 떨어지고 창의력이 감소하며 감정 컨트롤에 문제가 생긴다. 이에 전두엽 관리를 잘하면 나이 들어서도 똑똑함을 상당 기간 유지할 수 있다. 늘 무언가 새로운 경험을 해 보려는 적극적인 자세가 전두엽에 매우 중요하다.

<青松 건강칼럼 2025. 7. 31.>

'황금의 약' 치매 치료제

'암(癌)보다 두려운 질병'이라 불리는 치매(癡呆)는 기억을 잃어버린 환자와 더불어 가족이 겪는 고통이 매우 크다. 발병 원인이 다 밝혀지지 않아 획기적인 치료법이 없다. 알츠하이머병 국제기구(Alzheimer's Disease International)에 따르면 전 세계 치매 환자 수는 2030년 약 7,800만명에서 2050년에는 약 1억3천900만명으로 늘어날 전망이다.

전 세계 치매 유병률(有病率) 증가에 따라 현재 치매로 인한 사회적 비용은 1조 달러에 달하며, 2030년까지 2배 이상 증가해 약 2.2조 달러에 이를 것으로 전망되고 있다. 우리나라도 인구 고령화와 치매 유병률 증가는 필연적이다. 향후 치매 고위험군인 65세 이상 인구가 급증할 것으로 예상된다. 이에 치매는 더 이상 개인 문제가 아닌 사회 문제로 인식되고 있다.

치매의 원인은 아직 명확히 밝혀지지 않았으며, 다만 알츠하이머 치매의 경우는 뇌 속 베타아밀로이드(beta-amyloid)라는 비정상적인 단백질이 뇌 세포 주변에 쌓여 뇌의 주요 기능을 상실하게 만든다는 가설이 유력하다. 현재 국내 65세 이상 치매 환자 4명 중 3명은 알츠하이머형일 정도로 알츠하이머병은 치매에서 가장 흔한 원인 질환이다.

알츠하이머형 치매 발병 기전을 아밀로이드 연쇄반응 가설(amyloid cascade hypothesis)이라고 한다. 이는 아밀로이드 베타 단백질이 비정상적으로 과도하게 생성된 후 분해되지 않아 노인반(老人斑)이라 불리는 플라크(plaque) 형태로 신경세포에 쌓이게 되면, 신경독성을 유발해 신경퇴행을 불러 일으킨다는 가설(假說)이다.

현재 알츠하이머병과 치매의 치료는 두 종류로 나눌 수 있다. 하나는 현재 널리 쓰이고 있는 알츠하이머병의 증상을 완화시키는 것이고, 또 하나는 알츠하이머병의 진행을 늦추는 치료이다. 알츠하이머병의 증상을 완화시키는 약제는 기억과 인지 기능에 도움을 주는 약제와 행동 장애에 대한 약제, 그리고 수면 변화에 대한 약제가 있다. 이러한 약제는 시계를 6개월에서 1년 정도를 돌릴 수 있다고 알려져 있다.

진행된 치매라면 일상생활의 기본적인 활동(옷 입기, 목욕하기, 화장실 가기 등)이 가능할 수 있고, 원하지 않는 행동들을 줄일 수 있다. 증상을 완화시키는 약제와 더불어 치매를 일으키는 특정한 부위를 치료해서 기억력 저하를 효과적으로 줄이거나 멈출 수도 있게 된다. 더불어 병의 진행을 더디게 하고 삶의 질을 높여준다.

항아밀로이드 베타 치매 치료제는 신경독성을 유발할 수 있는 아밀로이드 베타 단백질 생성과 응집을 감소시키고, 제거는 증가시키는 항아밀로이드 치료를 통해 뇌에 축적된 플라크를 감소시켜 알츠하이머형 치매 진행을 지연시키는 기전으로 작용된다.

레켐비(LEQEMBI, 성분명 레카네맙)는 미국 바이오젠(Biogen)과 일본 에자이(Eisai)가 공동 개발한 경도인지장애(MCI) 및 초기 알츠하이머병 환자를 대상으로 한 치료제이다. 미국 FDA 승인을 2023년 7월에 그리고 일본 후생성 허가를 2023년 9월에 받았다. 레카네맙(lecanemab)은 뇌에 축적된 비정상적인 베타 아밀로이드 단백질이 쌓이지 않도록 제거하는 단클론(monoclone) 항체로 치매 진행 속도를 늦출 수 있다.

레켐비는 알츠하이머 질병 진행을 늦추고 환자의 삶의 질을 향상시키는 데 목적을 두고 있다. 미국 컬럼비아대학 신경전문의 로런스 호니그 교수는

"레켐비는 알츠하이머 치료의 신기원이 시작되는 첫걸음이라며 더 효과가 높은 치료제의 등장을 기대할 수 있게 됐다"고 말했다. 임상시험에서 치료제를 투여 받은 환자는 18개월 후 위약(僞藥, 효과 비교를 위한 가짜 약) 투여 환자보다 인지 능력 감소가 27% 늦게 진행됐다. FDA는 18개월간 5개월 정도 병의 진행을 늦춘 것과 같은 결과라고 했다.

레켐비는 2주에 한 번씩 정맥 주사로 약물을 주입한다. 미국의 경우 600만명에 이르는 알츠하이머병 환자 가운데 6분의 1 정도인 100만명이 투여 가능 대상인 것으로 알려졌다. 가격은 연간 약 2만6천달러(약 3,500만원) 수준으로 경제적 부담이 상당한 고가약이다. 장기 투여 시에도 긍정적 변화(인지 기능 저하율 감소, 아밀로이드 플라크 감소)가 확인됐다.

한편 부작용으로 레켐비를 투여 받은 환자 중 일부에서 뇌부종(ARIA-E) 또는 뇌출혈(ARIA-H)이 나타났다. 대부분 경미한 수준이었으나, 일부 환자에서는 심각한 부작용으로 이어졌다. 레켐비는 치매 진행을 늦출 수 있는 신약이지만, 향후 연구를 통해 부작용을 줄이고 치료 효과를 높이는 방향으로 발전해야 한다.

경기도 분당 소재 ㈜아리바이오(Aribio)는 캐나다 토론토에서 열린 '알츠하이머병협회 국제학술대회(AAIC 2025)'에서 알츠하이머 치료제 후보물질 'AR1001' 관련 연구 성과 4건을 공식 발표했다고 지난 7월 31일 밝혔다. AAIC는 알츠하이머병과 치매 연구 분야에서 세계 최대 규모를 자랑하는 국제 학회로 매년 글로벌 제약사와 바이오텍 연구자들이 한자리에 모여 최신 과학 성과와 치료 혁신 방향을 공유하는 자리다.

아리바이오가 이번 학회에서 발표한 연구는 ▲AR1001의 단독 요법 가능성 확인 ▲경구용 치매 치료제에 대한 신경과 전문의 인식 조사 ▲인간 미니 브레인 모델에서의 다중신경 보호효과 입증(성균관대 조한상 교수팀 협력) ▲임상 진단 플랫폼 루미펄스(Lumipulse)의 신뢰성 분석 등 총 4건이다.

이 중 가장 주목받은 내용은 AR1001이 알츠하이머병 치료에 있어 단독 요법(monotherapy)으로도 충분한 치료 효과를 나타낼 수 있다는 임상 분석 결과다. AR1001을 단독으로 30mg 복용한 환자군에서 26주 후 인지 기능 개선 효과와 더불어 알츠하이머의 핵심 바이오마커(biomarker)인 인산화 타우단백질(tau protein)의 수치가 뚜렷하게 감소했다고 밝혔다.

한국뇌연구원(Korea Brain Research Institute, 2011년 설립)은 소프트웨어 기반의 디지털 치료제가 알츠하이머병, 파킨슨병 등 퇴행성 뇌질환 환자에게 효과를 낸다고 지난 7월 31일 밝혔다. 이번 연구에는 인공지능기반 뇌발달질환 디지털의료기기 실증지원사업단(단장 허향숙) 연구팀이 나섰다. 이들은 알츠하이머병과 파킨슨병 등 대표적인 신경퇴행성질환을 대상으로 디지털 치료제의 최신 시술 동향과 활용 전략을 조사한 리뷰논문을 국제학술지(Medical Research Review)에 발표했다.

알츠하이머병이나 파킨슨병은 근본 치료제가 아직까지 개발되지 않은 질병으로 최근 디지털 치료제(Digital Therapeutics, DTx)가 보조 치료를 위한 대안으로 주목받고 있다. 스마트폰 등 디지털기기를 통해 시간, 장소에 관계없이 치료를 할 수 있는 디지털 치료제는 과학·의학적 검증을 거쳐 인증 받은 소프트웨어 기반 의료기기이다. 디지털 치료제는 정량적이고 개인 맞춤형이며, 시간과 공간의 제약 없이 접근할 수 있는 새로운 치료 수단이다.

<靑松 건강칼럼 2025. 8. 3.>

치매 머니 154조원

　최근 故 김우중(金宇中) 대우그룹 회장의 파란만장한 인생을 조명한 프로가 TV CHOSUN을 통해 방송되었다. 김우중은 제주도 출신으로 제주도지사를 지낸 아버지(김용하)와 어머니(전인항) 슬하 6남1녀 중 5남으로 1936년 12월 19일 대구에서 태어났다. 그가 태어났을 당시 부친이 대구사범학교 교장이었다. 1930년대 우리는 대가족으로 5-6명의 자녀를 두었다. 분만(birth)도 대개 집에서 산파(産婆, 조산원, midwife)의 도움을 받아 아기를 출산했다.

　김우중은 경기고등학교(52회)와 연세대학교(경제학과)를 졸업했다. 대학 졸업 후 1963년 섬유수출업체인 한성실업에 근무했던 김우중은 1967년 대도섬유와 손잡고 자본금 500만원으로 직원 5명의 '대우실업'을 창립했다. 창업 5년만에 100만 달러 수출을 기록했다. 김우중은 독보적인 대인관계 능력과 돈이 될만한 무언가를 찾는 상업적 안목, 그리고 근면성으로 대재벌의 반열에 올랐다. 그러나 장남을 교통사고로 잃은 가슴 아픈 가정사도 있다.

　승승장구하던 김우중은 1997년 IMF 외환위기의 여파로 대우그룹이 해체되자 해외로 잠적했다. 경영비리 혐의로 인터폴 적색수배자가 된 그는 2005년 6월에 5년 8개월 만에 귀국한다. 이후 분식회계 혐의로 약 17조원에 달하는 추징금을 선고 받았고, 말년에는 치매로 투병 생활을 했다. 알츠하이머병(Alzheimer's disease)으로 사랑하는 아내도 알아보지 못하고 '엄마'라고 불렸다고 한다. 김우중 회장은 향년 82세를 일기로 2019년 12월 9일에 별세했다.

'치매(癡呆) 머니(money)'란 치매 환자가 갖고 있는 예금, 부동산 등 자산을 일컫는 말이다. 주인도 모르는 돈인 만큼 범죄의 표적이 되기 십상이다. 치매 증상이 심할 경우 금융 계좌 인출이 힘들어지고, 부동산 매매에 제약이 생기는 등 사회 문제가 된다. 우리보다 먼저 고령화가 진행된 일본에서는 '치매 머니'가 이미 사회적 문제로 대두되고 있다.

저출산고령사회위원회는 건강보험공단, 서울대 건강금융센터와 공동으로 조사한 결과 65세 이상 고령 치매 환자들이 보유한 '치매 머니'가 2023년 기준 153조5416억원에 달한다고 지난 5월6일 밝혔다. 이는 국내총생산(GDP)의 6.4%에 해당하는 규모다. 큰돈이 장롱이나 은행 계좌에 방치된 것이 경제 활력을 떨어뜨린다는 지적이 일면서 치매 머니를 끌어내기 위한 다양한 정책이 만들어 지고 있다.

정부 조사 결과에 따르면 65세 이상 고령 치매 환자는 2023년 기준 124만명에 달했다. 이중 약 62%인 76만명이 자산을 가지고 있어, 1인당 평균 약2억원을 가졌다는 계산이 나온다. 65세 이상 치매 환자는 전체 인구의 2.4% 수준인데 소유하고 있는 자산은 전체 GDP의 6.4%에 달한다. 치매 머니 중 71.5%(113조7959억원)는 본인의 사망과 상속 이전에는 유동화가 어려운 부동산 자산이었고, 21.7%(33조3561억원)는 금융 자산이었다.

저출산위원회에 따르면, 우리나라는 향후 치매 환자가 2030년 178만7000명, 2040년 285만1000명, 2050년 396만7000명으로 늘어날 전망이다. 이에 따라 치매 머니는 2030년 220조원, 2040년 351조원, 2050년 488조원으로 급증할 전망이다. 2050년 488조원은 그해 전체 GDP의 15.6%에 달하는 액수다. 치매 머니는 일종의 '숨어 있는 돈'이자 '죽은 돈'이라고 볼 수 있다.

치매 머니는 치매 환자의 판단력이 떨어져 보이스피싱 등의 사기 피해자가 될 위험도 있다. 또한 치매 머니가 자녀 간 다툼 대상이 되는 경우도 많다. 예를 들면, 치매 환자가 특정 자녀에게만 증여했을 경우, 다른 자녀들이 반발해 법적 분쟁으로 번지는 경우가 대표적이다.

이런 문제를 해결하기 위해 가정법원에 치매 환자를 '피성년 후견인'이나 '피한정 후견인' 등으로 지정해 달라고 요청할 수 있다. 피성년후견인(被成年後見人)은 질병, 장애, 노령, 그 밖의 사유로 인한 정신적 제약으로 사무를 처리할 능력이 지속적으로 결여되어 가정법원이 성년후견개시의 심판을 받은 사람을 말한다. 성년후견개시는 본인, 배우자, 사촌 이내의 친족, 후견인, 후견감독인, 검사 또는 지방자치단체의 장이 청구할 수 있다.

일본의 2024년 국내총생산(GDP)이 609조엔이며, 치매 환자가 보유한 금융 자산만 126조6000억엔(약 1230조원)이므로 GDP의 약 21%에 달한다. 치매 환자가 보유한 자산은 상당수가 묶이므로 일본에선 '치매 머니' 탓에 돈이 돌지 않아 국가 경제가 흔들릴 수 있다는 우려가 나올 정도다. 일본에선 65세 이상 인구의 10-13%가 치매라고 알려졌다.

일본 고령자의 상당수가 치매에 걸릴 위험이 있지만, 대다수는 보유 자산 관리를 대비하지 않고 있다. 이는 높은 기대수명(남자 81세, 여자 87세)에 익숙해져 위기감이 덜한 것이다. 본인 말고는 자금 인출이 불가능한 일본 금융권 원칙에 따라, 부모가 치매에 걸렸을 경우엔 은행 계좌가 멈춘다. 가족은 법원에 '성년 후견인' 지정을 신청해야 하는데, 3개월 이상 걸린다.

이에 자녀가 없거나, 있더라도 왕래가 거의 없는 독거노인은 치매에 걸리면 은행 통장에 돈이 있는데도 병원비나 요양원 입주비 등을 마련하지 못하는 일도 있다. 이에 치매 머니의 리스크(risk, 위험) 해소를 위해선 성년 후견인 제도가 확산돼야 하는데, 아직은 치매 환자의 5% 정도만 활용하고 있다. 전문가들은 치매 머니의 동결은 환자 개인의 병원비 문제는 물론이고 막대한 규모 탓에 일본 경제의 무거운 짐이 되고 있다고 말한다.

중앙치매센터 자료에 따르면, 늘어나는 고령 치매 환자 수와 치매 국가 관리비용은 2022년 93만5087명(20조8000억원), 2023년 98만4601명(22조6000

억원), 2030년 141만8600명(38조6000억원), 2040년 226만3400명(78조2000억원), 2050년 314만8700명(138조1000억원), 2060년 339만7300명(189조3000억원) 등이다.

우리나라는 매년 치매 환자가 증가하고 있으며, 치매보험 가입자도 늘고 있다. 치매보험(癡呆保險)은 임상치매척도(CDR·Clinical Dementia Rating)를 기준으로 치매 진단 후 90일간 상태가 지속되면 보험금을 받을 수 있는 보장성 보험이다. 보험금은 진단비, 간병비, 생활비 등으로 구성된다. 보험업계는 최근 다양한 치매·간병 보험을 출시하고 있으므로 가입 전 특약과 보장금액, 기간, 횟수 등의 조건을 꼼꼼히 따져볼 필요가 있다.

CDR에 따른 치매 점수 구분은 ▲무증상(0점), ▲경도인지장애(0.5), ▲경도(1), ▲중증도(2), ▲중증(3), ▲심각(4), ▲말기(5점) 등으로 구분한다. 과거에는 주로 중증 치매를 중심으로 보장했지만, 최근에는 경도인지장애나 초기 치매까지 보장하는 상품들이 등장하고 있다. 검사, 약물 치료비 등 보장 내용도 다양해졌다. 대부분의 치매보험은 CDR 3점부터 월 생활비를 지급한다.

최근에는 치매·간병을 한번에 보장하는 보험이 있다. 정부가 운용하는 노인장기요양보험으로는 장기요양등급 1-2등급을 받아야만 요양원 등 시설에 입소할 수 있다. 그보다 낮은 등급으로 재가센터를 이용할 경우 지원 범위는 하루 3-4시간 정도다. 이에 치매·간병을 보험으로 대비하는 수요가 늘어나고 있다.

치매 머니는 땀 흘려 벌어 놓고 써보지도 못하는 돈이다. 이에 무작정 모으고 아낄 게 아니라 건강할 때 먹고 싶은 것은 먹고, 보고 싶은 것을 보면서 장학금, 복지기금 등에도 기부를 하면서 슬기롭게 쓰다 보면 더욱 건강하고 행복하게 무병장수(無病長壽)를 누릴 수 있다.

<靑松 건강칼럼 2025. 7. 23.>

4부 만성질환과 건강관리

고혈압

당뇨병

고지혈증

뇌졸중

심장질환

콩팥병

기대수명과 건강수명

건강장수의 갈림길

웰에이징

고혈압

고혈압, 당뇨병, 고지혈증 등의 만성 질환(慢性疾患)은 모두 혈관의 손상을 유발하는 질환이다. 고혈압(高血壓)은 현대인의 주요 사망 원인인 심뇌혈관질환의 위험인자로 조기에 발견하지 못하고 방치할 경우 뇌경색, 뇌출혈, 심근경색, 심부전, 신부전, 실명 등 심각한 합병증을 유발할 수 있다. 특히 고령일수록 유병률이 높고, 합병증의 위험이 커지므로 적절한 관리가 필요하다.

세계보건기구(WHO)에서 발간한 세계 고혈압 보고서인 '고혈압에 관한 세계 보고서: 침묵의 살인자와 벌이는 경쟁(Global Report on Hypertension: The Race Against a Silent Killer)에 따르면, 전 세계 고혈압 환자 중 절반은 자신의 상태를 인지하지 못하고 있으며, 환자 5명 중 1명만 혈압을 조절하고 있는 것으로 나타났다.

대한고혈압학회(Korean Society of Hypertension)가 발표한 '고혈압 팩트시트 2024'에 따르면, 국내 고혈압 환자는 약 1300만명으로 추정된다. 이는 우리나라 성인 세 명 중 한 명꼴로 고혈압을 앓고 있다는 뜻이다. 20-30대 고혈압 유병자는 89만명으로 추정되며, 이 중 15%도 안 되는 13만명만이 고혈압에 대해 제대로 인지하고 지속적인 병원 치료를 받고 있다.

고혈압은 대부분 증상이 없고, 젊은 환자일수록 치료를 적극적으로 하지 않는 경우가 많다. 하지만 장기간 높은 혈압에 노출되면 남녀노소(男女老少)를 가리지 않고 심뇌혈관 합병증이 나타날 수 있다. 실제 젊은 환자가 어느 날 갑자기 뇌출혈, 심부전 등으로 두통, 어지럼증, 호흡곤란 등을 호소하면서 119 구급차로 응급실에 실려 오곤 한다.

건강보험심사평가원(심평원) 통계에 의하면, 고혈압 환자는 2019년 631만 7663명에서 2022년 727만3888명으로 최근 5년간 약 15% 증가했다. 이들 가운데 가면고혈압과 백의고혈압의 발생률은 각각 10%와 20% 정도이다. 평소 혈압은 정상이지만 병원에서 혈압이 잴 때 일시적으로 높아지는 경우를 '백의(白衣)고혈압'이라하며, 반대로 평상시엔 고혈압이지만 병원에서 혈압을 측정할 때 정상으로 나오는 경우를 '가면(假面)고혈압'이라고 한다.

'가면고혈압'은 마치 혈압에 아무 문제없는 듯 '가면'을 쓴 고혈압을 말한다. 즉 병원에선 정상 혈압으로 측정됐는데, 실제로는 고혈압인 경우를 말한다. 가장 흔한 이유는 평균 혈압이 높은데도 혈압을 여러 번 잰 후, 가장 낮게 나온 경우를 내 혈압이라고 착각하기 때문이다. 또한 아침에 최고 혈압을 기록했다가, 병원에서 혈압을 잴 때는 하루 중 혈압이 가장 낮은 시점이거나 안정 상태인 경우가 많아 혈압이 정상으로 나오는 경우도 있다.

'백의고혈압'이란 흰 가운을 입은 의사 앞에서 유독 혈압이 높게 측정되는 경우를 말한다. 평소 혈압이 정상인 사람이 의사 앞에서 무의식적으로 긴장하고 불안해하면서 혈압 측정치가 실제 혈압보다 높게 나오는 경우다. 병원에서만 혈압이 높게 나오는 데는 '혈압이 높을까 봐 또는 병이 있을까 봐'하는 걱정이 원인인 경우가 대부분이다. 백의고혈압을 실제 혈압으로 오인해 불필요하게 고혈압 약을 처방 또는 증량하는 상황을 피하기 위해 정확한 혈압 측정이 필요하다.

병원에서 측정한 혈압이 140/90mmHg 이상이거나, 가정에서 측정하였을 때 135/85mmHg를 넘을 때 고혈압으로 진단한다. 혈압은 아침에 일어나서 화장실을 다녀온 후, 잠들기 전 등 일정한 시간대에 측정하는 것을 권장한다. 가정에서 혈압을 잴 때는 휴식 상태, 소변을 비우고 카페인, 흡연, 운동으로부터 30분 이상 지난 상태에서 측정하는 게 좋다. 양팔의 혈압 측정치가 다르면 '높은 쪽'을 기준으로 삼는다.

대한고혈압학회와 미국심장학회의 혈압 기준은 다음과 같다. ▲정상 혈압: 수축기 혈압 120mmHg 미만, 확장기 혈압 80mmHg 미만. ▲고혈압 전단계: 수축기 혈압 120-139mmHg, 확장기 혈압 80-89mmHg. ▲1기 고혈압(경도 고혈압): 수축기 혈압 140-159mmHg, 확장기 혈압 90-99mmHg. ▲2기 고혈압(중등도 이상 고혈압): 수축기 혈압 160mmHg 이상이거나, 확장기 혈압 100mmHg 이상.

고혈압은 본태성(本態性)고혈압과 이차성(二次性)고혈압으로 나뉜다. 전체 고혈압 환자의 약 90% 이상은 명확한 원인을 알 수 없는 본태성 고혈압(essential hypertension)이다. 유전적 요인을 비롯해 흡연, 과음, 짜게 먹는 식습관, 운동 부족, 스트레스, 비만 등 다양한 요인이 복합적으로 작용해 발생한다. 반면 이차성 고혈압(secondary hypertension)은 신장(腎臟) 질환, 내분비계 이상, 혈관 기형 등 뚜렷한 원인이 있는 경우다.

고혈압의 가장 심각한 합병증은 뇌출혈(腦出血)이다. 이는 고혈압으로 인해 미세한 뇌동맥이 파열됨으로써 피가 뇌 조직을 손상시켜 일어나는 현상이다. 뇌졸중(腦卒中)이 발생하면 반신불수, 언어 장애, 기억력 상실, 치매 등이 나타난다. 뇌졸중 환자의 약 80%에서 고혈압이 나타나므로 뇌졸중 예방을 위해 고혈압 치료가 매우 중요하다.

고혈압이 지속되면 심장(心臟) 근육이 비대해지고 기능이 저하된다. 그 결과 운동할 때 호흡 곤란을 느끼고 부정맥이 나타나기도 한다. 고혈압은 흡연, 고지혈증과 함께 동맥경화증의 3대 발생 위험 인자로 꼽힌다. 혈관이 고혈압으로 손상되면, 백혈구 및 혈소판 등이 손상 부위를 치료하기 위해 반응하여 동맥경화를 유발한다. 고혈압을 방치하면 초기에는 단백뇨(蛋白尿) 증상이 나타나며, 점차 악화되면 신부전증, 요독증(尿毒症) 등이 나타난다.

치료는 비약물요법과 약물요법을 병행한다. 고혈압 전 단계에서는 체중 조절, 식이요법, 운동 등 비약물적 치료를 먼저 권장한다. 하지만 혈압 수치가 지속적으로 높거나 합병증 위험이 큰 경우에는 약물 치료가 필수적이다. 혈압약 복용 초기에는 두통, 어지럼증, 기침 등의 부작용이 있을 수 있지만, 대부분 시간이 지나면 완화되고, 필요한 경우 약물을 조절해 해결할 수 있다.

전문가들은 체중 관리의 중요성을 강조한다. 과체중, 비만, 복부비만 등은 고혈압을 악화시키고, 당뇨병이나 심혈관 질환의 위험을 높이기 때문이다. 금연(禁煙)과 절주(節酒), 충분한 수면(7-8시간), 스트레스 완화 등도 혈압 조절에 긍정적인 영향을 준다. 특히 스트레스는 교감신경(交感神經)을 자극해 혈압을 상승시킬 수 있으므로 자신에게 맞는 스트레스 해소법(명상, 취미 활동, 호흡조정 등)을 찾아 실천해야 한다.

대한고혈압학회가 권장하는 고혈압 예방을 위한 7가지 생활수칙은 다음과 같다. ▲음식을 골고루 싱겁게 먹는다. ▲살이 찌지 않도록 알맞은 체중을 유지한다. ▲매일 30분 이상 적절한 운동을 한다. ▲담배는 끊고 술을 삼간다. ▲지방질을 줄이고 채소를 많이 섭취한다. ▲스트레스를 피하고 평온한 마음을 유지한다. ▲정기적으로 혈압을 측정하고 의사의 진찰을 받는다.

고혈압은 '소리 없는 죽음의 악마'라고 할 정도로 증상이 없는 경우가 대부분이다. 뚜렷한 증상이 없어 신체검사나 진찰 중에 우연히 발견되는 경우가 적지 않다. 고혈압을 방치하면 건강한 삶을 위협할 수 있는 위험한 질환이다. 그러나 고혈압은 정기적인 혈압 측정과 올바른 생활습관 실천을 통해 충분히 예방하고 조절할 수 있다.

<靑松 건강칼럼 2025. 6. 20.>

'조용한 살인자' 당뇨병

당뇨병(糖尿病, Diabetes mellitus)은 전 세계 10대 사망원인(10 Major Causes of Death) 중 9위이며, 우리나라는 암, 심장질환, 폐렴, 뇌혈관질환, 자살, 알츠하이머병에 이어 7위이다. 우리나라에서 가장 빠른 속도로 증가하고 있는 만성 질환 중 하나가 당뇨병이다. 우리나라 당뇨병 환자는 약 501만명으로 30세 이상 성인 7명 중 1명이 환자이다.

세계보건기구(WHO)에 따르면, 세계 당뇨병 환자 수가 지난 30여년 사이 4배 이상 늘었다. WHO는 보도자료를 통해 "1990년 이후 비만 증가와 건강에 해로운 음식의 소비 확대, 신체활동 부족, 경제적 어려움 등 복합적 요인으로 인해 당뇨병 환자가 놀라울 정도로 늘었다"고 전했다. 전 세계 당뇨병 환자 약 8억명(2022년 기준) 가운데 치료를 받지 못하는 30세 이상 성인은 약 4억5천만명으로 59%가량이 치료 없이 당뇨를 앓고 있다.

당뇨병은 인슐린(insulin)의 분비가 부족하거나 정상적인 기능이 이루어지지 않는 등의 대사질환의 일종이다. 혈중 포도당(葡萄糖)의 농도가 높아지는 고혈당을 특징으로 하며, 고혈당으로 인하여 여러 증상 및 징후를 일으킨다. 혈당(血糖, blood sugar)은 혈액 속에 함유되어 있는 포도당을 의미한다. 포도당은 뇌와 적혈구의 에너지원으로 우리가 살아가기 위해 포도당은 산소만큼 중요하다. 이에 우리 몸은 포도당을 혈액 내에서 적절한 농도로 유지하고 있다.

인슐린은 췌장(膵臟, 이자)의 랑게르한스섬(Langerhans Islet, 膵島)에 있는 베타세포에서 분비되는 단백질성 호르몬으로, 혈액 속의 포도당을 세포로 이동시켜 산화를 촉진하고 간세포에서 포도당(glucose)을 글리코겐(glycogen)으로 변환, 저장하여 혈당 상승을 억제하는 역할을 한다. 혈당을 올리는 호르몬은 여러 종류인 것과 달리 혈당을 낮추는 호르몬은 인체에서 인슐린이 유일하다. 즉, 혈당이라는 항상성을 유지할 수단이 하나밖에 없다는 것이다.

식사 후에는 일시적으로 고혈당(高血糖) 증상이 나타난다. 문제는 생리적 현상으로 허용되는 범위를 넘어서는 고혈당이다. 당뇨병으로 진단받지 않은 고혈당 중에 상당수는 당뇨병을 숨기고 있는 경우가 많다. 특히 공복혈당(空腹血糖)장애나 내당능(耐糖能)장애를 가지고 있는 사람들은 당뇨병에 걸릴 확률이 높다.

정상 공복 혈당은 99mg/dL 이하, 식후 2시간 혈당은 139mg/dL 이하이다. 공복혈당이 70mg/dL 미만이면 저혈당에 주의해야 한다. 당뇨병 진단은 공복혈당 126mg/dL 이상, 식후 2시간 혈당 200mg/dL 이상이다. 당화혈색소는 6.5% 이상이어야 한다. 식후 혈당이 정상 기준치보다 높으면서 당뇨병 기준치에는 못 미치는 경우를 '내당능장애(140-199mg/dL)'라고 하며, 공복혈당이 정상 기준치보다 높지만 당뇨병 기준치에는 다다르지 않은 경우를 '공복혈당장애(100-125mg/dL)'라고 한다.

내당능장애는 인슐린 저항성이 높아진 상태에서 쉽게 발생할 수 있다. 음식을 섭취한 후 높아진 혈당이 시간이 지나도 떨어지지 않아 당뇨병이 발생할 위험이 높아지는 것이다. 특히 나이가 들수록 혈당을 저장할 수 있는 근육량이 적어지고, 췌장의 기능이 저하돼 인슐린 분비량이 줄어들기 때문에 내당능장애가 발생하기 쉬워진다.

공복혈당장애는 저녁에 과식(過食)을 하거나 취침 전 야식(夜食)을 먹는 습관이 있는 경우, 수면장애가 있는 경우에는 주의해야 한다. 밤늦게까지 음식을 섭취해 몸속 혈당이 충분히 떨어지지 않거나, 수면을 제대로 취하지 못해 인체가 충분히 휴식을 취하지 못한 상태가 장시간 이어지면 아침에 공복혈당이 충분히 떨어지지 못하면서 공복혈당장애가 발생할 수 있다.

공복혈당장애보다 내당능장애가 있을 때 당뇨로 진행될 위험이 더욱 높은 것으로 알려져 있다. 인슐린 민감도가 저하된 내당능장애가 있는 경우 정상인에 비해 당뇨 발생 위험이 5-6배가량 높으며, 10년 안에 70%가 당뇨병으로 진행한다. 만약 내당능장애와 공복혈당장애가 모두 있으면 당뇨병으로 진행될 가능성은 더욱 높질 수밖에 없으므로 주의가 필요하다.

혈당 스파이크(Blood Sugar Spike)란 식사 후 혈당이 짧은 시간 안에 급격히 올라갔다가 떨어지는 현상을 말한다. 이는 주로 고탄수화물 음식, 당분이 높은 음식 섭취 이후에 발생한다. 혈당 스파이크가 지속되면 혈관 벽이 손상되고 염증 반응을 유발해 고혈압, 고지혈등 심혈관질환 발병 위험이 커진다. 혈당 스파이크를 막고 싶다면 탄수화물 음식을 먹기 전 단백질 식품을 먼저 먹으면 탄수화물이 소화되고 흡수되는 속도가 느려지면서 혈당이 천천히 오르게 된다. 예를 들면, 냉면 먹을 때 먼저 달걀 한 개를 먹으면 도움이 된다.

당뇨병의 가장 대표적인 증상을 삼다(三多)라고 한다. 즉, 다음(多飮, 물을 많이 마심), 다뇨(多尿, 소변을 많이 봄), 다식(多食, 음식을 많이 먹음)을 말한다. 당뇨병에 걸리면 소변으로 포도당이 빠져나가는데, 이때 수분을 같이 끌고 나기기 때문에 소변량이 늘어난다. 그 결과 몸 안에 수분이 부족하여 심한 갈증을 느끼게 되어 물을 많이 마신다. 영양분이 몸에서 이용되지 않고 빠져나가므로 잘 먹는데도 불구하고 체중이 감소한다. 그 외 증상으로는 피로감, 손발 저림, 눈 침침함, 여성의 질 소양증 등이 나타날 수 있다. 하지만 혈당이 많이 높지 않은 경우에는 대부분 특별한 증상을 느끼지 못한다.

당뇨병의 합병증에는 급성(急性) 대사성 합병증과 만성(慢性) 합병증이 있다. 급성 대사성합병증은 혈당이 너무 올라가거나 떨어져서 발생하는데, 적절한 조처를 취하지 않으면 의식에 이상이 발생한다. 또한 적절한 치료를 받지 않을 경우에는 생명을 위협할 수 있다. 만성 합병증은 당뇨병이 오래 지속되어 대혈관과 소혈관에 변화가 일어나서 혈관이 좁아지거나 막히면서 생긴다.

대혈관 합병증은 동맥경화증으로 흔히 심장, 뇌, 하지에 혈액을 공급하는 혈관에 생긴다. 미세혈관의 합병증은 주로 눈의 망막, 신장, 신경에 문제를 일으켜서 시력 상실, 만성 신부전, 상하지의 감각 저하 및 통증 등을 유발할 수 있다. 혈당을 철저히 조절하면 소혈관에서 발생하는 합병증을 예방하거나 진행을 막을 수 있다. 그러나 심장혈관과 뇌혈관에서 발생하는 대혈관 합병증(협심증, 심근경색증, 뇌졸중)은 혈당 조절과 더불어 고혈압, 고지혈증의 조절이 중요하다. 당뇨병 환자의 5-10%가 발 궤양, 그 중 10%는 절단을 경험한다.

당뇨병의 치료는 식사 요법, 운동 요법, 약물 치료가 있다. 가벼운 당뇨병은 식사요법과 운동요법으로 효과적인 치료를 할 수 있다. 혈당 조절이 이루어지지 않을 때 약물 요법을 추가한다. 약물요법에는 경구 혈당강하제와 인슐린(insulin) 주사가 있으며, 당뇨병의 종류, 환자의 상태, 합병증의 유무에 따라 치료 약물을 선택한다. 당뇨병 치료의 목적은 혈당을 정상치에 가깝게 유지하여 고혈당으로 인한 혈관 손상을 방지하고, 당뇨병을 가지고도 건강하게 살도록 하는 것이다.

당뇨병 대부분을 차지하는 2형(성인) 당뇨병의 경우는 비만을 동반하는 경우가 많다. 비만한 당뇨병 환자라면 첫 번째로 할 일이 체중 관리다. 체중을 감량하면 내장 지방이 줄어들고, 간으로 전달되는 지방산이 줄어들어서, 간에서 생산되는 혈당을 줄일 수 있다. 아울러 체내에서 인슐린이 효율적으로 작동하는 반응성이 높아진다.

당뇨병을 예방하기 위하여 비만, 고지방 식사, 스트레스, 음주 등을 피하고, 운동을 규칙적으로 해야 한다. 무증상기의 당뇨병을 조기에 진단하기 위해서 혈당 검사(血糖檢査)를 받는 것이 좋다. WHO 사무총장 거브러여수스(T.A. Ghebreyesus) 박사는 "당뇨병을 억제하려면 각국이 건강한 식단과 신체활동을 지원하는 정책을 마련하고 예방·조기진단·치료를 제공할 보건 시스템을 구축해야 한다"고 권고했다.

<青松 건강칼럼 2025. 6. 28.>

이상지질혈증(고지혈증)

우리 몸은 여러 영양소로 구성되어 있으며, 그 중에서 특히 중요한 3대 영양소는 탄수화물, 지방, 단백질이다. 지질(脂質)은 지방에 해당하며, 인체의 구성과 유지를 위해 필요한 영양소이다. 지질은 세포와 세포막을 구성하는 성분, 스테로이드 호르몬의 재료, 담즙의 원료가 되므로 생명유지에 꼭 필요한 영양소이다. 또한 지질은 몸속에서 호르몬 합성, 뇌 발달 및 유지 등 여러 과정에 쓰이게 된다.

지질에는 동맥경화(動脈硬化)의 주범이자 나쁜 콜레스테롤로 불리는 LDL(low-density lipoprotein, 저밀도지단백) 콜레스테롤과 중간 정도로 나쁜 중성지방(中性脂肪), 그리고 동맥경화를 예방하는 효과를 지녀서 좋은 콜레스테롤로 불리는 HDL(high-density lipoprotein, 고밀도지단백) 콜레스테롤이 있다.

혈액 내 지질 성분이 비정상적인 수치를 보이는 것을 '이상지질혈증(dyslipidemia)'이라고 하며, 그 중에서도 LDL 콜레스테롤(cholesterol)과 중성지방(triglyceride) 수치가 높을 때를 '고지혈증(hyperlipidemia)'이라고 한다. 고지혈증(高脂血症)은 뚜렷한 증상이 없어 '침묵의 질환'으로 불린다. 갑작스레 찾아온 심장마비(心臟痲痺)나 뇌졸중(腦卒中)의 배경엔 이상지질혈증이 숨어 있는 경우가 적지 않다.

동물의 생존에 필수적인 콜레스테롤은 스테롤(sterol, 스테로이드알코올)의 하나로서 모든 동물 세포의 세포막에서 발견되는 지질이며, 혈액을 통해 운반된다. 콜레스테롤은 음식을 통해서도 흡수되지만 우리 몸에서 합성하기도 한다. 콜레스테롤은 간, 척수, 뇌와 같이 세포막이 많은 기관에서 높은 농도로 발견되며 혈전(血栓)의 주요 구성 성분이기도 하다.

'나쁜 콜레스테롤'과 '좋은 콜레스테롤'은 부정확한 용어이긴 하지만 많이 사용되는 용어로서 각각 저밀도지질단백질(LDL)콜레스테롤과 고밀도지질단백질(HDL)콜레스테롤을 가리킨다. 콜레스테롤이 서로 다른 형태를 가지는 것이 아니고 지단백(脂蛋白, 지질과 단백질의 복합체)이 형성될 때 단백질 비율이 낮으면 LDL이 되고, 높으면 HDL이 된다. 콜레스테롤은 혈액 속에서 단독으로 떠다니지 못하기 때문에 단백질과 결합해 '지단백(lipoprotein)'이라는 운반체 형태로 이동한다.

중성지방은 체내 지방조직에서 분비되어 에너지원으로 사용된다. 주로 식사 후 필요치 않은 에너지가 지방으로 전환될 때 혈중 중성지방 농도가 증가한다. 지나치게 높은 중성지방은 뱃살의 주범이다. 밥만 먹는데도 아랫배가 나오는 것이 바로 이 때문이다. 복부비만이 있으면 심혈관 질환 위험이 높을 뿐 아니라 대장암, 유방암 등의 위험도 높다는 연구결과가 나와 있다.

혈중 중성지방의 증가는 심혈관 질환과 말초혈관질환의 위험요인이 될 수 있다. 비만, 조절되지 않은 당뇨병, 과다한 알코올 섭취, 신부전, 전신성 홍반성 낭창(루푸스), 지방이영양증(lipodystrophy), 글리코겐 저장질환, 그리고 에스트로겐 호르몬, 경구피임약, 베타 교감신경차단제 및 일부 약물의 사용이 중성지방의 증가를 유발할 수 있다.

고지혈증은 증상이 없어도 혈중 콜레스테롤이 혈관벽에 계속 축적되면서 동맥경화를 일으킨다. 그에 따라 심장과 뇌의 혈관질환의 발생위험이 높아지게 된다. 즉 고지혈증을 방치하면 죽상(粥狀)동맥경화가 진행되고, 결국 심근경색이나 뇌경색 같은 치명적인 합병증으로 이어질 수 있다.

죽상동맥경화증(atherosclerosis)이란 혈관의 가장 안쪽 막(내막)에 콜레스테롤 침착이 일어나고 혈관 내피세포의 증식이 일어나 혈관이 좁아지거나 막히게 되어 그 혈관이 말초로의 혈류 장애를 일으키는 질환이다. 죽상경화증은 오래된 수도관이 녹이 슬고 이물질이 침착하여 지름이 좁아지게 되는 것처럼, 주로 혈관의 가장 안쪽을 덮고 있는 내막에 콜레스테롤이 침착하고 내피세포의 증식이 일어난 결과 죽종(atheroma)이 형성되는 혈관질환이다.

고지혈증의 원인은 유전적 요인과 후천적 요인으로 나눌 수 있다. 유전적 요인으로 가족성 고콜레스테롤증(FH)은 지방 대사에 관여하는 유전자 이상으로 인해 발생하며, 특별한 생활습관 문제가 없어도 나타날 수 있다. 후천적 요인으로 잘못된 식습관이 주요 원인이다. 기름진 음식, 튀김, 탄수화물 위주의 식사, 패스트푸드와 가공식품의 과도한 섭취 등이 고지혈증을 유발한다.

또한 운동 부족, 복부비만, 과음, 흡연, 스트레스, 야식, 과로 등도 위험을 높인다. 과도한 알코올을 섭취하는 경우 혈중 중성지방 수치가 높아지며, 흡연은 혈관에 지방이 쌓이게 하고 HDL 콜레스테롤을 감소시킨다. 갑상선기능저하증, 당뇨병, 간질환, 신부전증 등의 질환, 특정 약물 복용도 고지혈증을 유발할 수 있다. 질병이 원인이면 병의 치료가 우선이다.

고지혈증 자체는 특별한 증상이 없다. 단, 고지혈증으로 인한 합병증 발생 시 그에 따른 증상이 발생할 수 있다. 예를 들면, 혈액 내의 중성지방이 크게 증가하면 췌장염(膵臟炎)이 발생할 수 있으며 췌장염의 증상은 복통으로 나타날 수 있다.

금식(9-12시간) 후 시행한 혈액검사로 진단을 내릴 수 있다. 혈액검사에는 총콜레스테롤, 중성지방, LDL콜레스테롤, HDL콜레스테롤을 검사한다. 총콜레스테롤이 240mg/dL, 중성지방이 200mg/dL, LDL콜레스테롤 160mg/dL 이상인 경우에 고지혈증 진단을 내릴 수 있다. HDL콜레스테롤의 정상 기준치는 60mg/dL 이상이다.

고지혈증 진단을 받았다면 적극적인 치료가 필요하다. 치료는 크게 생활습관 개선과 약물 치료가 있다. 생활습관 개선은 식사 요법과 운동 요법으로 나눌 수 있다. 식사요법은 필요한 에너지만 섭취해 적정 체중을 유지하고, 과식이나 군것질, 단 음식 등을 줄여야 한다. 지방 섭취를 줄이는 것만으로는 콜레스테롤 수치에 큰 영향을 주지 못하며, 연구에 따르면 오히려 과도한 탄수화물 섭취가 문제로 지적된다.

한국지질·동맥경화학회(Korean Society of Lipid and Atherosclerosis, 1990년 창립)가 권장하는 운동요법은 걷기, 자전거 타기, 수영 등 유산소운동을 30-50분씩, 일주일에 5회 이상, 중등도 강도 이상으로 실시하는 것이 권장된다. 여기서 중등도 운동이란, 운동 중에 옆 사람과 대화가 어렵다고 느껴질 정도의 강도를 의미한다. 저항성 운동(근력운동)과 유연성 운동은 일주일에 2-3회 실시한다.

생활습관 개선만으로 목표 수치에 도달하지 못하거나 심혈관 질환 등의 고위험군에 해당하는 경우에는 약물 치료가 필요하다. 대표적으로 스타틴(statin) 계열의 약물이 사용되며, 이는 간에서 콜레스테롤 합성을 억제하여 LDL콜레스테롤 수치를 낮추는 데 효과적이다. 중성지방 수치가 높은 경우에는 피브레이트(fibrate) 계열의 약물 등이 사용될 수 있다.

고지혈증은 평생 관리해야 하는 질환이다. 정기적으로 관리해야 하는 질환이므로 의사와 상담하여 개인의 건강 상태와 위험 요인을 고려한 맞춤형 치료 계획을 세우는 것이 중요하다. 꾸준한 생활습관 개선과 정기적인 검진, 그리고 필요시 약물치료를 통해 건강한 삶을 유지하도록 하여야 한다.

<靑松 건강칼럼 2025. 7. 4.>

뇌졸중

전 세계 25세 이상 인구 4명 중 1명은 평생에 한 번은 뇌졸중(腦卒中)을 겪는 것으로 알려져 있으며, 전 세계 사망 원인 2위에 해당한다. 우리나라에서는 매년 11만-15만 명의 새로운 뇌졸중(stroke) 환자가 발생한다. 뇌졸중을 제대로 치료를 받지 않으면 환자의 40-70%는 후유장애를 안고 살아갈 수 있는 무서운 질병이다.

통계청 2023년 사망원인(死因) 통계에 따르면, 뇌졸중은 국내 사망원인 4위를 차지하는 치명적인 질환이다. 뇌졸중은 골든타임이 매우 중요한 질환으로, 치료 시기가 늦어질수록 뇌세포 손상률이 올라가 여러 후유증으로 이어진다. 이에 국내 성인의 장애 1위 위험인 뇌졸중 관리가 잘 되어야 거동이 가능한 행복한 노년기를 보낼 수 있다.

뇌졸중(Cerebrovascular disease)이란 뇌의 일부분에 혈액을 공급하는 혈관이 막히거나 터짐으로써 그 부분의 뇌가 손상되어 나타나는 신경학적 증상을 말한다. 우리나라에서는 흔히 중풍(中風)이라는 말로도 불린다. 뇌졸중은 뇌혈관이 막히는 뇌경색(腦梗塞)과 혈관이 터지는 뇌출혈(腦出血) 그리고 일과성 뇌허혈발작(一過性腦虛血發作)이 있다.

뇌경색(Infarction)은 뇌혈관이 막혀서 영양분과 산소를 공급하는 혈액이 뇌에 통하지 않는 상태를 말한다. 뇌경색은 크게 뇌혈전증, 뇌색전증, 열공성 뇌경색 등으로 분류한다. 뇌혈전증(혈전성 뇌경색)은 동맥경화증이 생겨 손상된 뇌혈관에 혈전(血栓, 피떡)이 생기면서 혈관이 좁아져서 막히는 경우이다. 뇌색전증(색전성 뇌경색)은 심장 또는 목의 큰 동맥에서 생긴 혈전이 떨어져나가 혈류를 타고 흘러가서 뇌혈관을 막아 생긴다. 열공성 뇌경색(lacunar infarction)은 뇌의 아주 작은 혈관이 막히는 경우이다.

뇌출혈(Hemorrhage)은 뇌혈관이 터짐으로써 뇌 안에 피가 고여 그 부분의 뇌가 손상당한 것으로 뇌내출혈과 지주막하출혈로 나눈다. 뇌내출혈(腦內出血)은 갑자기 뇌혈관이 터지면서 뇌 안에 피가 고이는 것이다. 지주막하출혈(蜘蛛膜下出血)은 혈관벽이 약해져서 혈관이 혹처럼 부풀어 오른 동맥류(動脈瘤)가 터지면서 뇌를 싸고 있는 지주막(거미막) 밑에 피가 고이는 것이다. 수술을 통해 '머릿속 시한폭탄'이라 불리는 동맥류를 없애야 재출혈의 위험이 없어진다. 일과성 뇌허혈발작(一過性腦虛血發作)은 심하게 좁아진 뇌혈관으로 피가 흐르지 못하다가 다시 흐르거나, 뇌혈관이 혈전에 의해 막혔다가 다시 뚫린 것으로 잠시 뇌졸중 증상이 왔다가 수 분에서 수 시간 내에 곧 좋아진다. 일과성 뇌허혈발작은 금방 아무 일도 없었던 듯이 증상이 사라지기 때문에 대부분의 사람들은 이를 무시하기 쉽다.

그러나 일과성 뇌허혈발작은 경미한 뇌졸중이지만 가볍게 보아서는 안된다. 일과성 뇌허혈발작은 당장 심각한 후유증을 남기지는 않지만 앞으로 발생할 뇌졸중의 강력한 경고이며, 경험자중 1/3에서 뇌졸중이 발생한다. 발작을 경험한 사람에서의 뇌졸중 발생 가능성은 5%에서 1개월내 뇌졸중이 발생하며, 12%에서 1년내, 20%는 2년내, 30%는 3년내 뇌졸중이 발생한다.

뇌졸중은 20-40%가 재발하며, 이 경우 이전 후유증과 더불어 더 큰 후유증을 남긴다. 뇌졸중은 환자와 가족에게 경제적, 사회적 부담을 안겨주는 질환이다. 최근 젊은 뇌졸중 환자들은 본인이 고혈압, 당뇨, 고지혈증 등이 있는지 모르고 지내다가, 뇌졸중이 생기고 나서야 아는 경우가 증가하고 있다. 이에 뇌졸중 예방을 위하여 위험인자를 사전에 인지하고 잘 관리해야 한다.

성인의 뇌혈관 질환을 원인에 따라 분류하면 ▲죽상동맥경화성 혈전증, ▲색전증(塞栓症, embolism), ▲고혈압성 뇌 내 출혈, ▲동맥류(動脈瘤, aneurysm) ▲혈관 기형(vascular malformation), ▲동맥염(arteritis), ▲혈액 질환(blood dyscrasia), ▲모아모아병(Moyamoya disease) 등이다.

대한뇌졸중학회(Korean Stroke Society)의 자료에 따르면, 뇌졸중 환자의 주요 혈관 위험인자의 유병율은 고혈압 67.9%, 고지혈증(이상지질혈증) 42.5%, 당뇨병 34.3%, 흡연 21.9%, 심방세동(심장이 가늘게 떨림) 20% 등으로 나타났다. 뇌졸중은 이러한 병 때문에 생겼거나 투병 과정에서 새롭게 발병할 수도 있다.

뇌는 평소 에너지를 비축하지 못하는 기관이므로 심장에서 공급하는 혈액의 20% 정도를 사용해 기능을 유지한다. 따라서 뇌는 혈액 공급이 매우 중요한 기관이다. 이에 혈액 공급이 중단돼 뇌에 산소와 에너지 공급이 중단되면 뇌세포와 조직은 손상을 입는다.

뇌 기능은 뇌 신경세포(뉴런, neuron)와 이들을 잇는 시냅스(synapse, 신경세포접합부)의 연결에 좌우된다. 뇌졸중이 발생하면 뇌세포와 시냅스가 손상된다. 이로 인해 뇌에 비가역적(非可逆的) 손상이 생기고, 평생 후유장해를 안고 살아갈 수 있다. 뇌혈관이 막히는 뇌경색(腦梗塞)에서 정맥 내 혈전용해제인 tPA(Tissue Plasminogen Activator)를 투약할 수 있는 기준은 4.5시간이다. 이는 초급성기 치료 중 첫 번째 치료가 tPA(조직 플라스미노젠 활성인자)이다. 초급성기 치료를 성공적으로 하면 처음에 중증 뇌경색이었다고 해도 50% 이상이 독립적인 생활이 가능해진다.

우리 몸은 출혈이 발생했을 때 이를 응고시키는 기전이 존재한다. 피브린(fibrin)은 이러한 응고과정에 관여하는데, 이러한 응고기전으로 인해서 혈전(피 덩어리)이 생기게 되어 뇌혈관이나 심장혈관을 막게 되면 뇌경색이나 심근경색을 유발할 수 있다. 이러한 응고덩어리를 제거하는 데 있어서 중요한 물질이 플라스민(plasmin)이며, 비활성 단계가 플라스미노젠(plasminogen)이다. 플라스미노젠을 활성화시며 플라스민으로 만들고, 이를 통해 섬유소 용해를 촉진하여 혈전을 분해한다.

투약도 빠를수록 좋아 90분 이내 tPA를 받은 환자와 180-240분 내에 투약받는 환자의 예후는 약 2배 정도 차이가 난다. 큰 뇌동맥이 막힌 뇌경색 환자는 동맥 내 혈전(血栓)제거술을 시행할 수 있다. 이는 증상 발생 6시간 이내 치료가 추천되지만 최대 24시간 이내 환자에도 시행할 수 있다.

건강보험심사평가원(심평원)의 2016-2018년도 적정성 평가 자료에 따르면, 뇌경색 환자의 약 20%는 첫 번째 방문한 병원에서 적절한 치료를 받지 못하고 24시간 이내에 다른 병원으로 전원이 된다. 이에 전원을 피하기 위해서는 24시간 365일 동안 뇌졸중 전문 의료진이 당직 체계로 뇌졸중 환자를 진료하는 센터가 있는 병원(대한뇌졸중학회 홈페이지 참조)을 방문해야 한다.

뇌졸중의 대표적인 증상으로 안면마비, 발음장애, 편측마비, 실어증, 안구편위, 시야장애, 중심을 잡지 못할 정도의 심한 어지럼증, 심한 두통 등이 있다. 뇌졸중은 갑자기 발생하기 때문에 평소에 '이웃손발시선'을 기억해야 한다. ▲이웃: 이―하고 웃지 못하는 경우(안면마비), ▲손: 두 손을 앞으로 뻗지 못하거나 한쪽 팔, 다리에 힘이 더 없는 경우(편측마비), ▲발: 발음이 어눌해지거나 말이 통하지 않는 경우(구음장애, 실어증), ▲시선: 시선이 한쪽으로 쏠리는 경우(안구 편위)를 의미한다.

미국에서는 뇌졸중 전조증상 확인을 위하여 'FAST'을 사용한다. F(Face, 얼굴): 환자에게 웃어보라고 요청했을 때, 한쪽 얼굴이 처지거나 비대칭이 발생하는지를 확인한다. A(Arms, 팔): 두 팔을 들어보라고 요청했을 때, 한쪽 팔을 들지 못하거나 힘이 약해질 때. S(Speech, 언어): 간단한 문장을 말해 보라고 했을 때, 말이 어눌해지거나 발음이 부정확할 때. T(Time, 시간): 이러한 증상이 나타나면 즉시 가까운 응급실로 가야 한다.

어지럼증은 평생 3명 중 1명이 겪을 정도로 일상에서 흔히 겪는 증상이지만, 뇌졸중과 같은 심각한 질환의 위험을 알리는 신호일 수 있다. 특히 고령자나 만성질환을 앓고 있는 환자들이 특별한 이유 없이 어지럼증을 느낀다면 즉시 주의를 기울여야 한다. 어지럼증 원인을 진단하는 검사는 비디오안진검사(VNG), 뇌혈류검사, 전정유발근전위검사(VEMP), 자율신경계검사, 자기공명영상(MRI)검사 등이 있다. 어지럼증은 정확한 원인을 진단하는 것이 가장 중요하다.

뇌졸중을 예방하는 방법은 다음과 같다. ▲혈압을 조절한다. ▲금연(禁煙)한다. ▲적당한 체중을 유지한다. ▲활동적으로 생활한다. ▲심방세동을 확인하고 관리한다. ▲빈혈과 같은 혈액순환 문제를 관리한다. ▲당과 콜레스테롤을 관리한다. ▲절주(節酒)한다. ▲저염분, 고칼륨 식사 습관을 가진다. ▲뇌졸중의 경고 증상에 주의한다. ▲일과성 뇌허혈 발작이 일어났을 때 더욱 치료에 주의를 기울인다.

뇌혈관질환의 주요 원인 중 하나는 고혈압이므로 혈압 관리가 중요하다. 규칙적인 측정과 약물 복용을 통해 관리해야 한다. 담배는 혈관 벽을 손상시키고 혈압을 상승시키기 때문에 금연(禁煙)은 뇌혈관 건강을 위해 필수이며, 과도한 음주도 알코올은 혈압을 상승시키고 심혈관계에 부담을 줄 수 있으므로 절주(節酒)해야 한다.

뇌졸중으로 초기 언어 등에 장애가 생기면 뇌졸중 발병 3개월까지 급격한 회복 가능성이 있고, 3-6개월은 완만하지만 기능회복이 가능하다. 이때 꾸준한 재활과 기능회복을 위한 노력이 필요하다. 이 과정에서 욕창, 폐렴, 낙상 등이 발생할 수 있으므로 주의가 필요하다. 뇌졸중후 장애진단서(障礙診斷書)를 증상 발생 6개월 이후에 작성하는 것도 이 때문이다.

겨울철은 뇌혈관질환 예방에 있어 매우 중요한 시기이므로 혈압관리, 식단 조절, 규칙적인 운동, 체온 유지 등을 통해 뇌혈관을 튼튼하게 지켜야 한다. 그리고 뇌졸중 골든타임 기준이 4.5시간이라고 하지만, 치료를 빨리 받을수록 예후가 좋아지고, 일상생활로 돌아갈 확률이 높아진다. 이에 뇌졸중 증상이 발생하면 뇌졸중 치료가 즉시 가능한 병원으로 가야 한다.

<青松 건강칼럼 2024. 12. 9.>

심혈관질환

"17 MILLION CVD DEATH PER YEAR, 80% PREVENTABLE" (매년 전 세계에서 심혈관계 질환(cardiovascular disease)으로 사망하는 환자가 1700만 명이며, 80%는 예방이 가능하다.) 한국심장재단(Korea Heart Foundation)이 세계심장의 날(World Heart Day)에 즈음하여 제작한 포스터 내용의 일부다. 심혈관질환은 전 세계 사망원인 1위이며, 우리나라는 암에 이어 2위이다.

통계청이 지난 9월 28일 발표한 '2020년 사망 원인 통계'에 따르면, 지난해 사망자는 30만4948명으로 전년보다 3.3% 증가했다. 사망자(死亡者) 수가 30만명을 넘어선 것은 사인(死因) 통계 집계가 시작된 1983년 이후 처음이다. 반면 지난해 출생아(出生兒) 수는 사상 처음으로 30만명대 이하로 하락해, 사망자가 출생자보다 많아 인구가 자연 감소했다.

사망 원인별로 보면 2000년 이후 21년째 사인 1위인 암(癌)이 8만2204명, 그리고 심장질환(心臟疾患)이 3만2347명으로 2위를 차지했다. 3위는 폐렴(肺炎)으로 2만2257명이 사망했다. 그 외 뇌혈관질환(2만1860명), 자살(1만3195명), 당뇨병(8456명), 알츠하이머병(7532명), 간질환(6979명), 고혈압(6100명), 패혈증(6086명) 순이었다.

건강보험심사평가원(심평원)의 심장질환 통계 분석 결과에 따르면, 2020

년 주요 심장질환 환자 수는 162만4062명으로 2016년 대비 16.9% 늘었으므로 연 평균 4%씩 늘어난 셈이다. 심근경색증(心筋梗塞症) 환자는 12만1169명으로 30% 늘었으며, 부정맥(不整脈)은 40만682명이 발생하여 22% 늘었다. 그리고 협심증(狹心症) 환자는 7%, 심부전증(心不全症) 환자도 2.4% 증가했다.

특히 60세 이상 고령층에서 심장병 증가 폭이 컸다. 즉 지난해 80세 이상 심근경색증 환자는 1만9000명으로 2016년 대비 46.9% 늘었으며, 60대는 42%, 70대는 24% 증가했다. 80세 이상 협심증 환자도 지난해 9만9800명으로 39% 늘었으며, 70대가 13%, 60대는 9% 늘었다. 부정맥도 80세 이상 환자가 62%, 심부전증은 26% 증가했다. 이는 의학 기술의 발전에 따른 고령화로 과거엔 급성 심장병으로 사망했을 환자들이 병을 안고 살아가면서 고령층 심장병 환자가 늘어난 것이다.

매년 9월 29일은 세계 심장의 날(World Heart Day)이다. 심혈관계 질환에 대한 경각심을 제고하고 인식 개선을 위하여 2000년 세계심장연맹(World Heart Federation, WHF)이 제정한 날이다. 세계 심장의 날의 주요 목표는 전 세계에서 심혈관계 질환으로 사망하는 환자가 전체 사망 원인의 약 30%에 달한다는 사실을 널리 알리는 것이다. 그리고 세계보건기구(WHO)와 함께 심혈관계 질환의 예방책, 발병 원인 등에 대한 정보를 제공하기 위한 캠페인을 세계 100여 개국에서 실시하고 있다.

심장(心臟, heart)은 주먹만 한 크기이며, 성인 기준 약 250-350g으로 남자가 여자보다 약간 더 무겁다. 두꺼운 근육으로 되어 있는 심장은 2개의 심방과 2개의 심실로 이루어진다. 심장은 혈액을 순환시키는 원동력이 되는 순환계(循環系) 중추기관으로 주기적인 수축과 이완을 되풀이함으로써 혈액을 온몸에 공급하는 펌프역할을 한다.

심장을 나란히 붙어 있는 이층집 두 채로 비유하면, 오른쪽 집은 온몸으로 돌고 온 정맥(靜脈)피가 들어와서 폐(肺)로 보내지는 곳이다. 한편 왼쪽 집은 폐로부터 산소가 많은 신선한 동맥(動脈)피가 들어와서 온몸으로 보내지는 곳이다. 오른쪽 이층집의 윗집(우심방)과 아랫집(우심실) 사이에는 삼첨판이라는 칸막이가 있고, 왼쪽 이층집의 위(좌심방)와 아랫집(좌심실) 사이에는 이첨판이라는 칸막이가 있어 혈액이 거꾸로 흐르는 것을 막아준다.

심방(心房)은 심장에서 들어오는 혈액을 받아들이는 곳으로 정맥과 연결되어 있으며, 심실(心室)은 혈액을 내보내는 곳으로 동맥과 연결되어 있다. 심실은 심방보다 두꺼운 근육으로 이루어져 있어 혈액을 내보내기에 알맞다. 좌(左)심방은 폐에서 온 혈액을 받아들이며 폐정맥과 연결되며, 우(右)심방은 온몸에서 온 혈액을 받아들이며 대정맥과 연결된다. 가장 두꺼운 근육으로 이루어진 좌심실은 온몸으로 혈액을 내보내며 대동맥과 연결되어 있으며, 우심실은 폐로 혈액을 내보내며 폐동맥과 연결된다.

심장 판막(瓣膜)은 혈액이 거꾸로 흐르는 역류(逆流)를 막는 역할을 한다. 판막은 심방과 심실 사이, 심실과 동맥 사이에 위치한다. 판막은 한쪽 방향으로만 열리기 때문에 혈액이 거꾸로 흐르는 것을 막는 역할을 한다. 혈액은 판막의 작용으로 인해 항상 심방에서 심실로, 심실에서 동맥으로만 흐른다.

혈액 순환의 원동력인 심장 박동(搏動)은 심실과 심방이 수축과 이완을 반복하면서 규칙적으로 혈액을 받아들이고 내보내는 운동이다. 심장은 보통 1분에 60-70회 수축하므로 하루 평균 약 10만 번을 수축한다. 심장이 한 번 수축할 때 약 80mL 혈액을 대동맥으로 내보내므로, 1분당 약 5L의 피가 심장을 거쳐 우리 몸을 돌고 40-50초 만에 되돌아오게 된다.

심혈관계 질환(cardiovascular disease)의 주요 질병으로 고혈압, 허혈성 심장질환, 관상동맥질환(협심증, 심근경색증), 동맥경화증(죽상경화증), 뇌혈관 질환(뇌졸중), 부정맥 등이 있다.

심혈관질환의 주요 원인인 동맥경화(動脈硬化)는 혈관에 콜레스테롤(cholesterol)이나 중성지방(triglyceride, TG)이 쌓여 혈관이 좁아지고 딱딱하게 굳어지면서 결국 막히는 질환이다. 현재로서는 이미 동맥경화가 있는 경우, 더 진행하지 않게 하거나 동맥경화로 인한 사망이나 합병증을 예방하는 데 초점을 맞추고 있다. 아직 동맥경화가 발생하지 않은 경우에는 동맥경화 위험인자를 조절하거나 제거해 예방하는 것이 최선의 방법이다.

동맥경화 진행과 가장 관련이 있다고 알려진 것이 고혈압(高血壓)과 당뇨병(糖尿病)이므로 만약 고혈압이 있다면 "평생 동안 관리한다"는 자세로 생활요법과 약물요법을 통해 혈압을 140/90mmHg 이하로 낮추어야 한다. 당뇨병이 있다면 생활요법과 함께 당뇨약을 복용하여 혈당(血糖)을 적절한 수준으로 조절하는 것이 동맥경화의 진행속도를 늦추고 합병증을 예방할 수 있다.

관상동맥(冠狀動脈)질환이란 심장근육에 산소와 영양분을 공급하는 혈관인 관상동맥(심장동맥)에 이상이 생겨 발생하는 질환을 포괄적으로 관상동맥질환이라고 한다. 대표적으로 협심증(狹心症)과 심근경색(心筋梗塞)이 이에 해당한다.

협심증(angina pectoris)이란 동맥경화에 의해 관상동맥의 내부 지름이 좁아져 심장 근육에 필요한 만큼의 혈액이 공급되지 않는 질환이다. 대개 운동을 할 때처럼 심장이 많은 영양분과 산소를 필요로 할 때 좁아진 혈관으로 충분한 혈액이 심장근육에 공급되지 못해서 심장 기능 이상이 발생한다. 가슴 통증이 생기며 심장 기능이 저하될 수 있다.

심근경색증(myocardial infarction)이란 심장에 혈액을 공급하는 관상동맥(심장동맥)이 막혀 심근이 괴사하는 질환이다. 동맥경화에 의해 좁아진 심장동맥 벽에 늘어붙어 쌓여 있던 기름 찌꺼기가 터지면서 혈액과 만나 혈전(血栓, 피떡)을 형성하고, 혈전은 혈액의 흐름을 완전히 막아 심장근육이 괴사되면서(썩으면서) 가슴 통증이 발생한다.

죽상경화증(동맥경화증)이란 혈관에 기름이 끼고 혈관벽이 딱딱해지는 병이다. 혈관의 내막에 콜레스테롤이 침착하고 세포 증식이 일어나서 죽처럼 물컹한 죽종(粥腫, atheroma)이 형성된다. 이런 혈관의 내면은 껄끄러워지고 벽은 두꺼워지면서 혈액이 흐르는 내부의 지름이 좁아져 혈액순환에 장애가 생긴다. 죽종 주위를 둘러싼 섬유성막(fibrous cap)이 터지면 혈관 안에 혈전이 생긴다. 또한 죽종 안으로 출혈이 일어나 혈관 내경이 급격하게 좁아지거나 막히게 된다.

뇌졸중(腦卒中)이란 뇌기능의 부분적 또는 전체적으로 급속히 발생한 장애가 상당 기간 이상 지속되는 것으로, 뇌혈관의 병 이외에는 다른 원인을 찾을 수 없는 상태를 일컫는다. 뇌혈관이 막혀서 발생하는 뇌경색(허혈성 뇌졸중)과 뇌혈관의 파열로 인해 뇌 조직 내부로 혈액이 유출되어 발생하는 뇌출혈(출혈성 뇌졸중)을 통틀어서 말한다.

부정맥(不整脈, arrhythmia)이란 심장근육의 수축과 이완이 반복되면서 나타나는 맥박이 비정상적인 상태이다. 주로 리듬이 불규칙하거나, 그 속도가 너무 빠르거나 느린 상태이다. 규칙적인 심장 근육의 수축을 위해서 심장 내 자발적으로 규칙적인 전기신호를 발생시키며 심장 전체로 전달하는 심장 전도계(heart conduction system)가 있는데, 이 심장 전도계에 이상이 생기면 부정맥이 발생한다.

심부전(心不全, heart failure)이란 심장이 정상으로 기능을 하지 못하는 심장기능상실(心臟機能喪失)을 말한다. 가장 많은 원인은 심장의 비대로 인한 심부전이다. 심부전이 생기면 대개 점차로 악화되면서 5년 이상 생존하기 어렵게 된다. 급성 합병증으로 폐부종이 생기며, 급성기 폐부종에는 산소투여와 이뇨제를 사용한다.

미국심장학회에서 발표한 연구에 따르면 45세 이상의 미국인 1692명을 대상으로 복부비만(뱃살)과 심장질환의 관계를 조사한 결과, 체질량지수(BMI)가 정상수준이어도 복부비만인 사람은 심장마비와 같은 질환에 걸릴 위험이 2배 이상 높았다. 이에 튼튼한 심장을 위해서 걷기, 자전거타기, 수영 등 유산소 운동을 일주일에 3시간 정도 꾸준히 하는 것이 좋다. 에너지를 많이 소비해 내장지방을 줄여야 한다.

흡연자는 비흡연자에 비해 심혈관계질환에 걸릴 위험이 60-70% 높다. 흡연이 혈류량을 줄어들게 해 심장 근육에 혈액과 산소를 부족하게 만들기 때문이다. 또한 혈소판 응집력을 높여 혈관벽에 혈소판이 쉽게 들러붙게 하고 이로 인해 심장근육의 혈류량이 감소되면 심장마비가 발생할 수 있다. 음주는 간에서 지방 합성을 촉진시켜 고지혈증의 원인이 되며, 중성지방을 높여 혈관을 좁게 만들기도 하므로 금주(禁酒) 또는 절주(節酒)를 실천해야 한다.

대부분의 심장질환은 심해지기 전까지 뚜렷한 전조증상이 나타나지 않는 경우가 많다. 특히 고혈압의 경우, 혈압이 심각한 수준으로 높아질 때까지 증상이 없는 경우가 대부분이다. 이에 혈압, 혈당, 콜레스테롤 수치를 정기적으로 측정하는 것이 바람직하며, 특히 가족 중 심장병 환자가 있는 경우라면 정기적인 검진은 필수이다.

대한심장학회(Korean Society of Cardiology, 1957년 창립)가 권장하는 〈심장 건강을 위한 생활 습관〉은 ▲규칙적인 운동, ▲금연(禁煙), ▲등 푸른 생선과 견과류 섭취, ▲채소, 과일 충분한 섭취, ▲염분, 설탕, 고기, 트랜스지방 섭취 조절, ▲음주는 하루 2잔 이내로 절주(節酒), ▲숙면과 스트레스 해소, ▲정기적인 건강 검진, ▲정상 체중과 허리둘레 유지, ▲자연 친화적 생활, 공해(公害) 피하기 등이다.

튼튼한 심장은 건강한 생활습관에서부터 나오므로 평소 심장 건강을 잘 관리해야 하며, 특히 건강한 식습관과 꾸준한 운동이 중요하다. 즉 건강한 식습관 가지기, 운동으로 내 허리에 있는 튜브(뱃살)를 없애주기, 금연은 필수이며 음주량은 줄이기, 만성질환 관리 및 정기검진 받기 등을 평소에 실천해야 한다.

건강한 식습관은 항산화 성분이 많이 들어있는 채소와 과일을 충분히 섭취하고, 단백질은 소고기나 돼지고기 대신 닭고기나 생선으로 섭취하는 게 좋다. 연어, 청어, 고등어와 같이 불포화지방산이 풍부한 식품을 충분히 먹으며, 아보카도(avocado), 견과류 등을 좋다. 불포화지방산은 혈액 속 노폐물을 배출시킨다.

"혈관이 건강해야 노년이 행복하다"는 말은 혈관이 손상되면 심혈관질환, 치매, 황반변성 등 노인성 질환이 찾아올 수 있기 때문이다. 혈관이 건강하면 심장과 뇌는 물론 온몸이 건강하다.

<青松 건강칼럼 2021. 10. 6.>

만성 콩팥병chronic kidney disease

　신장(腎臟, 콩팥)의 중요성에 대한 인식을 높이기 위하여 2006년 세계신장학회(International Society of Nephthrology)와 국제신장재단연맹(International Federation of Kidney Foundation)이 공동 발의하여 매년 3월 둘째 주 목요일(올해는 3월 13일)을 〈세계 콩팥의 날(World Kidney Day)〉로 지정했다. 한국을 비롯한 전 세계 50여개국에서 콩팥병 및 관련된 다른 건강 문제의 발생을 낮추고자 콩팥 보호 캠페인에 참여하고 있다.

　콩팥병이란 콩팥(신장)의 기능이 떨어져 소변을 통하여 몸 안의 노폐물(老廢物)을 밖으로 배출하지 못해 축적되어 수분과 전해질(電解質)의 균형이 깨어지게 되는 질환이다. 만성 콩팥병(만성신부전, chronic renal failure)은 3개월 이상 지속되는 신장 손상이 있거나 신장 기능이 감소하는 질병 상태를 의미한다.

　우리나라에서 가장 흔한 만성 콩팥병의 원인은 당뇨, 고혈압, 사구체질환, 다낭신이며, 혈관질환, 유전성 신장 질환, 선천적 요로계 기형, 요로 폐쇄, 요로결석 등이 있다. 말기 신부전(腎不全)으로 투석(透析, dialysis)을 받는 환자의 원인 질환 분포는 당뇨병 48%, 고혈압 21%, 사구체질환 10% 등이다.

　대한신장학회(大韓腎臟學會)가 발간한 〈말기콩팥병 팩트시트 2024(End Stage Kidney Disease Fact Sheet 2024)〉는 2010년부터 2022년까지 대한신

장학회 말기콩팥병 등록사업(Korean Renal Data System, KORDS)에 등록된 전국 규모의 방대한 환자 자료를 분석한 것이다. 학회 등록위원회에서 1987년 이후 매년 우리나라 말기콩팥병 환자 전수 조사한 자료를 바탕으로 작성됐다.

팩트시트에 따르면, 우리나라 말기콩팥병 발병률은 2022년 기준 인구 100만명 당 360.2명으로 2010년에 비해 2배 이상 증가했으며 세계에서 3번째로 높다. 말기콩팥병 환자의 평균 나이는 2014년 57세에서 2022년 66세로 꾸준히 증가했다. 주요 원인 질환은 당뇨로 전체 원인 질환의 48%를 차지하고 있으며, 당뇨병으로 인한 말기콩팥병 발병 증가 속도는 세계에서 가장 빠르다. 사망률은 1000명당 47명(2020년)이다.

신장(腎臟, 콩팥, Kidney)은 우리 몸의 노폐물을 제거해주고 체내 수분과 염분의 양, 전해질 및 산·염기 균형을 조절해주는 역할을 한다. 크기는 어린아이 주먹보다 약간 작으며, 길이 10cm, 너비 5cm, 두께 3cm 정도의 강낭콩의 모양이다. 위치는 복부의 뒤쪽, 척추의 양 옆에 자리하고 있다. 오른쪽 신장은 간(肝) 바로 아래, 왼쪽은 가로막 아래, 비장(脾臟) 근처에 위치하고 있으며, 오른쪽 신장이 왼쪽 신장보다 아래에 위치하고 있다.

신장 한 개에는 약 100-150만 개의 네프론(nephron)이 있다. 네프론은 신장의 구조와 기능을 이루는 기본 단위로써 소변(오줌)을 생성하는 데 중요한 역할을 한다. 네프론은 신소체(腎小體, 사구체와 사구체주머니), 근위세뇨관, 헨레고리(Henle's loop), 원위세뇨관, 집합관으로 구성되어 있다. 사구체(絲球體, glomerulus)를 통해 걸러진 오줌은 세뇨관을 거치며 재흡수와 분비 작용을 받은 뒤 집합관으로 그리고 방광(膀胱)으로 이동한다.

신소체에서 여과된 액체는 요세관을 통과하는 사이에 그 함유 성분의 거의 대부분이 재흡수 된다. 신소체에서 여과되는 양는 하루에 180L가 넘는데, 하루에 배출되는 오줌의 양은 약 1.5L(여성은 1.2L)이며, pH는 평균 6으로 약산성이다. 소변의 색깔은 단백질이 분해하여 생기는 우로크롬(urochrome)

이 함유되어 있기 때문에 노란빛을 띠고 있다.

만성신부전(Chronic renal failure)이란 신장(콩팥) 기능이 점진적이고 비가역적으로 저하돼 3개월 이상 지속되는 상태를 말한다. 사구체여과율이 감소해 체내 노폐물과 수분을 조절하는 데 문제가 발생한다. 전 세계적으로 만성신부전 유병률은 고령화, 당뇨병과 고혈압 같은 만성질환의 증가로 인하여 지속적으로 높아지고 있다. 우리나라는 급속한 고령화와 식습관의 서구화로 인하여 만성신부전 환자가 급증하고 있다.

만성신부전의 증상은 초기에는 증상이 거의 없으나, 신장 기능이 일정 수준 이하로 감소하면 피로, 식욕 부진, 집중력 저하 등이 나타난다. 병이 진행되면 부종, 소변량의 변화, 야뇨증(夜尿症) 등이 발생하며, 말기에는 요독증(尿毒症)과 함께 호흡곤란, 부종, 신경계 이상 등 심각한 전신 증상이 나타난다. 전 세계 인구의 약 10%가 만성신부전을 앓고 있으며, 이 가운데 약 1%는 말기신부전으로 투석(透析, dialysis)이나 신장 이식(腎臟移植, kidney transplantation)이 필요한 상태이다.

진단은 주로 혈액검사와 소변검사를 통해 하며, 가장 중요한 지표는 신장이 혈액을 여과하는 능력을 수치로 나타내는 사구체여과율(glomerular filtration rate, GFR)이다. 신장이 1분 동안에 깨끗하게 걸러주는 혈액의 양을 사구제 여과율이라고 하며, 정상 사구체 여과율(絲球體濾過率)은 1분당 90-120ml 정도이다. 이것을 하루 종일 걸려준 혈액의 양으로 환산하면 약 120-180L나 된다.

사구체여과율에 따른 5단계의 특징, 증상, 치료는 다음과 같다. ▲1단계(사구체여과율이 분당 90ml이상)... 혈뇨, 단백뇨 등 소변검사에 이상이 없는 경우 정상이다. 혈뇨(血尿), 단백뇨(蛋白尿) 등 초기 신장손상의 증거가 있는 경우에는 사구체여과율이 정상이라도 만성신장질환 1단계에 해당될 수 있으므로 원인을 찾아서 치료해야 한다.

▲2단계(분당 60ml이상-90ml이하)... 신장 기능이 감소하기 시작한다/

무증상 BUN, 크레아티닌 등 혈액 검사수치 이상이 나타난다/ 혈압조절, 원인을 치료한다. ▲3단계(분당 30ml이상-59ml이하)... 신기능이 더욱 감소/ 피로, 식욕감소, 가려움증이 더욱 악화/ 혈압조절, 신장기능 악화를 늦추기 위한 치료.

▲4단계(분당 15ml이상-29ml이하)... 생명유지에 필요한 신장의 기능을 겨우 유지/ 피로, 식욕감소, 가려움증이 더욱 악화/ 투석 준비, 신장이식 가능성에 대해서도 준비. ▲5단계(분당 15ml미만)... 신장 기능이 심각하게 손상되어 투석이나 이식 없이는 생명을 유지하기 어려움/ 수면 장애, 호흡곤란, 가려움, 구토/ 투석 또는 신장이식을 시행해야 함.

만성신부전의 치료 목표는 질병의 진행을 늦추고 합병증(合倂症)을 예방하며, 환자의 삶의 질을 향상시키는 것이다. 이를 위해서는 당뇨병, 고혈압 등 원인 질환의 철저한 관리가 필수이다. 우선 혈당(血糖)을 엄격하게 조절해 신장 손상을 최소화하는 것이므로 적극적인 식이요법, 운동, 약물치료를 통해 혈당을 정상 범위로 유지해야 한다. 혈압(血壓)관리는 신장 손상을 방지하고 심혈관계 합병증을 예방하기 위해 중요하다.

만성콩팥병 환자의 식사요법 원칙은 (1)높은 열량을 섭취한다 (2)단백질 섭취는 콩팥병의 단계에 따라 조절한다 (3)수분 섭취를 조절한다 (4)나트륨 섭취를 제한한다 (5)칼륨 섭취를 제한한다 (6)인 섭취를 제한한다. 만성콩팥병 환자의 일반적인 열량 섭취 권장량은 하루 25-35kcal/kg이다. 만약 열량 섭취가 부족하면 우리 몸은 체내의 단백질을 분해하여 에너지를 얻게 된다. 이는 영양 불량과 노폐물 생성을 증가시킬 수 있으므로 적절한 열량 섭취가 필수적이다.

신장은 체내 나트륨(Sodium)을 조절하는 역할을 한다. 그러나 만성콩팥병 환자는 신장 기능의 저하로 나트륨과 수분을 충분히 제거할 수 없어 체내에 나트륨과 수분이 축적된다. 체내 나트륨 수치가 증가하면 갈증, 부종, 호흡 곤란, 혈압 상승이 발생하므로 나트륨 섭취를 제한(1일 5g 이하)해야 한다. 하지 부종, 복수, 호흡 곤란, 단기간의 체중 증가 등으로 체내 수분이 많은지를 예측할 수 있다.

칼륨(Potassium)은 근육과 신경 기능, 심장 박동을 유지하는데 필요한 무기질이다. 체내 칼륨은 칼륨 함유식품 섭취와 소변을 통한 칼륨 배출로 균형을 이룬다. 소변으로 칼륨 배출이 원활하지 않을 경우 혈액 내 칼륨 수치가 높아질 수 있다. 칼륨 수치가 매우 높은 '고칼륨혈증' 위험은 심각한 근육 약화와 치명적인 부정맥(不整脈)을 유발할 수 있다.

인(Phosphorus)은 칼슘과 결합하여 뼈와 치아를 튼튼하게 유지하는 역할을 한다. 음식으로 섭취된 인은 소변을 통해 배출되어 혈액 내 적정 수치를 유지한다. 만성콩팥병 환자는 음식으로 섭취한 여분의 인을 배출할 수 없어 혈중 인 농도가 상승한다. 인 수치가 증가하면 가려움증, 근육과 뼈 약화, 뼈 통증과 경직, 관절 통증 등이 발생할 수 있으므로 환자 개인에게 허용된 양을 섭취하여야 한다.

크레아티닌(Creatinine)은 근육에서 생성되는 노폐물(老廢物)로 대부분 신장을 통해 배출되기 때문에 신장기능의 좋은 지표가 된다. 크레아티닌 농도는 신장의 세균감염, 약제나 독소에 의한 세뇨관 괴사, 전립선 질환, 신장결석, 요관폐색, 쇼크, 심부전, 당뇨병 등으로 인해 증가될 수 있다. 지속적으로 많은 양의 육식을 섭취한 경우에는 크레아티닌 농도가 높게 측정된다.

세계신장학회(ISN)에서 발표한 신장을 건강하게 유지하기 위한 '8가지 생활수칙'은 다음과 같다. 1)적정 체중을 유지하면서 운동하기, 2)건강한 식사하기, 3)혈당을 정기적으로 측정하고 당뇨병 치료하기, 4)혈압을 자주 측정하고 고혈압 치료하기, 5)콩팥 상태에 따라 적절한 수분 섭취하기, 6)담배는 반드시 끊기, 7)꼭 필요한 약을 콩팥 기능에 맞게 복용하기, 8)정기적으로 콩팥 기능 및 요검사로 콩팥 건강을 확인하기 등이다.

대한신장학회(KSN)가 제정한 '만성콩팥병 예방 관리 7대 수칙'은 1) 음식을 싱겁게 먹는다, 2) 건강한 체중을 유지한다, 3) 담배는 끊고 과도한 음주는 피한다, 4) 운동은 30분씩 1주일에 3회 이상 한다, 5) 꼭 필요한 약만 콩팥 기능에 맞게 복용한다, 6) 고혈압, 당뇨병은 철저히 치료한다, 7) 정기적으로 콩팥 검사를 한다 등이다.

　한 번 나빠진 신장은 회복이 어렵다. 폭발적으로 증가하는 말기콩팥병 환자의 삶의 질과 생존률을 높이기 위해서는 말기콩팥병 관리 및 치료를 체계화하는 법제화가 필요하다. 만성 콩팥병으로 고통 받는 환자들에게 희망을 줄 수 있는 길을 모색하여야 한다. 아울러 말기콩팥병의 심각성과 현황을 일반 국민들이 쉽게 이해할 수 있도록 적극 홍보해야 한다.

<青松 건강칼럼 2025. 3. 10.>

기대수명 vs 건강수명

인류 역사가 시작된 이래 인간의 최대 욕망은 건강하게 오래 사는 것이다. 창조주는 인간에게 삶은 허락했지만 죽음을 피할 능력은 주지 않았으므로 이 세상에서 생명을 받은 사람은 누구나 죽음의 관문을 넘어야 한다. 따라서 사람은 부모님의 사랑의 결실로 이 세상에 태어나서 늙고 병들어 죽음을 맞아 저 세상으로 떠나는 생로병사(生老病死)의 과정을 밟는다.

인간은 몇 살까지 살 수 있을까? 노화·장수학자들은 현대인들의 성장 발육이 24-25세에 완성되며, 그 발육기간의 5배가 인간의 한계수명이라는 것을 근거로 하여, 인간은 120-125세까지는 살 수 있다고 보는 견해가 지배적이다. 현대인은 과거 어느 때보다 건강에 관심이 클 뿐만 아니라 심지어 지나칠 정도로 과민하다. 그러나 이에 걸맞은 건강관리를 잘 하지 못하고 있다.

한국인의 '기대수명'은 해를 거듭할수록 늘어나고 있지만, '건강수명'은 제자리걸음이다. 기대수명(期待壽命, Life expectancy at birth)이란 0세 출생자가 앞으로 생존할 것으로 기대되는 평균생존연수(平均生存年數)를 말한다. 건강수명(健康壽命, disability adjusted life expectancy)은 기대수명에 수명의 질이라고 할 수 있는 건강상태를 반영한 것으로, 기대수명에서 질병이나 부상 등으로 활동하지 못한 기간(유병기간)을 차감한 수명기간을 말한다. 건강수명은 단순히 '얼마나 오래 살았는가'보다 '실제로 건강하게 산 기간이 어느 정도인지'를 나타내는 건강지표다.

요즘 100세 시대를 맞아 '99·88·1·2-3·4'라는 말이 유행하고 있다. 즉, 99세까지 팔팔(88)하게 일(1) 또는 취미생활을 하면서 살다가, 노환(老患)으로 2-3일 정도 병석에 누워 있으면서 사랑하는 가족들을 모두 만나고 또한 유언(遺言)도 남긴 후 죽음(4)을 맞이하는 행복한 일생을 말한다. 이에 웰빙(well-being)과 웰에이징(well-aging)을 추구하고 웰다잉(well-dying)을 소망한다.

'2022 OECD 보건통계'에 따르면 2020년 우리나라 국민의 기대수명(期待壽命)은 83.5세을 기록하여 일본(84.7세)에 이어 2위를 차지했다. 경제협력개발기구(OECD) 38개 국가 평균(80.5세)보다 3년 긴 것으로 나타났다. 국제연합(UN)과 통계청에 따르면, 2065-2070년 한국의 기대수명은 90.9년으로 노르웨이(90.2년), 핀란드(89.4년), 일본·캐나다(89.3년) 등을 제치고 OECD 1위로 올라설 전망이다.

세계적인 장수(長壽)국가로 꼽히는 일본에서 평균수명이 코로나19 팬데믹(pandemic) 영향으로 작년에 10년 만에 처음으로 감소했다. 일본 후생노동성의 '2021년 일본인의 평균수명'에 따르면, 일본인 남성의 평균수명은 전년보다 0.09년 짧은 81.47세, 여성은 0.14년 감소한 87.57세를 기록했다. 일본인의 평균수명은 지난 2020년까지 남성은 9년 연속, 여성은 8년 연속으로 최고치를 경신했지만 이번에 감소로 돌아섰다.

작년 일본인의 평균수명 감소는 코로나19 감염으로 인한 사망자가 증가한 탓이다. 일본의 대표적 일간신문인 요리우리신문(讀賣新聞)은 코로나19 탓에 작년 사망자가 전년도의 약 5배인 1만6700여 명에 달했으며, 코로나19 팬데믹에 따른 수명 감소는 남성이 0.1세, 여성은 0.07세 정도로 추정된다고 보도했다. 일본은 지난 2011년 3월 11일 동일본 대지진(東日本大地震)에 의한 사망자 증가로 평균수명이 감소한 적이 있다.

지난 2010년 한국인 기대수명은 80.2년으로 OECD 38국 중 21위였으나, 10년간 3.3년이 연장되면서 순위가 2위로 껑충 뛰어올랐다. 우리나라는 지속적인 경제 발전과 교육 수준 향상에 따라 일반 국민들의 건강에 대한 관심과 지식이 크게 높아졌으며, 의료 시스템이 고도로 효율화되었다. 우리나라 병상(病床) 수는 인구 1000명당 12.7개로 OECD 평균(4.3개)의 약 3배에 이르며, 의사 수는 인구 1000명당 2.5명으로 OECD 평균 3.7명에 못 미치지만, 국민 1인당 연간 외래 진료 횟수는 14.7회로 OECD 평균(연 5.9회)의 3배에 달할 정도로 의료 접근성이 뛰어났다.

보건복지부가 'OECD 보건통계 2022'를 토대로 분석한 보고서에 따르면, 2020년 국내 임상의사(한의사 포함) 수는 인구 1000명단 2.5명으로 OECD 국가 중 멕시코(2.4명)에 이어 두 번째로 적다. 한의사를 제외하면 2.0명으로 최하위를 기록하고 있다. 우리나라는 인구 고령화에 따라 의료 수요는 더욱 늘어날 것이고, 국민들의 더 좋은 의료 서비스에 대한 욕구도 늘어날 것이다.

우리나라 인구는 2006년 4899만명에서 2021년 5173만명으로 약 6% 증가했지만, 의료 수요가 많은 65세 이상 인구는 453만명에서 871만명으로 거의 2배로 늘어났다. 건강보험 총진료비 중 65세 이상 고령층의 진료비 비율이 40%가 넘는다. 이를 감안하면 의료 수요가 적어도 20-30%는 늘어났을 것이다. 보건의료의 중심인 의사를 양성하는 국내 41개 의과대학 입학정원은 2006년 이후 올해로 17년째 3058명을 유지하고 있다.

정부는 그동안 여러 차례 의대(醫大) 정원을 늘리거나 의과대학을 신설하려는 시도가 있었지만 의사협회의 반발로 번번이 무산되었다. 이대로 가면 오는 2035년 의사 인력이 최대 1만4631명 부족할 것이라는 연구도 있다. 의사들이 증원에 반대하는 것은 여러 이유를 대지만 의사가 많아지면 수입이 줄 것이라는 염려가 가장 크다고 한다. 2020년 기준으로 의사의 평균 임금은 2억3070만원으로 OECD 최상위권이다.

우리나라는 고도로 효율화된 의료 시스템이 장점이지만, 국가가 책임지는 건강보험(健康保險) 체계에서 낭비 요인이 발생하면서 재정 부담이 가속화하고 있다. 예를 들면, 동네 병·의원에서 검사한 뒤 대학병원에서 중복으로 검사를 하고, X레이를 찍어도 되는데 굳이 MRI(자기공명영상)를 찍는 등 과잉 진료가 일상화돼 있고 불필요한 의료 이용도 많다.

우리나라의 CT(컴퓨터단층촬영)도 인구 1000명당 250건으로 OECD 평균(147건)보다 훨씬 많으며, 국민 1인당 의약품 판매액도 760달러로 OECD 평균 547달러에 비해 높다. 따라서 우리나라의 1인당 경상 의료비(3582달러)는 지난 10년 간 연평균 6.9%씩 증가하여 OECD 증가율 3.3%의 2배를 넘었다. 이에 건강보험료의 지출 효율화가 필요하다.

세계보건기구(WHO)는 세계 각국이 건강정책을 수립하는 데 참고지표가 되도록 2000년 6월 세계 각국의 건강수명을 산정하여 그 결과를 발표하였다. 건강수명은 종래 발표해 오던 기대수명(평균수명)에 삶의 질이라고 할 수 있는 건강상태를 반영시킨 것으로, 질병의 경중에 따라 활동을 할 수 없을 정도로 건강이 나빴던 햇수를 산출하여 이를 전체 기대수명에서 뺀 것이다.

한국인 건강수명은 65세로 세계 191개국 중 51위였다. 1위는 일본으로 74.5세였으며, 2위는 73.2세인 오스트레일리아, 3위는 73.1세인 프랑스, 4위는 73세인 스웨덴이었다. 미국은 70세로 24위, 중국은 62.3세로 81위, 러시아는 61.3세로 91위, 그리고 북한은 52.3세로 137위를 기록하였다. 건강수명이 가장 짧은 국가는 아프리카 시에라리온(Sierra Leone)으로 25.9세였으며, 대부분 아프리카 국가의 건강수명이 짧게 나타났다.

2018년 기준 한국인 기대수명은 82.7세(남자 79.7세, 여자 85.7세)이며, 건강수명은 64.4세로 2012년의 65.7세에 비해 더 짧아졌음을 알 수 있다. 통계청에 따르면, 2020년 기준 질병과 부상으로 고통 받은 기간(유병 기간)을 제외한 '건강수명'은 66.3년에 그쳐, 2012년 조사(65.7년)에 비해 거의 개선되지 않았다. 이에 우리 국민은 기대수명 83.5년 가운데 17.2년은 질병, 사고 등으로 고생하고 있다는 뜻이다.

기대수명 세계 1위인 일본의 경우, 과식을 피하고 규칙적으로 운동을 하는 등 꾸준한 건강관리가 생활화되어 '아프지 않는 노년'이 일반화돼 있다. 반면 우리나라는 건강관리 습관이 부족해 장수에 따른 의료비 부담도 상대적으로 높다. 게다가 자살사망률(2019년)은 한국이 인구 10만명당 25.4명으로 OECD 평균 11.1명의 2배가 넘는 압도적 1위이다.

60세-80세 노인들의 건강 상태를 분류하면 활기 있고 왕성한 활동을 하는 노인은 약 20%이며, 대다수를 차지하는 60%는 자신의 나이에 맞는 평균 몸 상태를 보이며, 10%는 홀로 생활하기 어려워 누군가의 도움이 필요하다. 나머지 10%는 요양원에 있거나 집에서 누워만 있는 노인들이다.

직업이 있거나 일을 하는 노인들은 대다수 활기 왕성하다. 노동은 사회참여 강도가 크기 때문에 일을 통해 건강해지는 것으로 볼 수 있다. 일본에서 실시한 한 조사 결과에 따르면, 퇴직 이후 별다른 일을 하지 않고 쉬는 노인의 경우 퇴직 후 전업이든 부업이든 일을 하는 동년배보다 건강이 나빠졌다.

은퇴하거나 일을 하지 않으면 외출과 교류의 빈도가 급격하게 줄어든다. 이럴 때 중요한 것은 사회 참여 건수를 늘리는 것이다. 즉, 인생 후반기에 소속된 단체나 정기 친교 모임, 종교 활동, 봉사 활동 등의 건수가 늘수록 신체와 정신 건강이 좋아진다. 은퇴 후 어떤 활동을 할지 고민이 있으면 지역사회 복지관에서 운영하는 프로그램을 이용하면 좋다. 복지관의 다양한 프로그램은 사람들과 교류하는 장을 제공하고 새로운 것을 배울 수 있는 기회를 준다.

실제로 사람들과 외부활동을 하면 생기가 솟고, 외출을 통해 길거리를 잘 알게 되면 주시 능력과 인지 기능이 좋아진다. 또한 여가활동이 많을수록 기억력 감소가 적고, 대화를 많이 나눌수록 치매 발생률이 낮아진다. 자신이 준비한 노후자금보다 의료비가 더 많이 들어가지 않도록 노후에는 건강이 가장 중요한 '재테크(財tech)'라는 것을 명심해야 한다.

현대인의 건강수칙(正食, 正動, 正眠, 正息, 正心)을 생활화하면 성인병이라고 부르는 생활습관병(life-style related disease)을 예방하여 건강하게 장수할 수 있다. 정식(正食)이란 하루 3끼 식사를 규칙적으로 알맞게 먹는 것이다. 짜고 기름진 음식을 피하며 즐거운 식생활을 해야 한다. 사람이 평생 동안 먹는 음식의 양은 약 25톤에 달하며, 인체는 이 음식물이 지나가는 통로이므로 균형 잡힌 식생활이 건강한 삶의 근원이 된다.

땀이 나고 숨이 찰 정도로 하루에 30분간, 일주일에 5일정도의 규칙적인 운동이 정동(正動)이다. 운동은 유산소·근력·유연성 운동을 적절히 배합하며, 준비운동-본 운동-정리운동의 과정을 지켜야 한다. 정면(正眠)을 지키기 위해 하루 7-8시간의 쾌적하고 깊은 양질의 수면을 취하며, 일찍 자고 일찍 일어나는 것이 좋다.

현대인의 호흡은 얕고 짧은데, 이것을 깊고 길게 해야 한다. 흉식호흡(胸式呼吸)을 복식호흡(腹式呼吸)이 되도록 연습하여 제대로 숨을 쉬는 정식(正息)이 되도록 한다. 항상 기쁘고 감사하는 마음을 갖는 것이 정심(正心)이다. 마음속에 분노, 불안, 질투, 강박관념 등 부정적인 감정이 도사리고 있으면 결코 건강할 수 없으므로 용서하고, 감사하고, 낙천적인 태도를 갖도록 한다.

건국대통령 이승만 박사(雩南 李承晩, Syngman Rhee, 1875-1965)는 아내 프란체스카 여사(Francesca Donner Rhee, 1900-1992)에게 "욕심내고 화내고 남을 미워하는 것이 건강에 제일 해롭고, 항상 기뻐하고 감사하며 남을 먼저 생각하는 사람은 늙지 않는다"고 늘 말했으며, "건강을 유지하는 최선의 비결은 언제나 마음을 편안히 갖고 잠을 잘 자는 것"이라고 아내에게 말해주었다고 한다. 이승만 대통령 서거 57주기를 맞아 박민식 보훈처장은 지난 7월 19일 오전 국립서울현충원에서 열린 추모식(追慕式)에서 추모사를 했다.

<青松 건강칼럼 2022. 8. 7.>

건강 장수의 갈림길

우리나라 보건의료분야 큰 스승이신 권이혁 박사님은 생전에 "내 인생의 피크는 90세였다"고 말씀하시면서, 후학들에게 90세까지는 열심히 활동하라고 격려하셨다. 1923년 경기도 김포에서 출생하신 우강(又岡) 권이혁(權彛赫) 박사님은 서울대학교 총장, 문교부 장관, 보건사회부 장관, 환경처 장관, 한국과학기술단체총연합회 회장, 대한보건협회 회장 등을 역임하셨으며, 지난 2020년 7월 12일 향년 97세를 일기로 별세하셨다.

권이혁 박사님은 2006년부터 에세이집을 발간하기 시작하여 90세가 넘어서도 매년 '우강 에세이집'을 발간했다. 2017년에 발간된 에세이 13집(367쪽)의 책 제목은 〈장수(長壽)를 즐긴다〉였다. 본문 중에 "세상 사람들은 누구나 장수를 갈망한다. 장수는 좋기는 하지만 장수만으로 만족해서는 의미가 없으며, 보다 중요한 것은 장수를 즐기는 일이다. 여기에는 취미나 습관이 중요한 역할을 한다"라고 적었다.

102세 철학자 김형석(金亨錫) 교수님은 100년을 살아보니 "난 65-90세 때 제일 좋았다"고 하신다. 김형석 연세대학교 철학과 명예교수님은 1920년 4월 23일 평안북도 운산군에서 6남매의 장남으로 태어났다. 아버지가 운산 금광에서 일하면서 미국 선교사를 통해 기독교를 접해 어릴 적부터 교회에 다녔다. 평양에서 중학교를 마친 후 일본의 명문사립대 조치대학교(Sophia

University) 철학과에 진학하여 1944년에 학사 학위를 취득하였다. 조치대학은 기독교 예수회(Jesuit)가 세운 학교이다.

김형석 교수님은 인생은 세 단계이며, 30세까지 공부하고 60세까지 일하는 두 단계에 은퇴 후에도 공부와 일을 놓지 말고 젊게 살라고 조언한다. 은퇴 후 별다른 성장 없이 놀면서 늙어서는 안 되므로 취미이던 봉사던 은퇴 후에도 일과 공부를 계속하여야 한다. 학교 공부만 공부가 아니며, 독서도 공부다. 또한 직장 일만 일이 아니며, 봉사도 취미생활도 일이다. 100세 시대를 살고 있는 현대인에게 가장 필요한 것은 다시 배우는 능력이다.

김형석 교수님은 학문적 업적과 더불어 많은 베스트셀러를 만들어낸 저술가로도 유명하다. 1961년 미국 하버드대학교 연구교수로 떠나기 전에 발간한 '영원과 사랑의 대화'라는 수필집이 베스트셀러가 되었다. 이로 인해 귀국한 김형석 교수는 출판업계에서 베스트셀러 작가로 엄청난 러브콜을 받게 되었으며, 이후 30년 이상 매년 1권꼴로 꾸준히 책을 냈다. 그가 집필한 수필은 기독교적 실존주의를 배경으로 현대의 인간 조건을 추구하여 부드럽고 시적인 문장으로 엮어 독자들에게 감명을 주고 있다.

장수국가인 일본인의 평균수명(平均壽命)은 2020년 기준 남성이 81.64세, 여성은 87.74세다. 하지만 타인의 도움을 받지 않고 스스로 생활을 꾸릴 수 있는 건강수명(健康壽命)은 남성이 72.68세, 여성은 75.38세가 된다. 이에 마지막 남은여생 9-12년 정도는 질병 등으로 불편하거나 누군가의 간병을 받으며 살아야 한다. 따라서 건강수명이 늘어나지 않는 한 아무리 장수를 한들 수명만 연장시키고 있다는 의미다.

일본에서 65세 이상 고령자 인구는 전체의 29.1%이며, 후기(後期)고령자라고 불리는 75세 이상도 15%를 넘어섰다. 이에 이들의 삶과 고민을 다룬 콘텐트가 문화계를 장악하고 있다. 최근 NHK에서 방송한 드라마 '76세 기리코의 범죄일기'는 가족과 친구 모두 떠나 혼자가 된 76세 여성 기리코가 남은 생을 '숙식이 제공되는' 감옥에서 보내려고 범죄를 계획하는 이야기다.

하라다 히카의 소설이 원작이다.

만약 당신의 나이가 이미 건강수명을 넘어 80세에 이르렀다면 어떻게 사는 게 바람직할까. 최근 일본의 고령자 전문 정신과 의사 와다 히데키(和田秀樹)는 〈80세의 벽〉이란 책을 출판하여 현재 일본에서 비소설분야 베스트셀러 1위가 되었으며, 저자가 쓴 다른 책 〈70세가 노화의 갈림길〉은 베스트셀러 8위에 올랐다. 지금 일본의 키워드는 '나이 듦'과 '돈'이다. 문고책 1위는 절약하는 가족을 그린 소설 '3천엔의 사용법'이다.

와다 히데키는 1960년 오사카 출생으로 도쿄대학교 의학부를 졸업했다. 1988년부터 고령자 전문 종합병원인 요쿠후카이병원 정신과에서 근무했다. 이후 도쿄대학교부속병원 신경정신과 조수, 미국 칼메닝거정신의학학교 연구원 등을 거쳐 현재 국제의료복지대학대학원 교수(임상심리학 전공), 기와사키코병원 정신과 고문, 히토쓰바시대학 경제학부 비상근 교수를 겸임하면서 항노화와 상담 전문 와다히데키클리닉 원장으로 활동하고 있다.

지난 30여 년 동안 노인 정신의학 분야에 종사하며 연구를 계속하고 있는 와다 히데키 원장은 현재 노인 문제와 심리학, 교육 등 다양한 분야로 TV와 라디오 출연, 단행본 집필을 하며 왕성한 활동을 하고 있다. 주요 저서로는 감정적으로 받아들이지 않는 연습, 혼자 행복해지는 연습, 인생이 심플해지는 고민의 기술, 어른을 위한 공부법, 인내하므로 노화한다, 노인성 우울증, 70세가 노화의 갈림길, 80세의 벽 등이 있다.

'80세의 벽'을 넘으면 인생에서 가장 행복한 20년이 기다리고 있으나, 80세를 목전에 두고 침대에서 일어나지 못하며 간병 받는 처지가 되는 사람도 많다. 80세의 벽은 높고 두꺼우나 벽을 넘는 방법은 있다. 우선 싫은 걸 억지로 참지 말고, 좋아하는 일을 하는 것이다. 한편 80세부터의 인생은 70대와는 전혀 다르다. 체력도 기력도 70대와 다르며, 여기저기 몸의 불편함도 많아진다.

80세가 넘어 활기 있게 살고 있는 사람은 그 자체가 건강하다는 증거다.

먹고 싶다는 것은 몸이 요구하는 것이며, 영양부족은 노화를 촉진시킨다. 무엇인가에 흥미를 느끼고 관심을 갖는다는 것은 뇌가 젊다는 증거이며, 성욕은 지극히 자연스런 욕구다. 다만 하고 싶은 거 하라지만 어디까지나 스스로 컨터롤이 가능한 범위 안에서 실행해야 한다. 노쇠(老衰)는 병이 아니라 조금씩 몸이 약해져 죽음에 이르는 자연스런 과정이다.

인생 100세 시대에 우리는 '늙음'을 두 시기로 구분할 필요가 있다. 70대 때 '늙음과 싸우는 시기'와 80대 이후의 '늙음을 받아들이는 시기' 두 가지이다. 아무리 발버둥 쳐도 늙음을 받아들여야 하는 시기가 80대 이후 반드시 찾아온다. 70대 무렵까지는 현역 때와 비교해 그다지 변화 없는 생활을 유지할 수 있으나 80대를 넘기면 대부분 다 늙어간다. 이에 젊음을 유지하기 위해 늙어가는 것을 막으려고 한다면 결국 좌절감만 찾아온다.

일본 혼슈(本州) 내륙지방에 위치한 나가노현(長野縣, Nagano Prefecture)은 인구가 약 2백만명이며, 일본 47개 도도부현(광역자치단체) 중 남녀 모두 평균수명이 1위다. 장수 국가 일본 내에서도 최고 장수지역이다. 산간지역이 많아 지역 주민이 산길을 잘 걸어 하체가 단련되어 있기 때문이라는 지적이 있지만, 고령자의 높은 취업률이 결정적인 이유라는 해석이다. 나가노현 65세 이상 남성 취업률은 42%로 전국 1위이며, 여성도 22%로 1위다.

일에 종사하는 것은 건강에 상당 부분 영향을 미치고 있다. 나가노현의 고령자 1인당 의료비가 전국 최저 수준이며, 이는 나이를 먹어도 건강한 사람이 많다는 것이다. 계속 일에 종사하는 것이 나이가 들어도 활동량을 떨어뜨리지 않는 가장 좋은 방법이며, 신체나 뇌 노화를 늦추는 것에 좋은 영향을 미쳐 건강한 고령자로 지내는 것을 가능하게 해준다. 다만 일하는 방식은 돈이나 효율만을 추구하는 근로 방식에서 자신의 경험이나 지식을 살려, 누군가를 도와 사회에 도움이 된다는 사실에 가치를 두어야 한다.

와다 히데키 원장은 밖으로 나가 일하는 것이 운동 기능, 뇌 기능 노화를 지연시켜 수명 연장 효과를 낸다가 말한다. 노동이 노화를 늦추는 최고 방법이다. 저자는 할 일이 없어도 집에서 눕지 말고 일부러라도 외출하라고 권고한다. 밖에 나가서 햇볕 쬐는 습관이 사람을 젊게 한다. 정신 노화를 지연시키려면, 지인들과 만나 소통하는 것을 즐기고 집에서도 SNS를 통해 온라인으로 사람들과 교제하는 것이 좋다. 인생 후반을 활동적으로 보내면, 돌봄 없이 자립하는 생활을 영위할 확률이 높아진다.

요즘 병원은 신장내과, 호흡기내과, 소화기내과 등 세부적으로 나뉘어 전문의사가 따로 있다. 이에 해당 장기 위주로 치료를 받다가 보면 통합적인 건강을 놓칠 수 있으므로 특정 장기 기능 문제 개선에만 집중해서는 안 된다고 조언한다. 의사들은 수치를 정상 범위로 낮추려고 하지만, 수치에 집착하지 말고 삶의 질을 위해 유연하게 대응하면 건강한 80대를 맞을 수 있다.

건강검진에 대한 생각도 검진에서 정상 판정은 건강한 사람의 평균치이므로 사람마다 다를 수 있다. 70대가 되면 혈압, 혈당, 적혈구 수 등 5-6개 필수검사만 하고, 심장과 뇌 검진에 집중하는 것이 좋다. 사람들을 오래 살게 해주는 의료 기술과 건강을 유지해주는 기술은 다르다. 마음이 젊고 여러 가지 일을 계속하고 있는 사람은 오랫동안 젊음을 유지할 수 있다.

고령자에게서 콜레스테롤 수치가 다소 높거나, 몸무게가 과체중인 경우에 더 오래 산다는 연구들이 있다. 혈압과 혈당을 낮추는 약물은 동맥경화(動脈硬化)를 방지하고, 심혈관 질환 위험을 낮추지만 대개 이런 약들은 신체에 나른함을 불러오고, 활력을 떨어뜨린다. 고령자가 콜레스테롤을 낮추려고 식사를 제한하거나, 약물을 과다하게 복용하면 면역력이 저하되고 장수에 도움이 안 된다.

70세가 건강 장수의 갈림길이므로 60대에게 전하는 메시지는 다음과 같다.

▲늙을수록 고기를 먹어라, ▲뭘 하든 은퇴하지 마라, ▲일하는 것이 노화를 늦추는 최고 보약이다, ▲햇빛 쬐는 습관이 사람을 젊게 한다, ▲눕지 말

고 움직여라, ▲일부러 외출해라, ▲SNS를 즐겨라, ▲지인과 토론하라, ▲느스한 운동을 습관화해라, ▲혈압과 혈당치를 과하게 조절할 필요는 없다.

와다 히데키 원장은 "인생 최후 활동기인 70대를 건강한 몸과 활력으로 보내면 80대, 90대에도 노화 지연 상태가 이어진다"며 "더욱 좋은 몸으로 70세에 진입하려면 40-50대부터 건강 생활을 습관화하는 것이 좋다"고 말했다. 건강한 생활습관은 평생을 통하여 중요하지만, 특히 중장년기에는 특별한 관리가 필요하다.

롱런(long run) 하려면 롱런(long learn) 해야 하며, 특히 격변 시대엔 계속 배워야 한다. 배움의 세 기둥은 많이 보고, 공부하고, 겪는 것이다. "살아있는 한 계속해서 사는 법을 배워라" "우리는 어려워서 많은 것을 하지 않지만, 우리가 하지 않기 때문에 어려운 것이다" 로마 철학자 세네카(Lucius Seneca)의 말이다.

<青松 건강칼럼 2022. 12. 17.>

웰에이징 Well-Aging

사람은 부모님의 사랑으로 잉태되어 엄마의 따뜻한 자궁 속에서 10개월(280일) 동안 태교(胎敎)를 받고 이 세상에 태어난다. 출생 후 영아기, 유아기, 아동기, 청소년기, 청년기, 장년기, 노년기 등을 거친 후 생로병사(生老病死)에 따라 늙고 병들어 저 세상으로 떠난다.

국제연합(UN)은 세계 인류의 체질과 평균수명 등을 측정하여 연령 분류의 새로운 표준 기준을 5단계로 나누어 발표했다. 즉, UN이 제시한 새로운 연령 분류 기준은 ▲0세-17세: 미성년자(Underage), ▲18세-65세: 청년(Youth/Young People), ▲66세-79세: 중년(Middle-aged), ▲80세-99세: 노년(Elderly/Senior), ▲100세 이상: 장수노인(Long-lived elderly) 등이다.

사람이 건강하면 몇 살까지 살 수 있을까? 세계적 생명과학자들은 인간의 한계수명을 120세로 보고 있다. 성경(Bible, 창세기 6:3)에도 "나의 신이 영원히 사람과 함께하지 아니하리니 이는 그들이 육체가 됨이라 그러나 그들의 날은 일백이십년이 되리라(My Spirit will not contend with man forever, for he is mortal; his days will be a hundred and twenty years.)"라고 기록돼 있다.

인류 역사가 시작된 이래 인간의 최대 욕망은 건강하게 오래 사는 것이다. 사람은 누구나 늙기를 싫어하고 더욱이 죽는 것을 두려워한다. 그러나 사람은 태어나는 순간부터 늙음을 향해 가고 죽음으로 접근해 가고 있다. 이에 사람이 사람답게 사는 웰빙(Well-Being, 참살이)과 사람답게 늙는 웰에이징(Well-Aging, 참늙기) 그리고 사람답게 죽는 웰다잉(Well-Dying, 참죽음)의 순서를 밟기를 희망한다.

제3의 인생(The Third Age)이란 직업이나 일에서 은퇴하여 유유자적(悠悠自適)한 생활을 보낼 시기를 적극적으로 재검토하자는 생각에서 붙여진 용어이며, 웰에이징(well-aging)도 같은 맥락의 용어이다. 사람이 태어나서 사회에 나설 때까지를 인생의 제1기, 사회인으로서 일하며 자녀를 키우는 시기를 인생의 제2기로 보고, 그 다음이 제3의 인생이다.

예전에는 제3의 인생 시기를 여생(餘生)이라고 불렀지만, 이제는 이러한 소극적인 삶이 아닌 적극적인 생활태도로 노령기를 보내자는 뜻이 담겨 있다. 이를 실현하기 위하여 세계 각국에서는 고령자의 자기개발, 자기실현을 목적으로 하는 각종 공적 및 사적 프로그램이 실시되고 있다.

평균수명의 증가로 제3의 인생을 시작하는 액티브 시니어(active senior)가 늘어나면서 활력을 유지하며 건강하게 나이가 드는 웰에이징(well-aging)이 각광받고 있다. 웰에이징은 노년기를 적극적으로 재검토하고, 단순히 오래 사는 것이 아닌 건강하고 아름답게 늙어간다는 의미를 담고 있다. 건강한 노년의 삶 '웰에이징'은 더 나은 인생의 많은 가치가 함축되어는 복합어이다.

사람은 누구나 늙는다(aging). 안티에이징(anti-aging)은 노화(老化)를 거부하고 이를 늦추기 위해 노력하는 개념이지만, 웰에이징은 신체가 나이 드는 노화를 자연스러운 것으로 받아들이고, 능동적으로 수용한다. 즉 웰에이징의 핵심적인 개념은 노화를 적대시하지 않고 변화를 이해하며 일상생활을 조금씩 바꿔나가는 것이다.

능동적이고 활동적인 삶을 지속하기 위해서는 건강이 뒷받침되어야 하므로 액티브 시니어의 가장 큰 관심사는 바로 건강이다. 액티브 시니어는 기존 노년층과 달리 스스로에 대한 투자를 아끼지 않고 자기관리에 적극적이다. 이들은 요즘 코로나19 사태로 인해 집에 머무는 시간이 늘어나면서 마사지기나 안마의자 등의 홈 헬스케어 가전(家電)제품을 선호하는 추세다.

우리나라 지방자치단체 중에서 처음으로 서울 강남구에서 웰에이징센터(Well-Aging Center)를 2021년 12월 16일에 개소했다. 이 센터는 강남구에 거주하는 60세 이상 시니어들을 위한 맞춤 건강 서비스를 제공하는 곳이다. 어르신들의 건강을 관리할 수 있는 다양한 시설을 갖추고 건강증진을 위한 다양한 프로그램을 진행하고 있다.

프로그램에 참여하기 위해서는 먼저 개개인의 건강과 체력에 따른 정확한 진단을 해야 한다. 체질량지수(BMI: Body Mass Index), 지구력(持久力), 상하체 근력(筋力) 등을 검사하는 기구가 어르신 연령에 맞춰 적당한 강도로 설정되어 있어 흥미를 유발한다. 또한 바른 자세, 척추운동, 인지기능 향상 등 5가지 신체활동과 건강요리 교육도 실시한다. 트래킹(tracking)은 총 70미터 코스로 조성되어 있다.

웰에이징센터에는 간호사 1명, 영양사 1명, 건강운동관리사 3명이 상주하고 있어 개인별 기본 선별검사 결과에 따라 맞춤형 신체활동 솔루션(solution, 해법)을 제공한다. 센터 입구에 들어서면 혈압(血壓) 등 기본 건강 체크부터 시작한다. 혈압이 너무 높거나 몸 컨디션이 좋지 않을 경우에는 프로그램을 무리하게 진행하지 않는다.

강남웰에이징센터는 건강 프로그램 외에 요리 프로그램도 운영하고 있다. 1주일에 두 번씩 영양교육(nutrition education)과 함께 평소 식습관에 대한 이야기를 나눈다. 어르신 건강에 맞춘 쉽고 특색 있는 메뉴로 인기가 많다. 특히 남사 어르신들은 "요리가 부담스럽다"면서도 "배워야겠다"은 의욕이 넘친다.

건강한 삶을 지속하기 위한 밑거름이 되는 건 바로 식습관(食習慣)이다. 우리가 먹는 모든 음식물은 생명을 유지하는 원료가 되므로 나이가 들어 갈수록 삶에 보탬이 될 음식을 섭취하는 것이 중요하다. 골다공증, 근감소증(筋減少症), 각종 성인병 등의 대표적인 원인이 잘못된 식습관이므로 우리 몸에 필요한 영양소를 골고루 섭취하는 것이 웰에이징의 출발점이라 볼 수 있다.

웰에이징을 위한 건강한 식습관으로 ▲성인병 예방에 도움이 되는 채소 위주의 식사하기, ▲해산물을 하루 75g 이상 섭취하기, ▲고기는 구워 먹기보다는 삶아 먹기, ▲음식을 천천히 꼭꼭 씹어 먹기 등을 생활화 하여야 한다. 근육의 원료인 단백질을 보충하기 위해 고기는 지방 함량이 적은 부위를 선택한다. 음식을 천천히 오래 씹을수록 전분을 당으로 분해하는 효소인 아밀라아제(amylase) 분비가 촉진되며, 혈당의 급격한 상승을 막아준다.

근육(筋肉)은 50세 이후부터는 줄어드는 속도가 빨라지므로 근력(筋力) 강화에 신경을 써야 한다. 근력을 키우기 위해서는 운동과 함께 근육의 재료인 단백질을 충분히 섭취하여야 한다. 그러나 우리나라 65세 이상 인구 중 절반은 단백질 섭취량이 부족한 것으로 조사되고 있다. 단백질은 동물성 단백질과 식물성 단백질을 균형 있게 섭취하여야 체내에 필요한 필수 아미노산이 충분히 공급된다. 단백질은 매끼 꾸준히 먹는 것이 좋다.

센터에서는 이용자들의 연령대에 맞춘 인문강좌도 진행한다. 시니어들의 관심사와 최신 트렌드(trend)를 반영한 건강·문화·교양 프로그램과 센터에서 자체 개발한 '두뇌튼튼' 학습지를 통한 기억 활동 훈련도 제공한다. 웰빙, 웰에이징과 함께 장년 이후에 한 번쯤 생각하는 '웰다잉(well-dying)'에 대한 강좌도 있다.

미국 하버드대학 심리학과 교수인 엘렌 랭어(Ellen J. Langer, 75세)는 저서 '늙는다는 착각(원제: Counter Clock Wise, 시곗바늘 거꾸로 돌리기)'에서 노화에 가장 많은 영향을 끼치는 것은 사고방식과 마음가짐이므로, 노인에 대한 고정관념에서 벗어나 젊게 살면 실제로 신체적인 노화도 지연된다고 주장한다.

랭어 교수는 1981년 여성 최초로 하버드대학교 심리학과 종신 교수직에 임용됐다. 1979년에 외딴 시골 마을에서 75-80세 노인들을 대상으로 실시한 단순하고도 혁신적인 심리 실험 '시계 거꾸로 돌리기 연구(counterclockwise study)'로 노화와 인간의 한계, 고정 관념에 대한 충격적인 반전을 제시하며 심리학계의 일약 스타로 떠오르며 세계적인 심리학자의 반열에 올랐다. 1980년 랭어 교수는 뛰어난 학자에게 수여되는 '구겐하임 펠로우쉽(fellowship)'을 수상했다.

랭어 교수는 1979년 뉴햄프셔주의 피터버러에 있는 외딴 옛 수도원에서 75-89세 노인들을 대상으로 실험을 진행했다. 그는 수도원 환경을 IBM 컴퓨터가 방 전체를 차지할 만큼 크고, 팬티스타킹이 미국 여성들에게 막 알려진 1959년으로 되돌렸다. 노인들에게 일주일간 20년 전의 본인으로 돌아가 생활해 달라고 주문했다. 미국 최초의 인공위성인 익스플로러(Explorer) 1호 발사, 피델 카스트로의 아바나 진격 등 1959년의 사건에 대해 이야기하되 과거 시제(時制)가 아니라 현재 시제를 사용하도록 했다.

일주일이 다 지나기도 전에 노인들의 행동은 물론 태도까지 변했다. 면접을 보러 처음 하버드대를 찾았을 땐 당시 데려다 준 친지들에게 의존했던 노인들이 수도원 도착 직후부터 모두 독립적으로 행동했다. 일주일 후엔 모두 청력(聽力)과 기억력, 악력(握力)이 향상되었으며 관절 유연성과 손놀림이 월등히 나아졌다. 몸무게, 걸음걸이, 자세도 좋아졌다.

랭어 교수는 우리의 발목을 잡는 건 신체가 아니라 신체적인 한계를 믿는 사고방식이라고 말한다. 이에 노인에 대한 편견을 거두고 과보호를 멈추면서 삶에 대한 통제력을 갖도록 하면 덜 늙는다. 노화를 좀 더 긍정적으로 바라보는 사람들은 부정적인 이들보다 평균 7년 반을 더 산다는 연구 결과도 있다.

만일 우리의 삶이 다른 연령대 집단의 삶과 유사하다면 우리는 그 연령대 사람들처럼 나이를 먹을까, 아니면 원래 연령대 사람들에 가깝게 나이를 먹을까? 훨씬 어린 배우자와 결혼한 여자들은 평균수명보다 오래 사는 반면 나이가 훨씬 많은 배우자와 결혼한 여자들은 상대적으로 이른 나이에 죽는다는 연구결과도 있다. 이는 남자도 비슷했다.

나이든 사람도 당당한 사회의 일원으로서 의무와 권리를 가진 존재로 설 수 있고, 능동적이고 적극적인 삶을 살 수 있도록 과학적인 근거를 바탕으로 지역사회와 개인이 함께 노력하여 고령사회의 내일을 대비하여야 한다. 백세 장수인(長壽人)들의 공통적인 특성은 부지런히 움직이고, 항상 새로운 지적 능력을 추구하고, 나이에 상관없이 어울리고, 자신의 삶을 성실하게 살아가면서 내일을 준비한다.

노화(老化)는 변화를 의미하지만 변화가 퇴화(退化)를 의미하지는 않는다. 이에 나이 듦에 대한 신호를 줄이고 노년을 사전 자극하지 않는 것이 중요하다. 스스로를 지레 나이의 감옥 속에 가둔 채 '노인다운' 옷을 입고 '노인처럼' 행동할 필요는 없다. 나이를 먹어 생기는 자연스러운 변화를 모두 병증(病症)으로 규정하는 것도 바람직하지 않다.

우리는 건강에 관해 스스로 한계를 만들지 말고, 좀 더 의식을 집중해 건강 문제에 접근할 필요가 있다. 우리를 위축시키는 사고방식뿐만 아니라 건강과 행복에 대해 스스로 설정한 한계로부터 자유로워져, 몸소 자신의 건강을 챙기는 수호자가 되는 일의 중요성을 깨달아야 한다. 노사연의 노래 '바램' 가사의 한 소절과 같이 "우린 늙어가는 것이 아니라 조금씩 익어가는 겁니다"를 염두에 두고 생활하도록 한다.

<青松 건강칼럼 2022. 2. 23.>

5부 모임과 기부

추모
한태동 교수

곽상수 교수

즐거운 모임
60년 이어온 PTC 우정

중경회 모임

67년 우정의 오찬

오랜 옛 친구들과 만찬

10월17일 Zoom

광주PTC 이사장

PTC 70주년

아름다운 기부
건강칼럼 1000회

1억 모으기

1억원 특지장학회

의료선교기금 1억원

특지장학금 수여

청소년지도장학회

세이브더칠드런

연세대학교 기부금

추모追慕_한태동 교수님
큰 스승이며 위대한 신학자이셨던

▶︎ 필자 부부가 연세대학교회(Yonsei University Church) 주일예배에 참석한 것이 45년이 되었다. 지난 45년 동안 많은 교인들을 만나 인연을 맺었으며, 특히 한태동 박사님은 우리 부부가 으뜸으로 존경했으며, 한태동·홍근표 부부와는 특별한 친분을 쌓았다. 한태동 박사님이 102세를 일기로 8월 15일 오전에 별세했다. 부인(홍근표 기독간호대학 명예학장)이 별세하신 후 약 2개월만이다.

지난 6월 23일 95세에 소천하신 홍근표 박사님이 서울YWCA 국제친선부 위원장으로 활동하실 때 필자 아내(이행자 전 고려대 교수)는 임원으로 참여했다. 약 20년전 국제친선부 위원장과 임원들이 유럽지역에 입양된 우리나라 고아들의 실태를 약 10일간 조사했을 때 필자도 동행한바 있다.

빈소가 일요일(8월17일) 오전에 신촌세브란스병원 특1호실에 마련되어 일요일 주일예배 후에 조문을 했다. 그리고 8월 18일 오전 11시 30분 연세대학교 루스채플 예배실에서 진행된 연세대학교회·연세대 교목실·신과대학의 연합장례예식에 참석하여 고인의 명복을 빌었다. 장례예배에는 약 200명이 참석했다. 고인은 8월 19일 오전 7시30분 발인예배 후 영락동산에 안장되었다.

故 한태동 교수 장례예식는 연세대학교회 김동환 담임목사가 집례를 했다. 연세대 음대 신동일 교수의 전주와 집례자의 예식사에 이어 다같이 찬송가 438장(내 영혼이 은총 입어)을 불렀다. 이양호 명예교수의 기도, 김광연 교우의 성경봉독(고린도전서 9:19-23)에 이어 이계준 목사(연세대 명예교수, 전 연세대학교회 담임목사)가 '섬기는 자유'를 제목으로 설교를 했다.

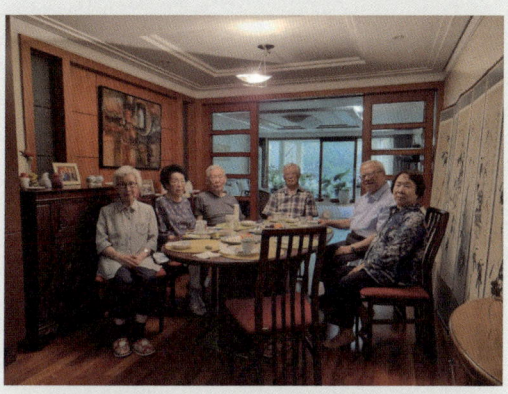

추억의 사진들(한태동 교수님 댁).

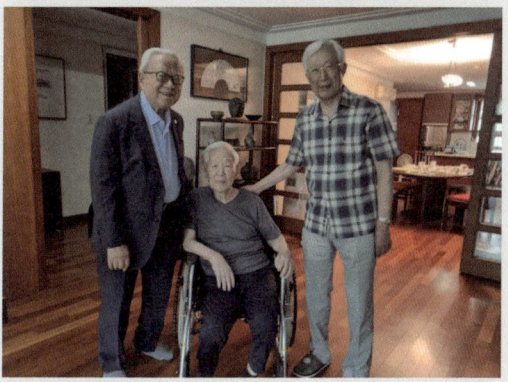

고인의 약력소개(최형묵 목사, 연세대 신과대학 동문회장)에 이어 한상완 전 연세대 부총장과 김상일 전 한신대 철학과 교수가 조사(弔辭)를 했다. 조가(弔歌)는 연세대학교회 솔리스트 4명(장정권, 유종훈, 양수연, 김우진)이 불렀다. 가족인사는 장남 한광일 님이 유족대표로 했다. 다같이 찬송 493장(하늘 가는 밝은 길이)을 불렸으며, 정미현 목사(연세대 교목실장)가 축도(祝禱), 그리고 신동일 교수의 후주로 약 1시간에 걸친 장례예배를 마쳤다.

원로 신학자 한태동(韓泰東) 연세대학교 명예교수는 1923년 1월 8일 중국 상하이(上海)에서 독립운동가 한진교(1887-1973) 선생의 아들로 태어났다. 1942년 상하이 Lowry Institute 졸업 후 성요한대학(St. John's University)에 진학하여 1946년 6월에 의학학사(B.S. in Medicine)를 취득했다. 미국으로 유학을 가서 1951년 웨스트민스터신학교를 졸업하고, 프린스턴신학대학(Princeton Theological Seminary)에서 석사학위(1953)와 박사 학위(1956년 10월)를 받았다. 박사학위 논문 제목은 "Methodology of History: A Study of Method of History from Ranke to Toynbee"이다.

1957년 3월 연세대학교 신과대학 부교수로 임용되었으며, 1961년 교수로 승진되어 33년간 후학들을 지도했다. 1990년 3월에 정년퇴직하여 명예교수가 되었다. 연세대학교 신과대학장 및 연합신학대학원장, 중앙도서관장, 연세대학교 대학원장, 전국신학대학협의회 회장, 한국교회사학회 회장 등을 역임했다. 한태동 교수의 강의는 신과대학 전공과목이든 전교생 대상 교양과목이든 언제나 강의실이 만원이었다고 한다. 대강당에서 약 2000명이 수강한 교양 강의는 연세대학 역사에 기록될 것이라고 말한다.

주요 저서에는 '성서로 본 신학' '세종대왕의 음성학' '사유의 흐름' '기독교문화사' 'Essays on Cognition Structure' 'Methodology of History' 등이 있다. 주요 논문에는 문화적 상호영향의 매개과정: 그리스도교와 불교의 대화를 위한 연구, 동양적 변증론에 대한 연구, 부르크하르트 사학과 위기신학, 한국의 유학과 기독교, 의상과 원효대사에 대한 소고 등이 있다. 주요 수상은 국민훈장 목련장(1988), 외솔상(2002, 재단법인 외솔회), 용재학술상(2008, 연세대학교), 대한간호협회 공로상(2003) 등이 있다.

큰 스승이며 위대한 신학자이셨던 한태동 박사님이 우리 곁을 떠나 천국으로 가셨다. 스승님이 떠난 빈자리가 크게 느껴진다. 한태동·홍근표 두 어르신이 우리 사회에 공헌하신 업적과 연세대 기부(수십억원)는 영원히 남을 것이다. 하늘나라에서 영면하시기를 기도합니다.

<青松 박명윤 칼럼 2025. 8. 19.>

곽상수 교수 추모
한국교회음악의 선구자

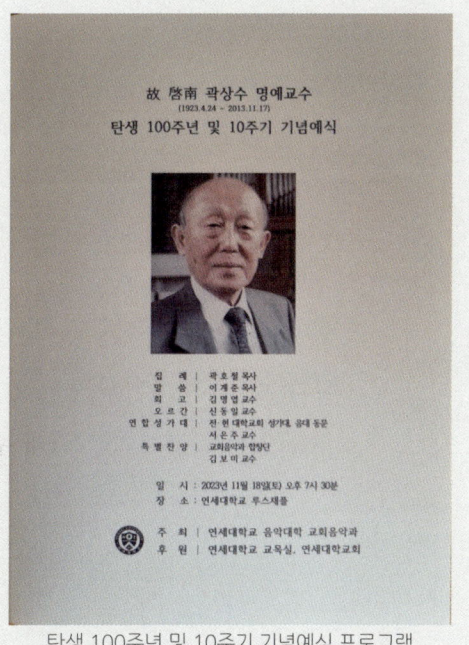

탄생 100주년 및 10주기 기념예식 프로그램.

▶︎ 40년 전인 1983년 부활절(復活節), 우리 내외가 연세대학교회(Yonsei University Church)에 처음 출석한 날이다. 당시 곽상수 교수(연세대 음대)는 교회 음악지도자 겸 성가대 지휘자로 활동하고 있었다. 우리 부부는 2000년대에 필자는 교회 위원회의 선교분과위원장과 남선교회(男宣敎會) 회장으로, 그리고 내자는 봉사분과위원장과 여(女)선교회 회장으로 활동했다.

〈고 계남(啓南) 곽상수 명예교수 탄생 100주년 및 10주기 기념예식〉이 연세대학교 음악대학 교회음악과 주최, 연세대 교목실과 연세대학교회 후원으로 어제(11월 18일 토요일) 오후 7시 30분 연세대학교 루스채플(Luce Chapel)에서 열렸다. 루스채플은 연세대학교회가 매 주일 예배당으로 사용

5부_모임과 기부 215

하고 있다.

　연세대학교회 담임목사 곽호철 목사(연세대 교목/교수)가 집례한 기념예식은 전주, 입례송, 예식사, 찬송(하늘에 가득 찬 영광의 하나님), 기도, 응답송, 성경복독, 특별찬양(사슴이 시냇물 찾듯이), 말씀(경건과 찬양, 이계준 전 연세대학교회 담임목사), 찬양(삼위 일체 하나님, 시므온의 노래와 송영/곽상수), 회고(김명엽 교회음악아카데미 원장), 기념영상(곽상수 교수의 일생, 아름다운 주의 성전), 학과장 인사(조성연 교회음악과), 인사말씀(가족대표 곽동순 연세대 음대 명예교수) 순으로 진행됐다.

　고 곽상수(郭商洙) 명예교수는 1923년 4월 24일 충청북도 청주에서 출생하여. 어렸을 적부터 피아노를 열심히 쳤다고 한다. 그의 음악 세계 데뷔는 경기중학 3학년 때 합창단을 조직해 직접 반주하며 합창지휘를 했다. 동경제대 문학부 미학과 유학시절 일본 작곡계의 거장 모로이 사브로 선생에게 음악이론을 사사했다. 일본 심포니 오케스트라와 독일 출신 지휘자인 로젠스토크의 지휘로 Bach의 '마태 수난곡' 전곡 연주에서 합창단원으로 참여했다.

　귀국 후 곽상수는 서울대학교 철학과로 전과하여 철학과 제1회 졸업생이 되었다. 철학과 재학 시 성종(聖鐘)합창단을 창단하고 지휘하는 일에 몰두했다. 곽상수는 일본에서 경험한 '마태 수난곡'을 우리말로 연주하는 것이 소원이었는데 당시 정동교회 오르가니스트(organist) 겸 이화여고의 음악교사 이영옥(李英玉, 이화여대 교수)의 오르간 반주로 한국 초연을 하게 되었다. 이것이 인연이 되어 두 사람은 1949년 정동교회에서 화촉을 밝혔다.

　곽상수는 기독교방송국(CBS) 초대 음악과장으로 지내던 중 미국 장로교 선교부 장학금을 받고 Westminster Choir College로 유학을 떠났다. 대학에서 합창지휘와 파이프오르간 전공으로 1957년 석사학위를 받아 한국 최초의 오르간 전공자가 되었다. 1958년 귀국 후 서울소년합창단을 창설하여 한국 초유의 '고운소리 발성'을 시작했다. 1958년 가을 이화여대 대강당에서 귀국 첫 오르간 독주회를 가졌다.

1959년 곽상수는 연세대학교 종교음악과 조교수로 임용되었다. 당시 종교음악과는 신과대학에 소속된 것을 1964년 음악대학으로 독립하였으며, 곽상수의 제안으로 '교회음악과'로 변경하여 교회음악과 초대 학과장이 되었다. 그는 '합창'을 음악대학 정식 필수 과목으로 이수하게 하였고, 한국 최초로 오르간 전공을 개설했다. 1983년 한국교회음악학회를 창립하여 회장을 역임한 후 고문으로 학회를 크게 발전시켰다. 1988년 국민훈장 목련장을 수훈했다.

곽상수 교수는 새문안교회 음악지도자(Director of Music)로 있던 1975년, 연세대학교에 루스채플(Luce Chapel)이 완공되고 대학교회 이계준 목사의 요청으로 연세대학교회에 음악지도자로 오게 되어 2001년까지 26년간 헌신하였다. 그는 매 주일 예배준비에 최선을 다했다. 연세대학교회 음악지도자 직을 은퇴한 으듬 해인 2002년 곽상수 교수는 올바른 예배음악이 한국교회에 정립되기를 기원하는 그의 마지막 저서 '예배음악과 한국교회 - 나의 소원 나의 꿈'을 출간했다.

연세대학교회에서는 2014년 11월 23일 고 곽상수 명예교수 1주기를 추모하여 제60회 일요음악회에서 '저녁 찬양 예배 Vesper Service'를 가졌다. 이는 곽상수 교수가 1994년 연합신학대학원 교회음악 지도자과정 신설을 기념하여 드렸던 저녁 찬양 예배를 재현한 음악예배였다.

2017년 여름에는 교회음악과에서 고 곽상수 교수를 추모하며 가족(대표 곽동순 연세대학 음대 교수)의 기부와 교수 및 동문 모금으로 '곽상수 메모리얼 오르간'(프랑스 Garmoer 바로크오르간)을 루스채플에 설치하였다. 곽상수 교수님은 '한국교회음악의 아버지'로 영원히 기억될 것이다.

<박명윤 칼럼 2025. 7. 31.>

60년 이어온 PTC 우정

　서울파인트리클럽에서 1950년대말~60년대초에 활동한 회원들은 매월 셋째 토요일에 모여 맛집(한식, 양식, 일식, 중식 등)을 찾아 오찬을 함께 하면서 친목을 도모하고 있다. 올해 8월 모임은 8월 17일 대한극장 인근 '필동면옥'에 모여 접시만두와 제육을 먹은 후 평양냉면을 맛 있게 먹었다. 오찬 후 인근 커피전문점에서 환담을 나누었다. 9월 모임은 장어(長魚)요리 맛집에서 만나기로 했다.

　8월 모임에는 9명이 참석했으며, 대부분 나이가 80세 전후이다. 김학문〈PTC 7080모임〉회장은 한·몽골친선협회 이사로 활동하고 있다. 참석자 면면을 살펴보면, 정윤표(서울PTC 5대회장, 정치과의원 원장), 박명윤(6대회장, 시사주간 논설위원), 손규식(7대 회장, 前혜인주식회사 회장), 오수열(11대회장, 前애드피닉스 대표이사), 심승호 삼우코리아 회장, 표학용 VITA 그룹 회장, 이용교 개인사업, 김용섭 개인사업 등이다.

　파이트리클럽은 1958년 11월 3일 서울에 거주하는 대학생 12명이 모여 창립하였으며, 매주 토요일 오후 3-5시 미국공보원(USIS) 회의실에서 영어로 회의를 진행하고 영자신문도 발행했다. 1961년 박명윤 당시 서울PTC 회장은 인재양성·사회봉사·국제친선을 목표로 지방(대구, 부산, 광주)에 클럽을 창립하여 한국파인트리클럽으로 확대 개편하였다.

서울·대구·부산·광주 파인트리클럽에서 지난 60년 동안 약 1만2천명 회원을 배출하였으며, 현재 국내를 위시하여 외국(미국, 캐나다, 영국, 프랑스 등)에서 여러 분야에서 활동하고 있다. 파인트리클럽 창립50주년행사는 조선호텔 그랜드볼룸에서, 창립55주년행사는 릿츠칼튼호텔에서, 그리고 창립60주년기념행사는 지난해 11월 3일 서울롯데호텔 그랜드볼룸에서 개최했다.

클럽에서 배출한 인사 중에는 교육계(최종태, 민상기 서울대 명예교수, 이재용 연세대 공대 교수/부총장 역임 등), 정치인(강재섭 前한나라당 대표 최고위원, 유재건 前열린우리당 의장 등), 관계(이만의 환경부장관 역임, 김부겸 행안부장관 역임, 김종훈 통상교섭본부장 역임, 천영우 외무부차관 역임 등), 언론계(장두성 前중앙일보 주필, 성기준 前연합뉴스 전무 등), 기업경영계(나공묵 前코오롱그룹 부회장, 권태신 전경련 상임부회장, 양웅철 현대자동차 부회장 등), 강석희 前미국 어바인시 시장 등 많은 인재들이 있다.

<青松 박명윤 칼럼 2019. 8. 18.>

중경회 모임

필자는 6·25남침전쟁 (Korean War, 1950.6.25.-1953.7.27.) 동안 대구에서 거주했다. 초등학교(大邱中央公立國民學校) 5학년 때 전쟁이 발발했으며, 중학교(慶北中學校) 2학년 때 휴전이 되었다. 중앙초등학교 졸업생(1952년도) 중 경북중·고(慶北中高)에 진학한 친구들로 구성된 중경회(中慶會) 모임이 있다.

대구중앙초등학교 연혁은 1905년 10월 '대구공립심상소학교'로 설립되었으며, 해방 후 1945년 12월 '대구중앙공립

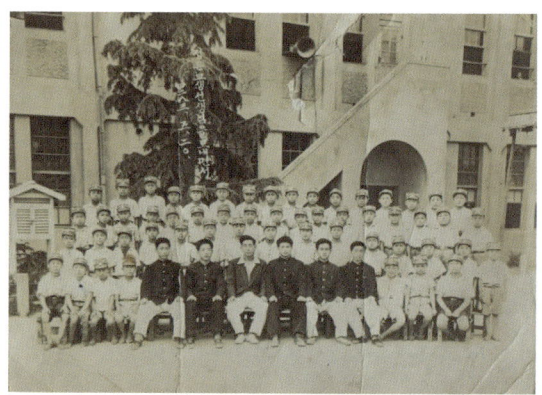

중앙초등학교 4학년3반 단체사진: 유응준 담임교사와 교생 5명, 학생 55명(단기 4283년5월20일/서기 1950년5월20일, 6.25 전쟁 한 달 전에 찍은 사진, 김판삼 제공)

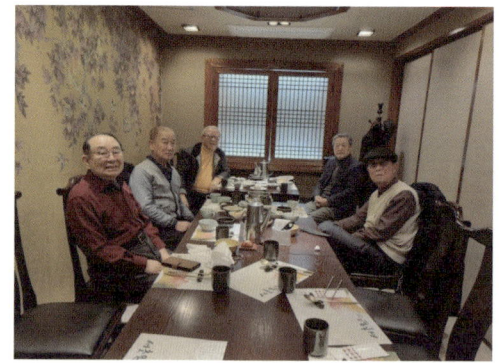

중경회 오찬

초등학교'로 개교했다. 1995년 3월 폐교 때까지 50회에 걸쳐 23,471명이 졸업했다. 그리고 2003년 3월 초등학교 36학급으로 재개교(再開校)했다.

대구중앙국민학교는 대구 시내 중앙에 위치한 학교로서 많은 졸업생들이 당시 명문중학인 경북중학교에 진학했다. 6·25전쟁 당시 학교 건물은 전쟁에 참전한 미군(美軍)이 사용하여, 학생들은 가교사(假校舍)에서 공부했다.

중경회(회장 김헌무)는 격월로 오찬 모임을 개최하며, 10명 정도가 참석한다. 지난 금요일(12월 3일) 모임에는 개인사정 등으로 인하여 5명이 참석하여 옛날이야기로 꽃을 피웠다. 참석자는 金憲武(변호사), 李光學(전 공군참모총장), 金判三(전 신림중학교 교장), 金相滉(한국MUS건축사무소 대표), 그리고 필자(朴明潤) 등이다.

오늘(12월 5일) 12월 첫째 주일을 맞아 아내와 함께 연세대학교회(Yonsei University Church) 주일예배에 참석했다. 김명수 목사가 대림절 둘째 주일(Second Sunday of Advent) 예배를 인도했다. 이대성 담임목사(연세대 교목실장)는 '선교적 교회(The Missional Church)'를 제목으로 말씀증언(sermon)을 했다.

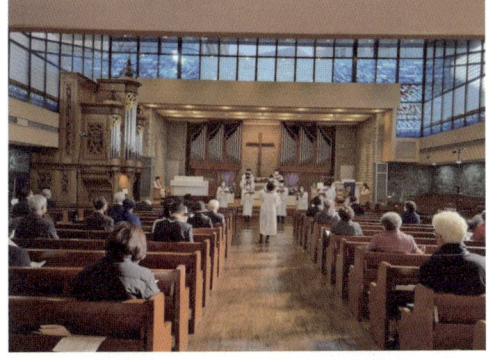
연세대학교회 주일예배, 필자 부부.

대학교회는 현재 전체 인원의 50% 기준에 따라 예배를 드리고 있다. 교인들은 함께 헌신의 기도(Dedicatory Prayer)를 드렸다. "생명의 하나님, 이 시간 주님의 말씀으

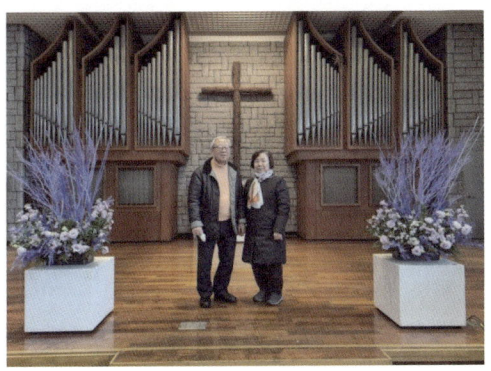

로 우리를 새롭게 하시니 감사합니다. 인간의 탐욕으로 끊임없이 파괴되어 가는 이 시대의 문명이 정의와 평화가 가득한 하나님의 나라로 바뀌리라는 소망을 갖고 우리의 작은 힘을 주님께 바치겠습니다. 우리와 함께 하소서. 예수 그리스도의 이름으로 기도합니다. 아멘."

필자는 생일(12월 11일, 82세)을 기념하여 교회 강단에 헌화(獻花)했다. 강단에는 성탄절(聖誕節)을 기다리는 양초가 다섯 개 꼽혀 있다. 오늘은 대림절 둘째 주일을 맞아 두 번째 초에 불을 밝혔다.

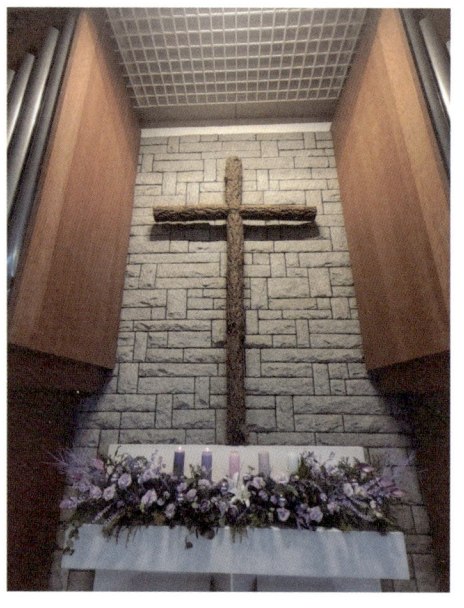

<박명윤 칼럼 2021. 12. 5>

67년 友情의 午餐

67년전 '58개띠 해' 2월에 대구 경북고등학교 제39회 졸업식에서 650여명이 졸업했다. 1958년 11월에는 서울에 거주하는 대학생 12명이 서울파인트리클럽(Pine Tree Club)을 조직했다. 60여년이 흘러 경북고 동창생 중 절반이상이 별세했으며,

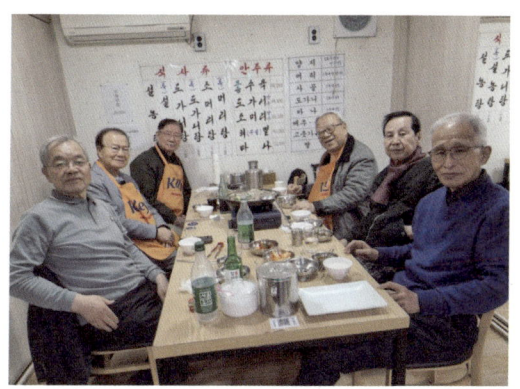

PTC7080 오찬모임.

한국파인트리클럽(창립자 박명윤) 회원(PTCian)은 약 1만2천명으로 늘어 국내·외 다양한 분야(국무총리, 대학교수, 장차관, 국회의원, 국제변호사, 미국 Irvine 시장 등)에서 활동했다.

3월 15일(토요일) 12시 파인트리클럽 초창기에 활동하던 회원들로 구성된 〈PTC7080(회장 김학문)〉 오찬모임이 종로1가 종각역 인근에 위치한 '이문(里門)설농탕'에서 열러 6명이 설렁탕과 수육을 먹었다. 그리고 3월 17일(월요일) 오후1시 일산 지역에 거주하는 경북고 39회 동창생들의 〈일산모임(회장 문창선)〉이 지하철 대화역 인근 '보양(保養)삼계탕'에서 8명이 모였다.

60년이 넘도록 우정을 이어오는 옛 친구들과 옛날 이야기를 나누면서 점심식사를 함께 하는 것은 항상 즐겁고 유쾌하다. 경북고 39회동창회 전체모임은 강남 논현동 소재 취영루에서 개최하고 있으며, 각 지역(분당모임, 일산모임 등), 종교(기독교, 가톨릭 등), 취미(등산, 골프, 바둑 등)별 소모임이 열리고 있다. 파인트리클럽은 지역(서울·대구·부산·광주), 연령대별로 모이고 있다. 〈PTC7080〉 회원은 80대 고령층이다.

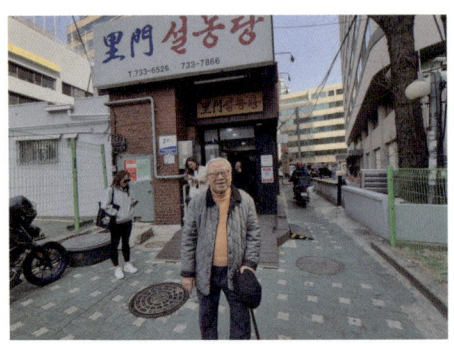

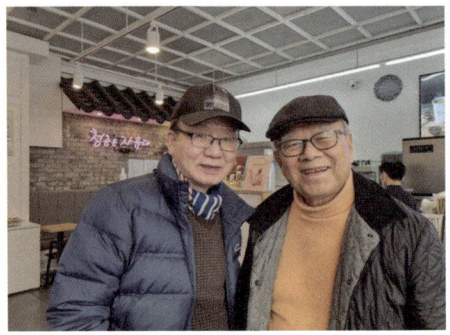

일산모임 문창선 회장(왼쪽)과 필자.

매월 셋째 토요일 12시에 만나는 〈PTC7080〉은 서울 시내 옛날 식당들을 순회하고 있다. '이문설농탕'은 1904년에 개업하여 우리나라 첫 음식점으로 공식 기재되어 있다. 100년이 넘는 역사를 자랑하는 이곳은 개업 당시 사용했던 '설농탕'이라는 이름을 지금까지 고수하고 있다. 큰 무쇠솥에 사골을 17시간 동안 고아 기름을 말끔히 제거한 후 남은 뽀얗고 맑은 국물 맛이 이 식당의 자존심이다.

우리는 술과 음료수에 곁들여 설농탕(14,000원)과 수육(44,000원)을 먹고 1인당 3만원씩 지불했다. 4대째 운영하고 있는 이문설농탕 전성근 사장은 "좋은 재료로 대중음식점에 걸맞은 단순하지만 맛있는 음식을 제공하는 것이 목표"라고 말한다. '이문설농탕'은 '서울 미래유산', '미쉐린가이드(Michelin Guide) 서울 2019'로 선정되었다. 식당 벽에 "一世紀의 傳統/ 珍味의 故鄕/ 里門설농탕"이라고 쓴 액자가 걸려있다.

〈일산모임〉은 매월 셋째 월요일 1시에 '보양삼계탕'에서 오찬모임을 한다. 삼계탕(蔘鷄湯)은 예로부터 내려오는 한국인의 건강식으로 더위가 갑자기 찾아오거나 아픈 몸에 보양이 필요한 때 찾던 음식이다. 식당 벽에 "'보양삼계탕'은 이 한 그릇 음식에 강녕(康寧)을 바라는 진심을 담았다. 단지 음식 한그릇이 아니라 마음을 담은 응원의 음식으로 찾는 이들의 행복을 기원하고자 좋은 재료와 정성, 정직함을 담았다"고 적은 포스터(음식에 복을 담다)가 붙어있다.

삼계탕 한 그릇은 15,000원으로 8명 식대 120,000원을 필자가 지불했다.

〈일산모임〉 식대 전액을 회원들이 순번에 따라 지불하고 있다. 월례회 마다 이성호(전 카길 대표) 동창이 막걸리를 제공하고, 윤성천(전 광운대 총장) 동창이 오찬 후 커피를 대접하고 있다. 필자는 문창선 회장(전 에너지관리공단 사업단장) 아들 결혼식 주례를 맡은 인연이 있다.

<박명윤 칼럼 2025. 3. 18.>

대구 PTCian 만찬 모임

오늘(4월 15일, 월요일)은 봄비가 추적추적 내리고 있다. 어제는 전국 곳곳의 낮 최고 기온이 30도 안팎까지 오르며 초여름 날씨를 보였다. 어제 토요일 저녁 6시에 대구파인트리클럽(Pine Tree Club) 창립 초창기에 활동한 회원들이 이기현 사

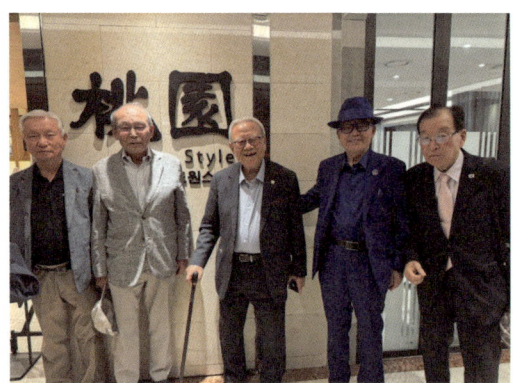

대구파인트리클럽 만찬 모임.

장의 초대로 압구정동 현대백화점 5층 중식 '맛집'인 도원(桃園)에서 만찬(1인당 6만원)을 레드와인 4병과 곁들여 먹으면서 즐거운 시간을 가졌다.

어제 화제(話題) 중 하나는 1960-70년대 영자신문(Korea Herald)사에서 주최한 전국영어웅변대회에서 대구파인트리클럽 회원들이 당시 경북대학교 영문과에 재학한 이기현 회원의 영어 실력이 뛰어나 웅변 참가자들의 영문(英文)원고 수정보완 등의 도움으로 웅변대회에서 대상, 우수상 등을 획득한 옛날 이야기를 나누었다. 또한 작고한 중앙일보 주필 장두성 대구PTC 초대회장을 추모하고, 현재 요양병원에 입원 중인 한장성 제5대회장의 빠른

쾌유를 기원했다.

대구파인트리클럽 제13대 회장을 역임한 이기현(Kee H. Lee, CEO, Crown Products, Inc.) 사장은 매년 봄과 가을에 미국 New Orleans 소재 회사에서 중동지역으로 업무출장을 가면서 한국에 들러 옛 스승과 친구들을 만찬에 초대하고 있다. 연세대학 김동길 교수님(이기현 사장 장인과 친구)이 생존하고 계실 때는 호텔에서 또는 김동길 교수댁에서 40-50명이 모였다.

어제 만찬에는 클럽 회원 9명이 참석했다. 필자는 대구파인트리클럽 창립자로 그리고 1960년대에 활동한 정해균 제4대 회장, 이기현 13대회장, 이장우 15대회장, 송진철 19대회장, 김인환 21대회장, 김민조 25대회장, 이원모 29대회장, 그리고 김종원 서울PTC 16대회장이 참석했다. 김종원 교수(세종대 관광대학원)는 서울대학교 사범대학 졸업 후 경북 영천에서 군사학

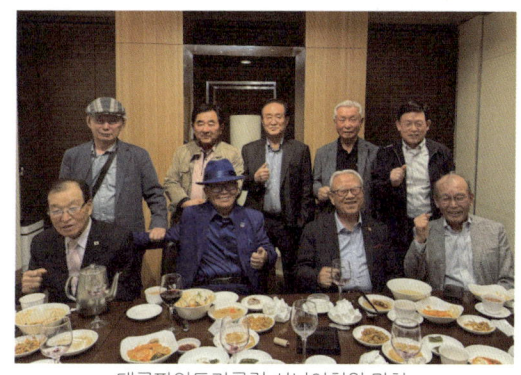

대구파인트리클럽 시니어회원 만찬.

교 교관으로 복무하면서 매주 토요일 대구PTC 회의에 참석한 인연이 있다.

참석자 중 김인환 박사(언어학)는 대구에서 비행기편으로 서울에 도착하여 만찬장소로 왔다. 김인환 대구PTC 21대회장은 대구에서 LIKE영어학원을 운영하면서 제주도에서는 양어장과 농장을 운영하고 있다. 필자 부부는 김인환 원장의 초대로 제주도를 방문한바 있다. 박정한 박사(보건학)는 선약으로 인하여 만찬모임에 참석하지 못하고 전화로 인사를 전해왔다. 박정한 대구PTC 14대 회장은 대구가톨릭대학교 부총장을 역임했다.

파인트리클럽은 1958년 11월 3일 서울에 거주한 대학생 12명이 미국공보원(USIS)에서 영어회화동아리(English-speaking society)를 조직했다. 매주

토요일 오후 3-5시 영어로 회의를 진행하고, 영자신문도 발간했다. 당시 미국공보원은 서울·부산·대구·광주 등 대도시 4곳에만 있었다.

이에 필자가 1961년부터 이들 3개 지방도시에 파인트리클럽을 조직하고, 인재양성·사회봉사·국제친선을 목표로 한국파인트리클럽(총재 박명윤)을 창립했다. 현재까지 약 1만2천명 회원(PTCian)을 배출하여 국내외에서 다양한 분야에서 활동하고 있다. 회원 중에는 김부겸 총리(대구PTC), 이만의 환경부장관(광주), 천영우 외교부차관(부산), 강석희 미국 연방정부 서부조달청장(서울) 등이 있다.

<박명윤 칼럼 2024. 4. 15.>

PTCian's Zoom Meeting

오늘(10월 17일 일요일) 서울지역 최저기온이 섭씨 1도, 최고기온은 11도를 기록하여 초겨울 날씨를 보였다. 그리고 강원도 산지는 영하권을 기록하여 전국 대부분 지역에 올가을 첫 한파(寒波) 주의보

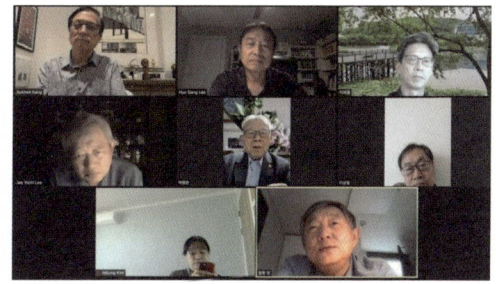

<사진> 10월 17일 Zoom Meeting.

가 내렸다. 최근 20년간 10월 중순 아침 기온이 한파특보 발령 기준인 3도 이하로 관측된 적은 없다.

바깥 날씨는 쌀쌀했지만, 서울과 미국에 거주하는 파인트리클럽(Pine Tree Club) 회원 8명은 오전 9시부터 1시간 30분 동안 Zoom을 통하여 훈훈한 정담을 나누었다. 매 격월로 열리는 줌모임에 오늘은 한국에서 5명 그리고 미국에서 3명이 참석했다. 오늘은 주로 지난 1970년대 클럽 활동을 한 회원들이 참가했다. 파인트리클럽(PTC) 회원을 'PTCian'이라 부른다.

오늘 모임에서 연세대학교 의과대학을 졸업하고 미국으로 이민을 가서 현재 뉴욕에서 심장내과 전문의로 활동하고 있는 이재윤(74학번) 박사, 서울대학교 공과대학을 졸업하고 미국 포드자동차회사에서 1987-2004년 근무

하다 귀국하여 현대자동차기술연구소(13,000명) 연구개발총괄본부장을 역임하고 현재 고문 겸 서울대 산학협동교수로 활동하고 있는 양웅철(73학번) 교수, 연세대 부총장 퇴임 후 현재 울산과기술원(UNIST) 교학·연구부총장으로 근무하고 있는 이재용(73학번) 교수가 각자 근황에 관하여 이야기했다.

미국에서 캘리포니아 어바인시(Irvine City) 시장을 역임한 강석희(71학번) 시장과 블루밍턴 인디애나대학교(Indiana University)에서 1993년부터 교수로 봉직하고 있는 이효상(75학번) 교수가 참석했다. 이효상 교수가 Zoom 모임을 주선하고 있다. 그리고 서울에서 박명윤 한국파인트리클럽 명예총재, 이상일(73학번) 전 현대건설 QC, 김미정(76학번) 용컬설팅(주) CEO 등이 참석했다.

파인트리클럽(PTC)은 1958년 11월 3일 서울에 거주하는 대학생 12명이 영어공부를 위하여 미국공보원(USIS)에서 조직한 영어회화동아리(English-speaking Society)이다. 필자는 1961년 당시 미국공보원(USIS)이 있는 지방도시(대구, 부산, 광주)에 파인트리클럽을 조직하고 한국파인트리클럽(Pine Tree Club of Korea)으로 확대 개편했다.

클럽의 3대 목적을 인재양성·사회봉사·국제친선으로 설정하고, 회원을 주니어회원(고등학생), 레귤러회원(대학생), 시니어회원(대학졸업생) 등으로 구분하여 영어로 회의를 진행했다. 현재까지 약 1만2천명의 클럽회원을 배출하였으며, 국내외에서 다양한 분야에서 활동하고 있다.

파인트리클럽은 평생회원제(life-membership)로 운영하고 있다. 이에 고등학교, 대학교 그리고 대학 졸업 후에도 클럽활동을 계속할 수 있다. 예를 들면, 김부겸 국무총리는 고교(대구 경북고) 재학 시 대구주니어파인트리클럽(Junior PTC)에 가입하여 클럽활동을 시작하였으며, 현재는 서울에서 시니어회원(senior member)으로 활동하고 있다.

파인트리클럽 창립50주년기념식을 지난 2008년 11월 1일(토) 조선호텔 그랜드볼룸에서 개최했으며, '50년사(史)'를 발간했다. 창립 55주년행사는

2013년 11월 2일(토) 리츠칼튼 호텔에서 '사진과 함께 읽는 파인트리클럽 55년 이야기'를 발간하면서 축하행사를 했다. 그리고 창립60주년 회갑잔치는 롯데호텔 그랜드볼룸에서 2018년 11월 3일(토)에 개최하면서 '파인트리클럽 회원문집'을 발간했다.

<박명윤 칼럼 2021. 8. 17.>

광주 PTC 이사장 이·취임식

1968년 9월 12일에 창립된 광주파인트리클럽 제3대 이사장 이임식과 제4대 이사장 취임식이 11월 26일 토요일 오후 5시 마포구 소재 상장회사회관 강당에서 회원 35명이 참석한 가운데 개최되었다. 광주에서 광주파인트리클럽 대학생 회원 4

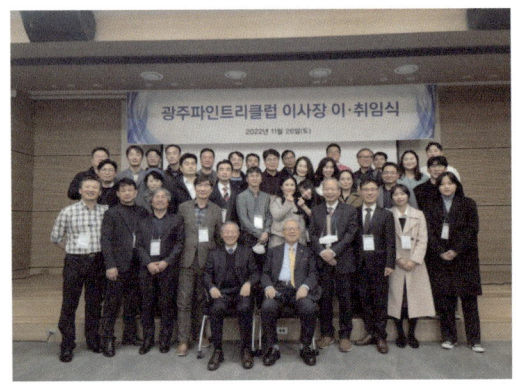

광주PTC 임원들.

명과 시니어회원 10여명(최성훈 송원대학교 국제교육원장, 고영하 조선대학교 이공대 교수 등)이 상경하여 이사장 이취임식에 참석하여 축하를 했다. 취임식 후 인근 식당에서 저녁식사를 함께 하면서 축하모임을 가졌다.

임종남 재경광주시니어파인트리클럽 회장의 사회로 먼저 한국파인트리클럽 박명윤 명예총재와 광주파인트리클럽 초대 이사장 이홍수 교수(전남대 명예교수)가 축사를 했다. 그리고 신임 김창신 이사장의 약력 소개와 선임장 수여 그리고 이사장이 인사말을 했다. 이동희 전임 이사장에게 감사패와 선물 및 꽃다발을 증정했다.

김창신 이사장은 전남대 경영학과 85학번으로 광주파인트리클럽 제50대 회장을 역임했으며, KB국민은행에서 30년 근무 후 지점장으로 정년퇴임했다. 현재는 더리치푸로 주식회사 대표이사로 활동하고 있다. 신임 김창신 이사장은 제4기

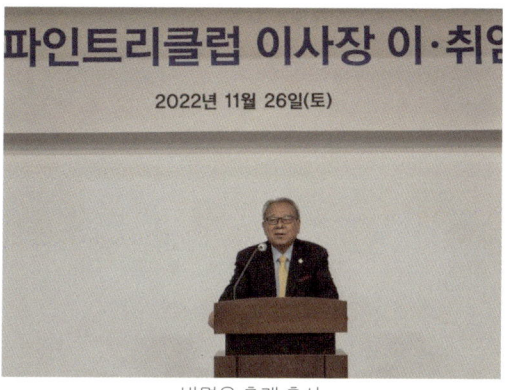

박명윤 총재 축사

광주파인트리클럽 이사회에서 활동할 이사 11명(서울 및 광주 거주)에게 위촉장을 수여했다.

퇴임한 제3대 이사장 이동희 ㈜포비스 코리아(Fovis Korea) 대표이사는 광주파인트리클럽 32대 회장을 역임했다. 이홍수 광주파인트리클럽 초대이사장은 광주파인트리클럽 초대회장을 역임했으며, 전남대학교 사범대학장 겸 교육대학원장을 역임한 후 현재는 명예교수이다. 제2대 이사장은 정승기 박사(고려대)이며, 현재 서울 불광동 소재 정승기정형외과의원 원장 겸 서울은평구의사회 회장으로 활동하고 있다.

이만의 전 환경부장관은 조선대학교 영문과 재학 시절인 1968년 9월 클럽 창립 초창기부터 클럽 발전에 기여하였으며, 현재는 클럽의 고문으로 봉사하고 있다. 광주파인트리클럽 이사회는 시니어회원 11명으로 구성되며, 이사장은 광주파인트리클럽(대학생)과 광주시니어파인트리클럽(대학졸업생) 및 재경(在京)광주시니어파인트리클럽 운영을 지원한다.

<박명윤 칼럼 2022. 11. 27.>

PTC 창립 70주년

'58개띠 해' 11월 3일 서울 거주 대학생 12명이 미국공보원(USIS)에서 '영어회화 동아리'로 창립된 파인트리클럽(PTC: Pine Tree Club)이 1961년 '인재양성·사회봉사·국제친선'을 목표로 한국파인트리클럽이 창립된 후 오는 2028년에 창립 70주년을 맞게 된다. 지난 60여년간 한국파인트리클럽 산하 서울·대구·부산·광주 파인트리클럽에서 약 1만2천명 클럽회원(PTCian)을 배출하여 국내외에서 다양한 분야에서 활동하고 있다.

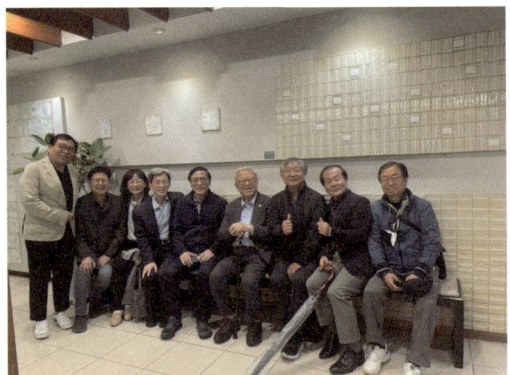

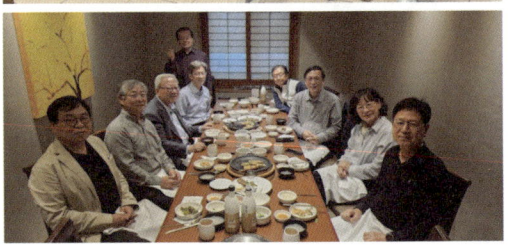

파인트리클럽 만찬모임.

미국 어바인(Irvine) 시장과 미연방정부 서부지역 조달청장을 역임한 강석희 LA PTC 회장이 5월 5일 고려대학교 창립120주년 행사에 초청되어 서울에 왔다. 강석희 회장은 고려대 국제재단(International Foundation) 이사장으로 활동하고 있으며, 지난해 개교 119주년 기념식 및 고대인의 날 행사에서 '자랑스러운 고대인 상'을 수상했다. 상패와 금메달을 받았다.

어제(5월 9일 금요일) 오후 5시30분 강남구 도산공원 인근에 위치한 '한우리' 본점에서 1970년대에 서울파인트리클럽에서 활동한 회원 8명과 만찬을 하면서 즐거운 시간을 가졌다. 참석자들 대부분이 서울파인트리클럽 회장단과 임원으로 활동한 강석희(38대 회장, 고려대 71학번), 이재용(45대 회장, 연세대 73학번), 김창후(46대 회장, 한국외대 73학번), 양웅철(47대 회장, 서울대 73학번), 송규헌(52대 회장, 서울대 75학번), 김미정(55대 부회장, 이화여대 76학번), 그리고 이상일(임원, 한양대 73학번), 유재순(임원, 한국외대 75학번) 등이다.

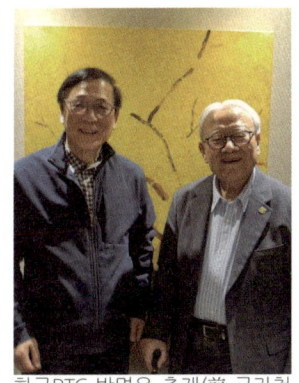

한국PTC 박명윤 총재(前 국가청소년보호위원회 위원장)와 LA PTC 강석희 회장(前 Irvine 시장),

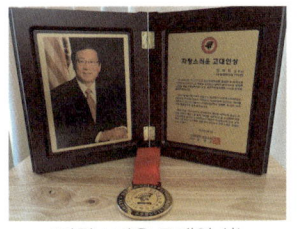

'자랑스러운 고대인 상'

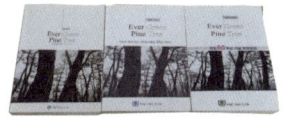

PTC 50-55-60주년 기념 출판물.

한국의 전통 음식점인 '한우리'는 우리말 이름으로써 '한'은 '한집안, 크다, 유일하다'는 뜻이며, '우리'는 '우리가족, 우리회사'처럼 자기와 가까운 쪽을 뜻한다. 따라서 '한우리'라 함은 '우리가 모두 하나가 되어 함께 즐길 수 있는 큰집'이라는 뜻이다. 또한 심벌마크인 기마인물상은 한우리 '으뜸 솜씨와 으뜸 서비스 정신'을 상징한 것이며, 입체 마름모형으로 마무리된 라인은 한우리의 현대적인 경영의지를 표현 한 것이다.

파인트리클럽 창립70주년 준비위원회를 1970년대(70-79학번)에 파인트리클럽에서 활동한 회원들을 중심으로 구성하기로 했다. 준비위원회 위원장으로 73학번 이재용 교수(전 연세대 부총장)가 추천되었다. 창립70주년 기념행사는 2028년 11월 3일에 개최할 예정이다.

    파인트리클럽 창립50주년 기념행사를 지난 2008년 11월 3일 조선호텔 그랜드볼룸에서 국내외 클럽회원 약 300명이 참석한 가운데 성대히 개최했다. 55주년 축하행사는 강남 리츠칼튼호텔에서 그리고 60주년 행사는 소공동 롯데호텔 사파이어볼룸에서 개최했다. 그리고 파인트리클럽 50년사(422쪽), 사진과 함께 읽는 파인트리클럽 55년 이야기(384쪽), 창립60주년기념 회원문집(468쪽)을 발간했다.

<박명윤 칼럼 2025. 5. 17.>

'건강칼럼' 1000회 돌파

공수래공수거(空手來空手去), 인생은 빈손으로 이 세상에 왔다가 빈손으로 저세상으로 가므로 재물에 욕심을 너무 부릴 필요가 없다. 이 세상을 빈손으로 떠나가므로 염습(殮襲)할 때 시신(屍身)에 입히는 수의(壽衣)에도 호주머니(pocket)가 없다. 이에 이 세상에서 얻은 재물(財物)과 재능(才能)은 기부하고, 사후에 시신(屍身)도 의학 연구 및 교육을 위해 기증을 하는 것이 바람직하다.

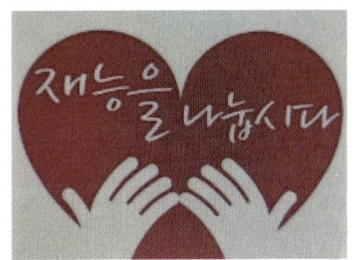

재능을 나눕시다.

재능기부(才能寄附, talent donation)의 일환으로 필자가 2010년 8월 27일부터 〈청송 건강칼럼〉을 일반에게 공개하여 오늘(2025년 5월 15일) 1000회를 맞게 되었다. 그동안 Facebook 등을 통해 칼럼을 읽고 격려해 주신 독자들에게 감사의 말씀을 전한다.

재산기부(財産寄附)는 지난 1999년 회갑(回甲)을 기념하여 1억원을 장학기금, 복지기금 등에 기부하였으며, 고희(古稀)와 팔순(八旬)에도 각각 1억원씩 기부했다. 이에 총 3억원을 기부했으며, 오는 2029년 구순(九旬)까지 1억원을 기부하기 위해 매년 1천만원씩 기부하고 있다. 즉, 선천성 심장병 어린이돕기 의료선교기금 5천만원(기존 5천만원에 추가하여 1억원), 연세대학교회·다일공동체·성서와문화·청소년장학회·UNICEF 등에 각각 1천만원씩 기부한다.

필자는 직장에 근무할 때는 봉급으로, 퇴임 후에는 연금으로 생활하면서 근검절약하여 기부금으로 매달 100만원씩 저축하고 있다. 연말에 1천2백만원 중 1천만원은 고액기부로, 2백만원은 소액기부에 사용하고 있다. 매년 우리나라 국민 중 50만명 이상이 회갑 또는 고희를 맞고 있다. 이들 중 사회지도층 1천명이 1억원씩 기부하면 매년 1000억원을 불우이웃을 위하여 사용할 수 있다.

우리 부부는 사후(死後) 시신(屍身)은 의학교육용으로 기증하기로 했다. 지난 1999년 1월 28일 연세대학교 의과대학 해부학교실을 방문하여 시신 기증 서약서를 제출하고 의과대학장이 발급한 시신기증 등록증(등록번호 99-33, 99-34)을 받았다. 한편 장기기증이란 말기 환자 또는 뇌사(腦死) 판정을 받은 환자의 장기를 적출하여 다른 환자에게 이식하는 것을 말한다.

근대의학의 발전은 인체를 탐구하는 해부학(解剖學, Anatomy)으로부터 출발하였고, 우리나라의 해부학교육은 1885년에 설립된 서양의학의 요람인 제중원(濟衆院, 현 연세대 의대)에서 시작됐다. 인체해부학(Anthropotomy) 교육을 위해 시신을 이용한 해부실습은 필수적이다. 매년 시신기증자 합동추모식(追慕式)을 기증자 유가족을 비롯해 의과대학 교수와 학생들이 참석한 가운데 경건한 분위기 속에서 진행된다.

필자는 1965년 1월 국제연합 공무원(official of the United Nations)으로 임용되어 국제연합아동기금(UNICEF)에서 25년간 근무했다. UNICEF 기획관리관으로 퇴임한 후 한국청소년연구원 연구실장, 한국청소년자원봉사센터 소장 등으로 10년 근무했다. 그 후 대통령 임명으로 국가청소년보호위원회 위원장(임기 2년)과 민주평화통일자문회의(의장: 대통령) 15기 교육위원장으로 활동했다.

필자가 처음으로 신문과 잡지에 기고한 것은 아동복지에 관한 글이었으며, 청소년육성에 관한 글도 집필했다. UNICEF에 근무하면서 서울대학교 보건대학원에 1974년 3월에 입학하여 1976년 2월에 보건학석사(MPH) 그리고 1983년에 보건학박사(Dr.PH) 학위를 취득했다.

1976년 2학기부터 대학강의를 시작했으며, 1977년 3월에는 고려대학교 이용억 교수·장수경 교수와 함께 대학교재 '영양교육(營養敎育), 364쪽, 홍은출판사'를 출판했다. 보건영양학(Public Health Nutrition)을 전공하여 학위를 취득했기에 신문사와 잡지사의 요청으로 보건의료와 식품영양에 관한 글을 집필했다.

또한 KBS, MBC, SBS, EBS TV와 라디오 방송을 70-80년대에는 1년에 50회 이상한 바 있다. 1994년 10월 EBS 라디오 "명사와의 대담' 프로그램에 출연하여 1시간 동안 대담을 하면서 마지막에 앞으로 계획을 질문하기에 몇 가지 계획을 이야기 하면서 돈을 모아 회갑 때 기부하겠다고 말했다. 이 약속을 지키기 위하여 1995년부터 5년간 매달 200만원씩 저축하여 회갑(1999년 12월)때 1억원을 장학기금, 복지기금 등에 기부했다. 그 후 '1억원 기부'가 칠순, 팔순, 구순으로 이어지고 있다.

회갑·고희·팔순 때 신문 인터뷰(한국일보/회갑, 조선일보/고희, 대구매일신문/팔순)를 통하여 기부문화(寄附文化) 활성화를 강조하면서 특히 사회지도층의 고액기부를 부탁했다. 또한 필자는 생일잔치를 호텔에서 열지 않고 다일공동체(최일도 목사)에 1일 급식비 (지난 팔순 때 300만원)를 제공하여 600명에게 무료급식을 하면서 우리 가족들은 '밥퍼' 봉사를 했다. 2029년 12월 구순 때도 급식비를 지원하고 밥퍼 봉사를 할 계획이다.

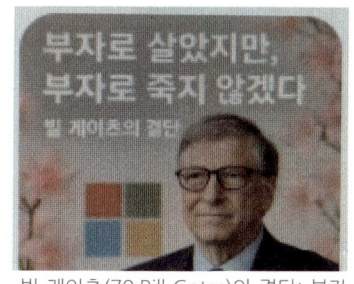

빌 게이츠(70·Bill Gates)의 결단: 부자로 살았지만, 부자로 죽지 않겠다

필자는 잡지에 연재한 글들을 모아 건강관련 서적을 10여권 출판했다. 그러나 필자의 글에 담긴 지식은 책을 구입한 독자들만 읽고 도움을 받을 수 있기에 일반인이 누구나 읽을 수 있게 Facebook 등에 칼럼을 공개 하였다. 〈청송건강칼럼〉은 A4 4-5매 분량으로 매주 1회, 그리고 필자 주변이야기를 담은 〈박명윤칼럼〉은 A4 1-2매 분량으로 수시로 게재하여 칼럼을 일 년에 100회 이상 썼다.

앞으로 두 칼럼을 모아 〈청송 박명윤 칼럼〉으로 명칭을 붙여 1001회부터 분량도 A4 3매 이내로 집필할 계획이다. 15년전 2010년 8월 27일에 발표한 〈青松 건강칼럼(1) 인간의 한계수명은 120-125세〉 칼럼의 내용은 다음과 같다.

인류 역사가 시작된 이래 인간의 최대 욕망은 건강하게 오래 사는 것이다. 사람은 누구나 늙기를 싫어하고 더욱이 죽는 것을 두려워한다. 그러나 사람은 태어나는 순간부터 늙음을 향해 가고 죽음으로 접근해 가고 있다. 따라서 사람들은 '웰빙(well-being)'을 추구하고 '웰다잉(well-dying)'을 소망한다.

이에 요즘 '99·88·1·2~3·4'라는 말이 유행하고 있다. 즉, 99세까지 팔팔(88)하게 일(1) 또는 취미생활을 하면서 살다가, 노환으로 2~3일 정도 병석에 누워 있으면서 멀리 사는 자손들도 모두 만나고 유언도 남긴 후 죽음(4)을 맞는 행복한 일생을 말한다.

건강하다는 것은 육체적·정신적으로 이상이 없어야 하는 것은 물론이고, 사고방식도 적극적이어야 하고 삶의 의욕도 높아야 한다. 사람이 건강하다면 몇 살까지 살 수 있을까?

인간의 수명을 성서(Bible)적 차원에서

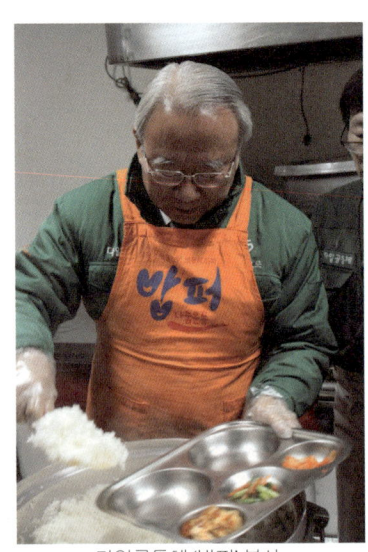
다일공동체 '밥퍼' 봉사.

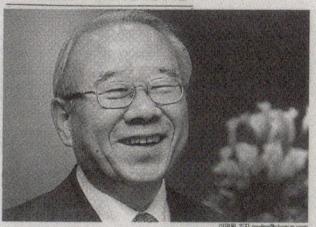

"지도층은 환갑·칠순에 1억원씩 기부합시다" (조선일보, 2009년12월12일)

볼 때 구약성서 '창세기(Genesis)'에는 아담이 930세, 셋이 912세, 에노스가 905세, 최장수자인 므두셀라(Methuselah)가 969세까지 살았다. 그러나 바로 그 창세기 6장 3절에 인간의 한계수명을 120세로 규정해 두었다. 즉, 주께서 말씀하셨다 "생명을 주는 나의 영(靈)이 사람 속에 영원히 머물지는 않을 것이다. 사람은 살과 피를 지닌 육체요, 그들의 날은 120년이다." 또한 구약성경 시편 90편 10절에는 "우리의 연수가 70이요 강건하면 80이라도, 그 연수의 자랑은 수고와 슬픔뿐이요, 빠르게 지나가니, 마치 날아가는 것 같습니다."라고 기술되어 있다.

현대에 와서 노화·장수학자들은 현대인들의 성장 발육이 24~25세에 완성되며 그 발육기간의 5배가 인간의 한계수명이라는 것을 근거로 하여 인간은 120~125세까지는 살 수 있다고 보는 견해가 지배적이다. 또한 70세, 80세는 이른바 인간의 평균수명으로 요즘 선진국 국민의 평균수명이 이에 근접하는 수치인바 2천년 전 성경 말씀과 현대 과학연구결과가 거의 일치하여 우리를 놀랍게 한다.

최근 발표된 인구통계 보고서에 의하면 한국인의 평균수명은 80세이지만 건강수명, 즉 신체적, 정신적으로 건강하게 정상적인 생활을 하며 사는 기간은 69년에 불과하다. 또한 40대 남성 사망률은 세계에서 제일 높다. 이에 이명박정부는 우리나라 사람의 건강수명 목표(2012년)를 72세로 세워 보건복지 정책을 추진하고 있다.

<青松 건강칼럼 2025. 5. 15.>

당신도 1억원을 기부할 수 있다

조선일보가 지난 12월 15일자 신문 1면에 애띤 청년 얼굴사진과 함께 "맨 주먹 26세 사업가도 1억… 기부가 젊어졌다"는 기사를 게재했다. 그리고 12면에는 서른 살 쌍둥이 형제 소방관이 5년간 1억원을 기부하기로 약정했다는 아름다운 이야기도 실었다. 또 12월 20일자 신문에는 2014년 신장암 3기 진단을 받고 절망했던 한 기업체 대표(67세)가 4년 투병 끝에 암을 이기고 일어나 아너 소사이어티 회원이 되었다고 소개했다. 2018년을 보내는 12월 추운 겨울에 훈훈한 정을 나누어 주어 살맛나는 세상이라는 것은 일깨워 주었다.

아너 소사이어티(Honor Society)란 미국에서는 우수 학생들의 단체를 일컫는 말이며, 다양한 분야 및 환경에 걸쳐 여러 단체들이 존재한다. 우리나라에서 '아너 소사이어티'는 2007년 사회복지공동모금회(Community Chest of Korea)가 설립한 고액 기부자 모임이다. 개인 기부 활성화를 통한 노블리스 오블리주(Noblesse Oblige) 실현이 목적이다.

아너 소사이어티 회원은 정회원, 약정회원, 특별회원으로 나뉜다. 정회원은 일시 또는 누적으로 1억 원 이상 기부한 개인 기부자다. 약정회원은 5년 이내에 1억 원을 내기로 약정한 개인 기부자다. 특별회원은 가족이나 제삼자가 1억 원 이상을 기부한 뒤, 대표자를 아너 소사이어티 회원으로 추대한 경우다. 회원에게 인증패를 수여한다. "〈인증패〉 사회문제에 대한 관심과 이해를 바탕으로 참여와 지원을 통해 더 밝은 내일을 여는 사회지도자들의 모임인 한국형 노블레스 오블리주 '아너 소사이어티'의 명예로운 회원임을 인증합니다."

사회복지공동모금회(社會福祉共同募金會)는 1994년 관공서 성금 유용 사건을 계기로 성금 모금과 분배를 공정하게 하기 위해 1997년 3월 제정된 〈사회복지공동모금회법〉에 따라 1998년 11월 사회복지공동모금회법에 의해 설립된 기관이다. 모금회는 '사랑의 열매'를 나눔의 상징으로 하며, 3개의 빨간 열매는 나·가족·이웃을 상징한다. 열매의 빨간색은 따뜻한 사랑의 마음을, 하나로 모아진 줄기는 더불어 함께 사는 사회를 만들어 가자는 뜻을 담고 있다.

2008년 창립 이후 '아너 소사이어티' 회원 수는 2018년 12월 19일 현재 1981명이 가입했다. 이들 회원들의 연령을 분석하면 50대가 666명(34.6%)으로 가장 많고, 그다음은 60대(26.7%), 40대(17.7%), 70대(13.4%), 30대(4.9%), 20대(2.8%) 순이다. 회원 중 남성이 1598명(83%)으로 압도적으로 많지만 여성도 첫해엔 한 명도 없었지만 꾸준히 늘어 383명(17%)로 비중이 커졌다.

사회복지공동모금회 김효진 본부장은 아너 소사이어티 회원 중에 50대가 가장 많은 이유로 "50대는 직장 일이나 사업을 일정 궤도에 올려놓고 인생을 돌아보는 전환점에 해당하는 시기이다. 이에 어렸을 때 어렵게 살아 남들의 가난에 공감하는 분들, '나 혼자 힘으로 성공한 게 아니었다'고 생각하는 분들이 오랜 고민 끝에 결심하는 경우가 많다"고 했다.

필자의 경우도 54세가 되던 1994년 9월 11일에 방송된 교육방송(EBS) 라디오 '명사와의 대담' 프로에 초청되어 필자(당시 한국청소년연구소 소장)의 생애에 관하여 1시간 동안 이야기를 나누면서 "회갑 때 뭘 하고 싶은가"라는 질문을 받고 "가능하면 돈을 모아 장학금을 내고 싶다"고 말한 것이 계기가 되어 하루 용돈을 5천원 정도로 줄이면서 한 달에 2백만원씩 저축하기 시작했다.

근검절약하면서 5년 동안 저축한 돈이 1999년 12월 회갑(回甲)때 1억원이 되어 사회에 환원했다. 1억원 중 5천만원은 서울대학교 총동창회/재단법인 관악회에 기탁하여 '박명윤특지(特志)장학회'를 설립하여 2000년 1학기부터 보건대학원 재학생(박사과정 1명, 석사과정 2명)에게 매 학기 장학금(박사과정 100만원, 석사과정 50만원씩)을 수여하기 시작했다.

장학금 수여가 계기가 되어 고희(古稀) 때에도 1억원을 사회에 환원하기로 스스로 약속하고 매월 100만원씩 저축하였다. 2000년부터는 연금을 받으면 월 100만원씩 자동 이체하는 방식으로 기부할 돈을 모아 2009년 12월 고희 때 명지대학교 '청소년지도장학회'에 3천만원 등 총 1억원을 기부했다.

그리고 팔순(八旬) 때도 1억원을 사회에 환원하기 위하여 매달 100만원씩 적금을 부었다. 5천만원은 서울대 특지장학회에 추가가 납입하여 '박명윤·이행자 특지장학회' 기금이 총 1억원이 되었다. 연세대학교회에 회갑과 고희 때 1천만원씩 기탁한 '박명윤·이행자 의료선교기금'에 3천만원을 추가하여 심장병 어린이 수술비 지원을 위한 의료선교기금 총 5천만원을 교회 담임목사께 전달했다.

필자는 회갑, 고희, 팔순잔치를 다일공동체(최일도 목사)에 1일 급식비를 지원하고 가족과 함께 '밥퍼'봉사를 했다. 지난 2009년 고희때는 1일 급식비가 150만원이었으나, 올해 팔순잔치에는 급식비를 300만원 지원하여 600여 명에게 무료급식을 했다. 또한 기념타월을 만들어 다일공동체 직원들과 친지들에게 선물했다.

필자의 주장은 우리나라에서 매년 회갑 또는 고희를 맞는 사람이 약 50만명이며, 이들 중 사회지도층 1천명이 1억원씩 기부하면 매년 1천억원이 사회에 환원되어 불우 이웃을 도울 수 있다. 사회로부터 많은 혜택을 받은 지도층이 솔선수범하여 '기부문화' 활성화를 위하여 앞장서서 노블리스 오블리주(Noblesse Oblige)를 실천해야 한다.

2009년 12월 11일 서울 청량리 소재 다일공동체에서 고희 기념 '밥퍼' 봉사를 한 후 조선일보 김민철 기자와 인터뷰를 했다. 인터뷰 내용이 조선일보 12일(토요일)자 신문에 "지도층는 환갑·칠순에 1억원씩 기부합시다"라는 제목의 기사가 사진과 함께 실었다. 사진 아래에 "박명윤 청소년보호위원장은 사회지도층이 마음먹고 절약하면 회갑에 1억원, 고희에 1억원을 기부하는 것은 큰 어려움 없이 실천할 수 있다고 했다."고 게재되어 있다.

그리고 12월 14일(월요일)자 신문에도 "지도층이 회갑 · 칠순에 1억원씩 기부합시다" 제목의 사설이 실렸다. 사설의 일부를 소개하면 "박명윤 청소년보호위원장은 자신의 회갑 이후 10년 동안 한 달에 100만원씩 모아 장학회 · 복지기금 · 자선단체에 모두 1억원을 기부했다. …… 박 위원장은 사회복지공동모금회에 실명으로 1억원 이상 기부해 '아너 소사이어티'에 가입한 회원이 13명밖에 안 되는 현실에 안타까워하면서 "사회지도층이 1년에 1000명씩은 가입해야 하는 것 아니냐"고 했다. 매년 1억원 이상 기부하는 사회지도층이 100명에서 1000명, 1만명으로 늘어 가면 늘어갈수록 이 사회는 있는 사람은 떳떳하고 없는 사람은 추워 떨지 않는 살 만한 사회가 될 것이다."

올해 팔순(1939년 12월 11일生)을 맞아 지난날들을 회고하면 가장 기억에 남는 것은 자원봉사(自願奉仕)활동이다. 지난 1996년 6월에 창립된 한국청소년자원봉사센터 초대 소장으로 임명되어 3년간 근무한 바 있는 필자는 자기희생을 기반으로 '나눔'과 '섬김'의 태도에서 출발하는 '자원봉사' 활동을 네 가지 영역으로 나눈다. 즉, 노력(勞力)봉사, 재능(才能)기부, 재물(財物)기부, 혈액·장기(臟器)·시신(屍身)기증 등이다. 필자는 이 네 가지 영역을 모두 실천하려고 노력하고 있다.

예를 들면, '노력봉사'는 1961년 봄 당시 필자가 회장으로 활동한 파인트리 클럽(Pine Tree Club)에서 회원들과 함께 춘궁기(보릿고개) 절량농가를 위한 모금운동을 위시하여 경기도 화도면 직동부락과 자매결연을 맺고 농촌계몽/소득증대사업 등을 했다. '재능기부'는 1996년부터 약 3년 동안 사랑의 소리방송(VOC)에 출연하여 무료로 장애인을 위한 건강상담을 하였으며, 무료 강연(노인대학 등), 청송건강칼럼 무료보급 등을 실시했다. 현재는 한국아동학대예방협회 상임고문, 한국에이즈퇴치연맹 고문, 대한보건협회 자문위원 등으로 봉사하고 있다.

'재물기부'는 국제연합아동기금(UNICEF) 근무(1965-1989) 당시에는 TV 및 라디오 출연료, 대학 강사료, 강연료 등을 유니세프 아프리카 어린이돕기 사업에 기부했다. 1980-90년대에는 일년에 100회 정도 방송(KBS, MBC, SBS, EBS 등)에 출연한 바 있다. 사후 '시신기증'은 아내(이행자 前고려대 교수)와 함께 연세대학교 의과대학 해부학(解剖學)교실에 시신기증인 유언서와 가족동의서를 1999년 1월 10일에 제출했다. 우리 부부는 연세대학교회 교인이다.

시신기증인 유언서에는 "질병을 앓는 이웃들의 고통을 덜어주고 나아가 질병 없는 건강한 미래를 우리 자손에게 물려주기 위하여 나는 훌륭한 의사를 길러내는 교육기관에 내 몸을 바치고자 합니다. … 내 한 몸이 우리나라 의학교육과 학술연구에 밑거름이 되어 좋은 의사양성에 도움이 되기를 바라며 더 나아가 우리나라 의학이 발전하고 국민복지가 향상되는데 이바지 할 수 있기를 바랍니다. …"라고 적혀있다.

한달에 천만원 수입이 있는 사람이 흥청망청 과소비하여 1천2백만원을 지출하면 200만원이 적자이지만, 500만원 수입을 가지고 근검절약하면서 400만원만 지출하면 100만원을 저축할 수 있다. 새해에는 보다 많은 사회 지도층 인사들이 우리나라 기부문화를 한 단계 발전시키기 위하여 노블리스 오블리주(Noblesse Oblige) 정신을 솔선수범해야 하겠다.

<青松 건강칼럼 2018. 12. 29.>

1억원 특지장학회 보람

필자는 지난 1999년 12월 회갑(回甲)을 기념하여 서울대학교에 보건대학원 동문인 우리 부부 공동명의로 '박명윤·이행자 특지장학회'를 설립하였다. 2000년 1학기부터 보건대학원 석·박사과정 재학생 중에서 학위논문 계획서가 우수한 학생을 매학기 3명(박사과정 1명, 석사과정 2명)을 선발하여 장학금(연구비)을 지급하고 있다. 그동안 120명에게 연구비를 지급하였다.

필자가 제일 보람을 느끼는 때가 연구비를 받은 장학

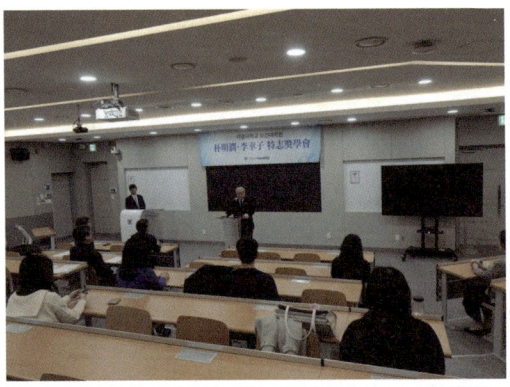

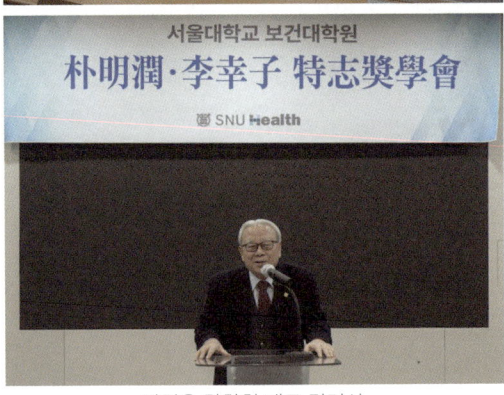

박명윤 장학회 대표 격려사.

생들로부터 학위논문과 함께 감사편지를 받을 때이다. 며칠 전에 지난해 장학금을 받은 양예슬 님과 권수현 님이 보건학 석사학위논문과 함께 손 편지를 보내왔다.

보건학 석사학위논문 〈한국 청년 여성의 흡연 경험 탐색: 성인지적 관점을 중심으로〉 2020년 2월 서울대학교 보건대학원 보건학과 보건정책관리학 전공 양예슬.

보건학 석사학위논문 〈Effects of Emotional Labor and Workplace Violence on Health According to Employment Types Among Korean Employees*/ 한국 임금노동자의 고용형태에 따라 감정노동과 작업장 폭력이 건강에 미치는 영향〉 2020년 2월 서울대학교 보건대학원 보건학과 보건학전공 권수현. *영문으로 작성한 학위논문

"선생님 안녕하세요. 저는 2019년 '박명윤·이행자 특지장학금'을 수여 받은 보건대학원 석사 졸업생 양예슬입니다. 다시 한번 장학금 수여에 깊은 감사드립니다. 처음에는 우수 성적으로 장학금을 수여한다는 사실에 대한 기쁨이 컸지만, 이보다 잊고 있었던 나눔의 가치에 대해 다시 한번 배울 수 있어서 더욱 의미가 있었습니다. 저도 선생님처럼 나눔의 가치를 실천할 수 있는 보건학도가 되도록 노력하겠습니다. 완성 논문은 부족하지만 너그러이 살펴봐 주시면 감사하겠습니다. 늘 건강하시고 행복하세요. 2020. 3 양예슬 올림"

"박명윤, 이행자 대표님, 안녕하세요. 저는 지난 해 10월 29일 '박명윤·이행자 특지장학금'을 수여받았던 보건학과 보건학 전공(만성병역학 연구실) 권수현입니다. 덕분에 무사히 석사학위논문을 완성할 수 있었습니다. 진심으로 감사드립니다. 제게 주신 도움을 앞으로도 잊지 않고, 계속 정진하도록 하겠습니다. 2020. 3 권수현 올림"

<박명윤 칼럼 2025. 3. 25.>

의료선교기금 1억원

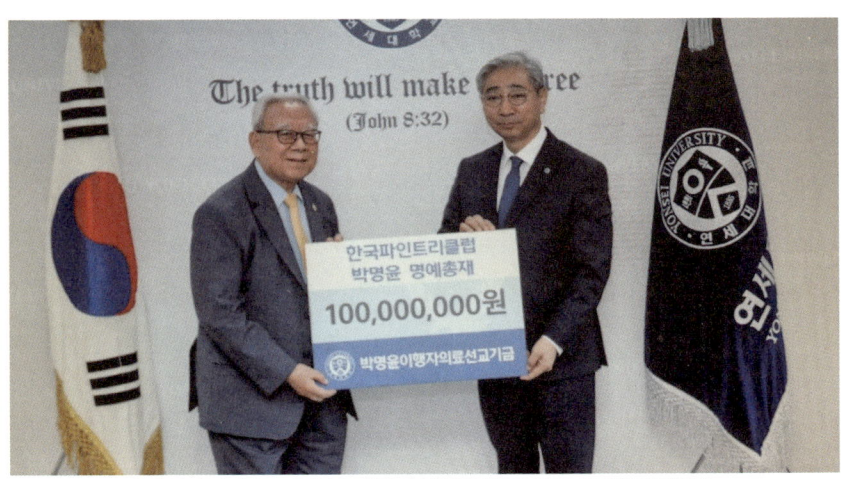

윤동섭 연세대학교 총장(오른쪽)과 박명윤 한국파인트리클럽 명예총재.

1억원! 10년 동안 매달 100만원씩 저축하면 모을 수 있는 금액이다. 필자는 지난 1994년 10월 EBS 라디오방송의 신규 프로그램인 '명사와의 대담'에 출연하여 1시간 동안 대담을 하면서 마지막 질문인 향후 계획을 이야기하면서 "큰돈을 모아 기부하고 싶다"고 말했다.

이 약속을 실천하기 위하여 1995년부터 5년간 매달 200만원씩 저축하여 1999년 12월 필자의 회갑(回甲)기념으로 1억원을 장학기금, 복지기금 등에 기부했다. 그후 매달 100만원씩 저축하여 고희(古稀)와 팔순(八旬)에 각각 1

억원씩 기부했다. 그리고 2029년 구순(九旬)을 목표로 매년 1천만원씩 기부하고 있다.

필자는 1965년부터 25년간 국제연합아동기금(UNICEF) 행정관 계획관 기획관리관으로 근무했으며, 1990년부터 10년간 한국청소년연구원 제1연구실장, 한국청소년자원봉사센터 소장으로 근무한 뒤 정년퇴임했다. 그후 대통령 임명으로 국가청소년보호위원회 위원장(2007년 6월 26일 임명)과 민주평화통일자문회의 교육위원회 위원장(2011년 7월 1일 임명)으로 각각 2년씩 활동했다.

어제(6월 11일) 오후 4시 연세대학교 총장실에서 '의료선교기금' 1억원 기부 약정서 전달식을 가졌다. 전달식에는 윤동섭 총장, 김용호 행정·대외부총장, 임종백 대외협력처장, 그리고 김동환 연세대학교회 담임목사가 참석했다. 〈박명윤·이행자 의료선교기금〉은 선천성 심장병 어린이를 지원하기 위하여 1999년 필자가 1억원을 기부할 때 1천만원으로 시작하여, 칠순때 1천만원 그리고 팔순때 3천만원을 기탁하여 총 5천만원이 조성되었다. 올해부터 의료선교기금에 매년 1천만원씩 5년간 납부하여 2028년에 기금이 총 1억원이 된다.

연세대학교 총장으로 받은 감사패 내용은 다음과 같다.

"〈감사패〉 한국파인트리클럽 명예총재 박명윤
연세대학교 발전을 위해 귀한 정성을 보내주심에 감사드립니다.
이번에 배풀어주신 소중한 나눔은 우리 대학이 진리와 자유의 연세다움을 기반으로 새로운 미래의 장을 열어나가는 주요한 원동력이 될 것이라고 확신합니다. 귀하의 아름다운 기부에 감사의 마음을 담아 이 패를 드립니다.
2024년 6월 11일 연세대학교 총장 윤동섭"

총장실에서 기금 약정서 전달식이 끝난 후 연세대학교 학생 신문기자들의 요청에 의하여 인터뷰를 했다. 학생 기자가 기부를 하게 된 동기, 파인트 리클럽 활동 등 다양한 질문을 했다. 연세대학생들에게 당부의 말로 기부를 생활화할 것을 부탁했다. 기부란 자신이 충분히 쓰고 남는 돈으로 하는 것이 아니라, 자신의 수입에서 먼저 기부금을 떼어놓고 근검절약하는 생활을 하는 것이 바람직하다. 공수래 공수거(空手來空手去) 이 세상에 빈손으로 왔다가 빈손으로 저 세상으로 떠나가는 것이 인생이므로 불우이웃을 돕는데 인색하지 말아야 한다.

<박명윤 칼럼 2024. 6. 12.>

특지장학금 수여

〈朴明潤·李幸子 特志獎學會〉 2025학년도 제1학기 장학금 수여식이 4월 15일(화) 오전 11시 서울대학교 보건대학원에서 열렸다. 이태진 보건대학원장, 이승묵 부원장, 장학생 3명과 논문지도교수가 참석했다. 이태진 원장의 인사말에 이어 필자가 장학회 대표로 장학생들에게 격려사를 한 후 장학증서를 수여했다.

장학생들의 학위논문 제목은 다음과 같다. 〈이다은 박사과정(보건학전공): Associations of Health Behaviors and Psychosocial Factors with Epigenetic Age Acceleration: Implications of Cardiovascular Health〉. 〈장민수 석사과정(보건정책관리학전공): TRIPs 유연성 조항 발동 청구에 시민사회가 미치는 영향: 집회·결사·청원권 및 CSO 지수를 중심으로〉. 〈최수빈 석사과정(환경보건학전공): Analysis of Short-and Ultrashot-chain Per- and Polyfluoroalkyl Substances(PFASs) in Aquatic Environment of South Korea〉.

본 장학회는 필자가 1999년 12월 회갑을 맞아 1억원을 사회에 환원하면서 서울대학교 재단법인 관악회(冠岳會)에 5천만원을 기탁하여 특지장학회를 설립했다. 당시 특지장학회 1구좌(口座)는 5천만원이었다. 그 후 고희를 기념하여 1억원을 사회환원하면서 5천만원을 특지장학회에 추가하여 장학기금이 총 1억원이 되었다.

2000학년도 1학기부터 보건대학원에서 매 학기에 박사과정 1명과 석사과정 2명을 장학생으로 선발했다. 논문연구비로 박사과정 100만원 그리고 석사과정 50만원씩을 지급하면서 우수한 학위논문 작성을 격려

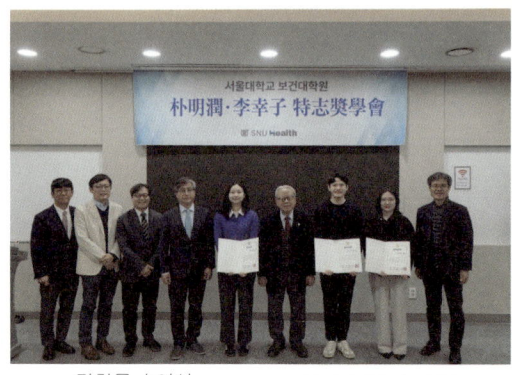

장학금 수여식.

했다. 현재까지 총 153명이 장학금을 받았다. 장학생 중 한 명은 현재 보건대학원 교수로 재직하고 있다.

장학증서 내용은 "위의 사람은 학위논문 연구계획서가 우수하여 보건학 연구발전에 기여할 수 있다는 판단에 따라 재단법인 관악회 박명윤·이행자 특지장학생으로 선발하여 학위논문 연구비를 지급키로 결정하였기에 이 증서를 수여함"이다.

장학금 수여식이 끝난 후 이태진 보건대학원장 초대로 참석자들이 함께 서울대 캠퍼스 내

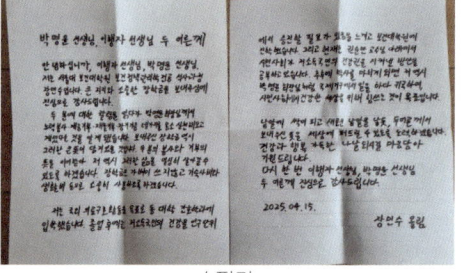

손편지.

에 위치한 고급식당 'SARSHA'에서 맛있는 오찬을 먹으면서 환담을 나누었다. 장학생들은 학위논문에 관하여 그리고 앞으로 진로에 대하여 이야기했다.

식당 명칭인 '사ᄅᆞ샤'는 용비어천가(龍飛御天歌)에 나오는 단어로 '살다'는 의미의 극존칭 표현이며, '서울대학교에서 일상을 함께 한다'는 현대적 의미를 더했다고 한다. 그리고 아래아 발음 그대로 식당 브랜드에 활용함으로써 우리 한글의 우수성과 특별함을 전하고 있다.

석사과정 장민수 장학생은 필자에게 '손 편지'를 전했다. 편지 내용 중 일부를 소개하면 "… 두 분에 대한 칼럼을 읽다가 박명윤 회장님께서 노력봉사·재능기부·재물기부·장기기증 네 가지를 몸소 실천해오고 계셨다는 것을 알게 됐습니다. 수여하신 장학금 역시 그러한 큰 뜻이 담겨있을 것입니다. 두 분의 봉사와 기부의 뜻을 이어받아 저 역시 그러한 삶을 열심히 살아갈 수 있도록 하겠습니다. … 낱알에 싹이 피고 새로운 낱알을 낳듯, 두 어른께서 보내주신 뜻을 세상에 퍼뜨릴 수 있도록 노력하겠습니다. 건강과 행복 가득한 나날 되시길 마음 담아 기원 드립니다. … 다시 한 번 두 어른께 진심으로 감사드립니다."

<박명윤 칼럼 2025. 4. 15.>

청소년지도장학금 수여

朴明潤靑少年指導獎學會 2022년도 장학금 수여식이 6월 9일(목요일) 명지대학교 회의실에서 열렸다. 박명윤 장학회 대표가 장학생 5명 (김승환, 최태웅, 박효주, 김소은, 한솔)에게 장학금(20만 원 상당 도서상품권)을 수여

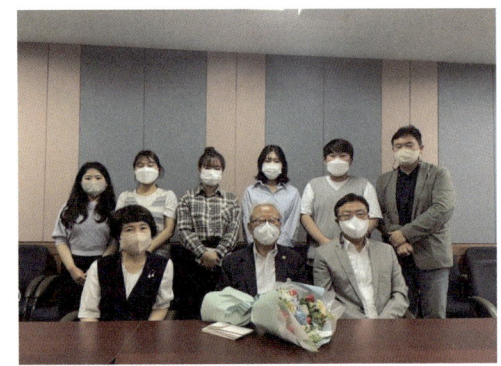

장학생과 교수 단체사진.

하였으며, 김성철 명지대 사회과학대학장과 박대권 청소년지도학과장이 장학생들을 격려했다. 그리고 김성철 학장이 꽃다발을, 장학생들이 감사편지(손편지)를 박명윤 대표에게 전했다. 참석자들은 오찬을 함께 하면서 환담을 나누었다.

장학생들의 감사편지 중에서 한솔 학생과 김승환 학생의 글을 소개합니다.

"존경하는 박명윤 박사님께: 박사님 안녕하세요. 저는 명지대학교 청소년지도학과에 재학중인 한솔입니다. 평소와 같이 수업을 듣고 과제를 하던 중에, 제가 장학금을 받게 되었다는 소식을 듣고, 너무 놀라

고 기뻤습니다. 너무 귀한 나눔을 주셔서 감사드립니다. 이제 졸업을 앞두게 되었는데, 주신 나눔이 큰 힘이 될 것 같습니다. 장학금 소식을 듣고 박사님 존함과 삶에 대해 궁금했는데, 평생을 나누고 사랑을 실천하셨다는 것을 알게 되었습니다. 나눠주셔서 다시한번 감사드리고, 제가 어느 분야에서 일을 하게 될지 모르겠지만, 박사님의 삶의 자취처럼 저도 다른 사람들에게 사랑을 흘러 보내고 나누는 삶을 살아가도록 노력하겠습니다. 기도하겠습니다. 2022.6.9. 한솔 올림"

"박명윤 이사장님께: 안녕하세요. 이번에 '박명윤 청소년지도장학금'을 받게 된 청소년지도학과 16학번 김승환입니다. 이번 기회를 통해 박명윤 이사장님께서 유능한 청소년 지도사 양성을 위해 전문서적 및 교양서적 구입비를 지원하는 것을 알게 되었습니다. 이런 기회를 받게 되어 영광이며 기대에 부응하여 청소년들과 소통하고 미래를 밝히는 청소년 지도사가 되겠습니다. 감사합니다. 김승환 드림"

본 장학회는 장학기금 3천만원을 선우중호 명지대학교 총장께 2001년 10월 30일에 기탁하였다. 장학회 규정에 따라 명지대학교 청소년지도학과장이 4학년 재학생 중 성적이 우수한 학생들을 선발하여 본 장학회에 추천하면 장학회에서 소정의 장학금을 수여한다. 장학회는 장학생들에게 참된 '청소년지도사'가 되어 청소년 육성에 이바지할 것을 당부하면서, 전문서적 및 교양서적 구입비로 20만원 상당 도서상품권을 지급하고 있다.

명지대학교 청소년지도학과는 우리나라에서 최초로 1991년 11월에 설립된 청소년관련 학과이여, 1992년 3월 신입생 30명이 입학하였다. 1995년에 석·박사과정이 개설되었다. 필자는 당시 국제연합아동기금(UNICEF)에서 25년 근무를 마무리하고 1989년 7월에 신설된 국책연구기관인 한국청소년연구원의 제1연구실장으로 근무하면서 우리나라 최초로 '청소년육성 10개년 계획' 수립에 기여했으며, 한국청소년자원봉사센터 초대 소장으로 1996년부터 3년간 활동했다.

1990년대 초 우리나라에는 청소년학(靑少年學)을 전공한 교수가 절대 부족하였다. 이에 필자는 명지대학 겸임교수로 청소년정책, 청소년복지, 청소년문화, 청소년자원봉사론 등을 약 10년 동안 청소년연구원 일과 후 야간에 학부 및 대학원에서 강의를 하였다. 이러한 인연으로 '박명윤청소년지도장학회'를 설립하여 장학금을 수여하기 시작했다.

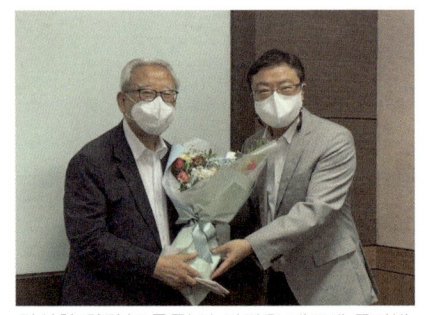
김성철 학장(오른쪽)이 박명윤 대표께 꽃다발 증정.

필자는 평생 봉급으로 그리고 연금으로 생활하고 있다. 근검절약한 생활을 하면서 매월 100만원씩 저축하여 지난 회갑(1999년), 고희, 그리고 팔순을 기념하여 각각 1억원씩 총 3억원을 사회 환원하였다. 3억원 중 대학원생을 위한 '특지장학회'에 1억원(서울대), 대학생을 위한 '청소년지도장학회'에 3천만원(명지대), 중고생을 위한 '소년소녀가장장학회'에 2천만원(Save the Children)을 기탁했다.

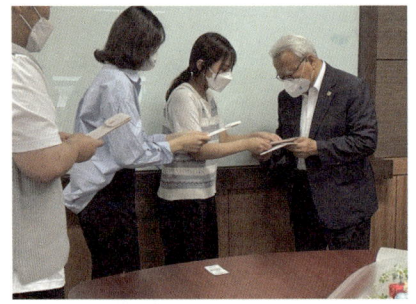
장학생들 감사편지 전달.

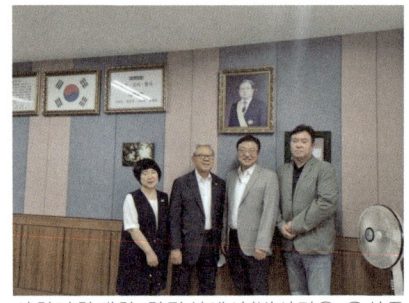
사회과학대학 학장실에서(벽사진은 유상근 (1922-1992) 명지대 설립자).

그리고 '의료선교기금' 5천만원을 연세대학교 김용학 총장께 2016년 12월 20일에 기탁하였으며, 심장병 어린이 수술비를 지원하고 있다. 올해는 연세대학교회(Yonsei University Church)를 통하여 방글라데시(Bangladesh) 심장병 어린이들을 위하여 600만원을 지원한다.   〈박명윤 칼럼 2022. 6. 10.〉

106주년 세이브더칠드런

제1차 세계대전(World War I, 1914-1918) 이후, 독일과 오스트리아는 적국(敵國)이었다는 이유로 극심한 가난에 허덕이고 있었으며, 특히 어린이들은 제대로 보호를 받지 못했다. 영국 여성 에글렌타인 젭(Eglantyne Jebb, 1896-1928)은 적국의 아이들을 돕기 위해 실제 아이의 사진이 담긴 전단지를 만들어 런던의 트라팔가 광장(Trafalgar Square)에 뿌려 사람들에게 도움을 요청했다.

그녀는 적국의 아이들을 돕는 배신자로 낙인찍혀 재판을 받았다. 판사는 국적에 상관없이 고통 받는 아이들을 돕자는 그녀의 호소에 마음이 움직여 벌금 5파운드만 물어내라는 판결을 내렸다. 그녀의 열정에 감동한 재판부 검사가 벌금을 대신 내주었다. 그렇게 기부한 벌금 5파운드(현재 GBP 1파운드=KRW 1,862원)가 최초의 후원금이 되어 '세이브더칠드런'이 시작되었다.

에글렌타인 젭은 1919년 4월 15일 영국에서 세이브더칠드런(Save the Children)을 설립했으며 올해 창립 106주년을 맞았다. 젭(Jebb)은 종교, 인종, 국적, 정치적 이념을 넘어 오로지 고통 받고 있는 아이들을 돕기 위해선 국제 질서를 만들어야 된다고 생각했다. 세이브더칠드런의 목표는 모든 아동이 생존·보호·발달·참여의 권리를 온전히 누리는 세상 건설이다.

2024년 기준 세이브더칠드런은 30개 회원국과 함께 전 세계 113개국에서

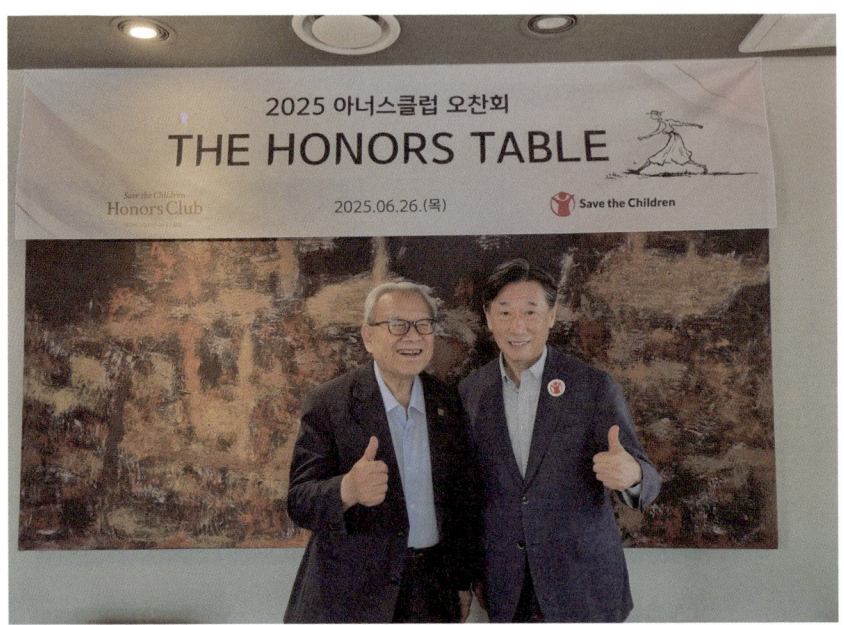

오준 세이브더칠드런 이사장(70)과 박명윤 한국보건영양연구소 이사장(85)

    가장 도움이 절실한 아이들을 돕고 있다. 세이브더칠드런 코리아가 2024년 직접 지원한 국가는 캄보디아, 베트남 등 35개국이며, 지원한 국내외 아동과 가족은 총 12,562,728명, 사업비는 총 92,119,056,563원이다.

    한국 세이브더칠드런 아너스클럽(Honors Club) 오찬모임이 6월26일 오전 11시 중구 세종대로 소재 '달개비' 회의실에서 열렸다. 2020년 5월에 설립된 아너스클럽은 후원금 3천만원 이상을 기부한 고액 후원자들로 구성되어 있다. 나눔문화 확산에 기여한 120명(2024년 기준)이 가입하여 약 68억원을 기부했다.

    회의는 참석자 소개에 이어 오준 이사장이 환영사를 했다. 2024년 아너스클럽 주요 지원 사업에는 저소득 조부모가정 지원 DREAM, 아프리카에 (빨간)염소 보내기, 국내 보건의료지원, (빨간)나무 세 그루 심기, 국내 아동식사지원사업, 기타(아동학대, 장애아동, 모자보건) 등이 있다. 빨간색은 세이브더칠드런의 색깔이다.

신규 해외사업으로 2025-2026 라오스 보건의료시설 개선사업이 있다. 사업장은 라오스 우동싸이 벵(Beng District) 나파보건소(health center)이며, 시설환경 개선, 감염위생 개선, 폐기물관리 개선 등을 실시한다. 이를 통해 예방 가능한 아동 사망 감소와 적정 보건의료 서비스를 위한 보건소 시설 인프라 개선을 목표로 한다.

참석자들이 다양한 의견을 개진하였다. 필자도 아너스클럽 회의 참석률 제고, 회의 개최 일시, 북한 어린이 돕기 등을 제언했다. 기념사진 촬영 후 오찬을 함께 하면서 환담을 나누었다. 참석자 중에는 제주대학교 교수(법학)도 있었다.

오준(吳俊) 이사장은 서울대학교 졸업 후 런던대학교에서 석사(비교정치학) 그리고 스탠퍼드대학교에서 국제정책학 석사학위를 취득했다. 1978년 외무고시에 합격하여 외무부에서 외교관으로 활동했다. 주UN대표부 대사(2013-2016)를 역임했으며, 한국인 최초로 UN 경제사회이사회 의장으로 선출되었다. 현재 경희대학교 평화복지대학원 UN평화학과 교수이다.

필자는 1990년부터 매달 100만원씩 저축하여 회갑(1999년), 고희, 팔순 기념으로 1억원씩 기부했다. 오는 2029년 구순(九旬)에도 1억원을 목표로 매년 1천만원씩 기부하고 있다. 이 과정에서 지난 2000년 11월 한국어린이보호재단(세이브더칠드런에 통합)의 소년소녀가장 장학금 10억원 모금(1구좌 1천만원) 캠페인에 1천만원 기탁했다. 그 후 2021년 2월에 세이브더칠드런에 3천만원을 추가로 기탁하여 총 4천만원으로 매년 저소득 가정 중고생 2명에게 장학금(각 50만원씩)을 지급하고 있다.

"받는 기쁨보다 주는 기쁨이 더 큽니다.(You are no happier to receive it than I am to give it.)" 연세대학교 신촌 세브란스병원(Severance Hospital)을 설립한 미국의 기업인 루이스 헨리 세브란스(Louis Henry Severance, 1838-1913)가 한 말이다.

<청송 박명윤칼럼 2025. 6. 27.>

연세대학교 기부금

연세대학교 대외협력처(Yonsei University Office of External Affairs & Development) 임종백 처장이 〈2025 발전기금 조성보고서〉를 보내왔다. 이 보고서에는 지난 1년(2024년 3월 1일-2025년 2월 28일)간의 연세대학교 기부금 모금과 사용 현황, 기부자들의 인터뷰가 담겨있다.

연세대학교의 모금 규모는 매년 지속적으로 증가하여 2024학년도에는 약정액 721억여 원, 입금액 502.9억여 원을 달성했다. 약정 기부자 4,548명의 약정금액은 100억원 이상(2명), 100억원 미만-10억원 이상(6명), 10억원 미만-3억원 이상(17명), 3억원 미만-1억원 이상(43명), 1억원 미만-5천만원 이상(27명), 5천만원 미만-1천만원 이상(232명), 1천만원 미만-1백만원 이상(903명), 1백만원 미만(3,318명) 등이다.

필자는 1999년 회갑을 기념하여 1억원을 사회에 환원할 때 1천만원을 연세대학교에 기탁하여 〈박명윤·이행자 의료선교기금〉을 설립했다. 매년 기금에 출자하여 2023년에 5천만원이 조성되었다. 이에 2024년 6월에 추가로 5천만원을 약정하고 기금이 1억원에 달성하도록 5년(2024-28)동안 매년 1천만원씩 불입하고 있다. 본 의료선교기금은 선천성 심장병 어린이 수술비 지원에 사용한다.

2024년 6월 11일 윤동섭 연세대학교 총장께 1억원 약정서를 전달했으며,

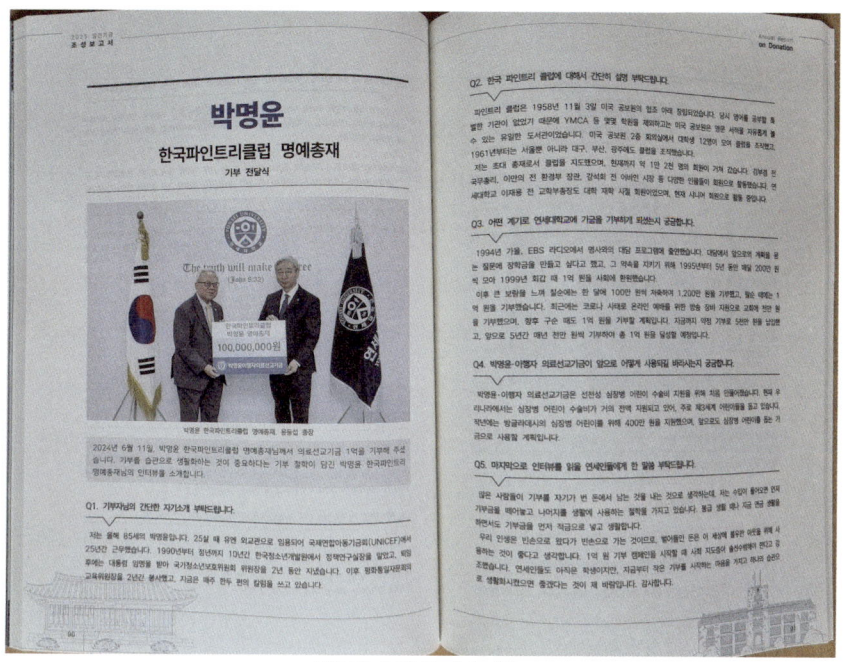

박명윤 총재 인터뷰 내용.

총장 감사패를 받았다. 기부금 전달식 후에 연세대학교 학생 기자단(The Spirit)과 인터뷰 내용이 발전기금 조성보고서 90-91쪽에 실렸다. "박명윤 한국파인트리클럽 명예총재님께서 의료선교기금 1억원을 기부해 주셨습니다. 기부를 습관으로 생활화하는 것이 중요하다는 기부 철학이 담긴 박명윤 명예총재님의 인터뷰를 소개합니다."

아래 5개 항목에 관하여 인터뷰를 했으며, Q3-5 답변은 다음과 같다.
Q1. 기부자님의 간단한 자기소개 부탁드립니다./ Q2. 한국파인트리클럽에 대해서 간단히 설명 부탁드립니다./ Q3. 어떤 계기로 연세대학교에 기금을 기부하게 되셨는지 궁금합니다./ Q4. 박명윤·이행자 의료선교기금이 앞으로 어떻게 사용되길 바라시는지 궁금합니다./ Q5. 마지막으로 인터뷰를 읽을 연세인들에게 한 말씀 부탁드립니다.

Q3. 1994년 가을, EBS 라디오 '명사와의 대담' 프로그램에 출연했습니다. 대담에서 앞으로의 계획을 묻는 질문에 장학금을 만들고 싶다고 했고, 그 약속을 지키기 위해 1995년부터 5년 동안 매달 200만원씩 모아 1999년 회갑 때 1억 원을 사회에 환원했습니다.

이후 큰 보람을 느껴 칠순에는 한 달에 100만 원씩 저축하여 매년 1,200만원씩 기부했고, 팔순 때에도 1억원을 기부했습니다. 최근에는 코로나 사태로 온라인 예배를 위한 방송 장비 지원으로 연세대학교회에 천만 원을 기부했으며, 향후 구순 때도 1억원을 기부할 계획입니다. 연세대학에는 지금까지 약정 기부로 5천만 원을 납입했고, 앞으로 5년간 매년 천만 원씩 기부하여 총 1억 원을 달성할 예정입니다.

Q4. 박명윤·이행자 의료선교기금은 선천성 심장병 어린이 수술비 지원을 위해 처음 만들어졌습니다. 현재 우리나라에서는 심장병 어린이 수술비가 거의 전액 지원되고 있어, 주로 제3세계 어린이들을 돕고 있습니다. 작년에는 방글라데시의 심장병 어린이를 위해 400만원을 지원했으며, 앞으로도 심장병 어린이들을 돕는 기금으로 사용할 계획입니다.

Q5. 많은 사람들이 기부를 자기가 번 돈에서 남는 것을 내는 것으로 생각하는데, 저는 수입이 들어오면 먼저 기부금을 떼어놓고 나머지를 생활에 사용하는 철학을 가지고 있습니다. 봉급생활 때나 지금 연금생활을 하면서도 기부금을 먼저 적금으로 넣고 생활합니다.

우리 인생은 빈손으로 왔다가 빈손으로 가는 것이므로, 벌어들인 돈은 이 세상에 불우한 이웃을 위해 사용하는 것이 좋다고 생각합니다. 1억 원 기부 캠페인을 시작할 때 사회 지도층이 솔선수범해야 한다고 강조했습니다. 연세인들도 아직은 학생이지만, 지금부터 작은 기부를 시작하는 마음을 가지고 하나의 습관으로 생활화시켰으면 좋겠다는 것이 제 바람입니다.

You are no happier to receive it than I am to give it. (받는 기쁨보다 주는 기쁨이 더 큽니다.) 연세대학교 의료원 세브란스병원(Severance Hospital) 설립자인 미국의 기업인 Louis Henry Severance(1838-1913)의 말이다.

<青松 박명윤 칼럼 2025. 8. 12.>

행복한 여정 50년
ⓒ 박명윤 Printed in Seoul
2025년 10월 15일 초판 발행

지은이 | 박명윤
발행인 | 박찬우
편집인 | 우 현
펴낸곳 | 파랑새미디어

등록번호 | 제313-2006-000085호
서울특별시 마포구 서교동 357-1 서교프라자 318
전화 | 02-333-8311
팩스 | 02-333-8326
메일 | adam3838@naver.com

가격 18,000원
ISBN 979-11-5721-211-8 03510